L'esprit est son propre médecin

Pr Jon Kabat-Zinn
aux Éditions J'ai lu

Où tu vas, tu es
N° 7516

Au cœur de la tourmente, la pleine conscience
N° 9932

100 expériences de pleine conscience
N° 10990

Se changer, changer le monde
(Avec Christophe André, Pierre Rabhi, Matthieu Ricard)
N° 11074

PR JON KABAT-ZINN
et
PR RICHARD DAVIDSON

Avec Zara Houshmand

L'esprit est son propre médecin

Le dialogue de la méditation et de la science

J'AI LU
Bien être

Titre original :
THE MIND'S OWN PHYSICIAN
A SCIENTIFIC DIALOGUE WITH THE DALAÏ LAMA
ON THE HEALING POWER OF THE MEDITATION

Traduit de l'anglais (États-Unis)
par Daniel Roche

INTRODUCTION

Lorsque les chemins se rejoignent et que les possibilités fleurissent

Il se produit de nos jours une extraordinaire confluence épistémologique, la rencontre de différents chemins de connaissance. Il n'y a pas si longtemps, le poète, essayiste et naturaliste Gary Snyder évoquait l'image de ces glaciers qui se rejoignent lentement mais inexorablement, tout en conservant quelque preuve de leurs origines dans les traces qu'ils laissent :

> « Nous voici sur la moraine latérale du glacier qu'aplanirent Newton et Descartes. Le glacier revivifié de la déesse Gaïa descend une autre vallée depuis notre lointain passé païen, et d'une autre arête encore s'écoule un autre bras de glace : pragmatique, la vision méditative du bouddhisme, qui valorise lucidité et compassion en un univers vide[1]. »

Deux décennies, à peine, ont passé, et nous savons désormais que les glaciers de la Terre se précipitent, de façon littérale et non plus métaphorique, vers leur complète disparition. Peut-être la métaphore était-elle vouée à une inévitable obsolescence, au regard de la vitesse sans précédent des changements que l'humanité impose à cette planète, changements dont nous commençons tout juste à entrevoir les conséquences. À ce point de l'histoire, peut-être est-il plus approprié de comparer la convergence des cultures et des théories de la connaissance à celle de fleuves qui s'écouleraient ensemble et en toute hâte, plutôt qu'à des glaciers. Plus fluide, plus turbulente aussi, cette métaphore évoque les nombreuses traditions, disciplines, perspectives et technologies différentes qui se rejoignent aujourd'hui par d'imprévisibles voies. L'avenir en dira plus. Et dans peu de temps, au train où vont les choses.

La convergence particulière à laquelle nous faisons ici allusion, on ne peut plus explicite dans les songeries de Snyder, est celle qui rapproche la science des traditions contemplatives, et plus particulièrement des traditions méditatives.

Il existe, de fait, différentes théories de la connaissance – différentes façons d'explorer, d'expliquer et *in fine* de formaliser l'expérience humaine et la relation au vaste monde dans lequel nous nous trouvons embarqués. Jamais auparavant la science moderne et les traditions contemplatives ne s'étaient réunies pour s'informer mutuellement comme elles le font aujourd'hui, ainsi qu'en témoignent cet ouvrage et d'autres également dédiés aux Dialogues Mind and Life : ils nous avisent d'un brassage d'ampleur plus importante encore, qui se déroule en cette ère. La science et les traditions contemplatives sont aussi anciennes que vénérables. Leur lignage, aux unes comme à l'autre, est bien établi. Le balisent des jalons remarquables qui illuminent avec acuité et un certain degré d'autorité les découvertes durement acquises auxquelles ont conduit les explorations de la réalité, systématiques et appliquées, menées par des chercheurs profondément désireux de comprendre : ceux-là ont tracé un sillon pour leurs successeurs, en consignant leur expérience et leurs découvertes avec une précision et une rigueur extrêmes, en vertu de méthodologies et d'hypothèses spécifiques qui procédaient de puissantes motivations, comparables, finalement, à l'amour.

Dans le cas de la science, la réalité en question était jusqu'à présent, pour l'essentiel, tournée vers l'extérieur : intérêt pour la nature de la nature et pour notre place en son sein, intérêt pour l'essence de la réalité et pour les lois gouvernant les phénomènes physiques. La compréhension de la chose observée prévalait sur l'étude de l'observateur. À cet effet, méthodes et instruments ont évolué et continuent d'évoluer en permanence, afin que soient sondées avec toute la précision voulue la nature de la matière et de l'énergie, ainsi que leurs manifestations, depuis les particules élémentaires jusqu'aux agencements de matière les plus complexes observés dans l'univers tel que nous le connaissons, autrement dit nous-mêmes. Sans oublier l'indéniable sentience qui apparaît mystérieusement au sein des systèmes vivants complexes, à commencer par notre espèce – *Homo sapiens sapiens* –, et modèle nos sociétés comme nos cultures.

Au sein des traditions contemplatives, la recherche et l'investigation sont restées, jusqu'à présent, tournées surtout vers l'intérieur, à sonder le domaine de l'esprit. Et pourtant, jusqu'à une date récente, certains cercles académiques rejetaient l'expérience intérieure, jugée seulement « subjective » (par opposition à « objective »). Elle a droit désormais à une seconde chance : la voici considérée comme une dimension phénoménologique essentielle et pertinente de l'expérience et de la connaissance humaines. Cette vision plus équilibrée, reconfigurée comme une expérience « en première personne », est largement à porter au crédit de Francisco Varela. À ce jour, la science ne réussit en rien à expliquer vraiment la nature de notre expérience intérieure[2]. Dès lors il semble sage de caresser au moins l'éventualité qu'une exploration systématique de cette expérience intérieure, à partir d'une perspective en première personne, puisse présenter, à titre épistémologique, ses propres paramètres, tout à fait recevables ; sage aussi d'envisager qu'elle dispose du potentiel nécessaire (surtout si on l'associe à des méthodologies « en troisième personne ») pour contribuer en profondeur à une exploration équilibrée et collaborative de ce que nous appelons l'expérience de l'esprit et de l'humain. L'exploration, notamment, de dilemmes tels que la souffrance, la cupidité, l'agressivité, l'illusion et l'ignorance, la tyrannie et les dangers inhérents à la « vie non examinée », selon Socrate, lorsque l'esprit, désavouant la dénomination *Homo sapiens sapiens*, ne se connaît pas lui-même. Cette arène on ne peut plus vivace est le territoire des traditions contemplatives, ce qu'on pourrait appeler leur « champ expérimental ».

Considérer que la science est exclusivement tournée vers l'extérieur et les traditions méditatives, vers l'intérieur relève bien sûr de la vanité heuristique et de la généralisation, grossière autant que réductrice. En vérité, la nature des phénomènes mentaux et son étude mobilisent de nombreuses disciplines scientifiques. La sagesse contemplative, elle, ne distingue pas le dehors du dedans : elle pose qu'il existe différentes facettes d'un tout plus profond et non duel, et que l'accomplissement ultime d'un processus introspectif quel qu'il soit se manifeste dans la façon dont chacun vit sa propre vie. On ne peut nier pour autant que l'état d'esprit et le mode d'investigation scientifiques donnent l'impression d'être, pour le moins, surtout dirigés vers l'extérieur, alors que, du côté des traditions contemplatives, l'exploration paraît plus intérieure. Les Dialogues Mind and Life contribuent à remettre en question et à effacer les démarcations de cette nature ; ils participent à la fertilisation croisée de différents chemins de connaissance et d'initiatives prometteuses en matière de recherche, assurant ainsi l'interface entre les grands mouvements actuellement en cours[3].

Quand la méditation et la science se rencontrent : rappel historique

Au fil de cet ouvrage, la convergence de la science et des traditions contemplatives s'incarnera dans le rapprochement de praticiens aussi respectés que chevronnés, venus d'un domaine ou de l'autre pour débattre sur le thème : « La science et les applications cliniques de la méditation ». Il y a dix ou quinze ans, une rencontre de cette envergure eût été inconcevable. Elle s'est pourtant produite en 2005, à la suite d'une réunion plus ancienne et tout aussi difficile à envisager *a priori*, qui s'était tenue en public au MIT[4]. Elle s'est également inscrite dans la dynamique d'une série de rencontres plus modestes et sur invitation, organisées depuis 1987 sous les auspices de l'Institut Mind and Life, accompagnées chaque fois par l'ardent intérêt et l'implication enthousiaste de Sa Sainteté le Dalaï-Lama.

Chacun le sait, le Dalaï-Lama s'est de longue date passionné pour la science et ses potentialités, sans en négliger les limites spécifiques, dans le dessein de contribuer à une compréhension profonde des phénomènes naturels et à l'élucidation de la nature des choses. Par voie de conséquence, il a tout au long de sa vie coopéré avec des scientifiques, à titre privé ou public. À l'origine, les rencontres Mind and Life se tenaient dans un cadre privé, le plus souvent dans la résidence même du Dalaï-Lama à Dharamsala, en Inde. Elles avaient été imaginées comme une sorte de cours devant permettre à Sa Sainteté de se familiariser avec différentes disciplines scientifiques qui l'intéressaient particulièrement mais qu'il n'avait jamais eu l'occasion d'étudier dans le cadre de son éducation traditionnelle de moine bouddhiste et, surtout, de sa situation pour le moins unique en son genre : reconnu dès l'âge de deux ans comme la réincarnation du précédent Dalaï-Lama, et dès lors guide désigné de tous les bouddhistes tibétains, comme du peuple tibétain. Lors des premières rencontres Mind and Life, toutefois, il s'avéra très vite que sa compréhension des concepts et des expériences qu'on lui décrivait était celle d'un scientifique-né : souvent en avance sur les explications, il posait des questions convaincantes et anticipait les expériences à venir. Il apparut bientôt que les scientifiques présents étaient au moins aussi impressionnés par ce modeste moine bouddhiste que lui-même l'était devant eux.

C'est ainsi que les Dialogues Mind and Life ont pris la forme de cette exploration mutuelle de quelques-unes des questions les plus profondes auxquelles est confrontée l'humanité. Questions de science, questions morales, questions d'éthique : la nature de l'univers, notre place en son sein, la nature de la réalité, le potentiel de guérison et de transformation des émotions destructrices en états mentaux plus positifs, pour parvenir à une meilleure santé, à l'harmonie, au bonheur et à une possible paix, intérieure aussi bien qu'extérieure. Au gré des années, ces dialogues ont accueilli des psychologues et des chercheurs en neurosciences, des médecins et des philosophes, des physiciens, des experts en biologie moléculaire et des éducateurs ainsi que des contemplatifs et des moines issus de différentes lignées bouddhistes et d'autres traditions spirituelles. Nonnes et moines tibétains ont été de plus en plus nombreux à se joindre à ces dialogues, à titre d'observateurs et d'étudiants, en vertu des efforts de Sa Sainteté pour promouvoir, au sein de la communauté monastique, une meilleure pénétration de la vision scientifique du monde. Chaque rencontre a donné lieu à un livre qui en a relaté les débats et reflété aussi fidèlement que possible, en respectant leur singularité, la ferveur et l'énergie déployées par ces esprits ouverts, engagés dans un dialogue authentique, explorant de concert des questions fondamentales aux répercussions si profondes, en puissance, pour le monde moderne. (La liste de tous les ouvrages Mind and Life figure au début de ce livre et sur le site www.mindandlife.org/publications.)

Lors de la rencontre organisée en 2000, que retrace le livre *Surmonter les émotions destructrices*[5], Sa Sainteté enjoignit aux participants de découvrir des voies novatrices afin de rendre plus accessibles, en contexte entièrement séculier, les pratiques méditatives dont les effets sur la régulation des émotions pénibles sont avérés. Ces pratiques puisent leur source dans la dimension la plus universelle de l'esprit et du cœur humains, aussi leurs bénéfices potentiels ne se limitent-ils en rien aux adeptes du bouddhisme. Ce type d'approche « universel » des bénéfices potentiels induits par les pratiques méditatives est de la plus haute importance ; il revêt également un caractère d'urgence lorsque l'on sait la prévalence de la dépression, de l'angoisse et des déséquilibres posttraumatiques, ainsi que les niveaux de stress et de violence particulièrement élevés qui caractérisent notre ère moderne.

À peu près à la même époque, le Dalaï-Lama encouragea les dirigeants de l'Institut Mind and Life à organiser des séances de dialogues plus courtes et publiques, intégrant davantage d'étudiants, de scientifiques et d'intellectuels, en complément des cinq jours de réunions plus privées qui constituaient jusqu'alors le « format » traditionnel du rendez-vous de Dharamsala. Il s'agissait de permettre à davantage de gens de contribuer directement, à travers leur présence physique, à l'énergie de ces investigations collectives et, pourquoi pas, d'être ainsi incités à ouvrir de nouvelles voies de recherche – à imaginer, aussi, des applications sociétales directement inspirées de ces conversations.

Le premier dialogue public, Mind and Life XI, organisé les 13 et 14 septembre 2003 au Massachusetts Institute of Technology, était notamment commandité par l'Institut McGovern pour la recherche cérébrale, qui a lui-même son siège au MIT. Intitulé « À la découverte de l'esprit : échanges entre le bouddhisme et les sciences biocomportementales », il accueillait différents spécialistes des neurosciences ainsi que des psychologues et des intellectuels. On en trouve la substance restituée dans l'ouvrage *The Dalai Lama at MIT*, signé par Anne Harrington et Arthur Zajonc[6]. Le fait même que cette conférence se déroule au MIT était en soi historique : une sorte de reconnaissance publique, mêlant audace et solennité, de la confluence de ces différentes façons d'explorer l'esprit et le monde. De fait, le niveau d'engagement constaté à l'occasion de ce dialogue et les réflexions, un an plus tard, de ses participants offrent au lecteur intéressé un canevas aussi fertile que solide, tissé d'informations, de perspectives comportementales et d'idées qui interrogent à la fois l'intérêt, les limites et les frustrations inhérents à de telles expériences d'élucidation et de collaboration. Expériences qui tentent de combler le gouffre, *a priori* infranchissable, séparant des cultures et des visions du monde immensément différentes.

Le contexte de la conférence de Mind and Life XIII

La réunion au MIT s'était essentiellement focalisée sur des questions de recherche fondamentale dans les disciplines spécifiquement liées à l'attention et au contrôle cognitif, à l'émotion et à l'imagerie mentale ; elle avait notamment examiné la façon dont le cerveau exprime et régule ces différentes activités. Dès lors, décision fut prise de consacrer la conférence suivante (Mind and Life XIII, prévue en 2005) à l'essor spectaculaire des applications cliniques de la méditation au sein de la médecine et de la psychologie occidentales, ainsi qu'aux sciences cliniques et fondamentales soutenant cette évolution.

La direction de l'Institut Mind and Life, à laquelle appartiennent notamment les auteurs du présent ouvrage, fondèrent en partie leur décision sur les questions posées par le public du MIT ; la plupart d'entre elles, en effet, portaient sur les applications pratiques de la méditation à chaque situation personnelle et sur des préoccupations de santé d'ordre plus général. Or les intervenants, malheureusement, n'avaient pu aborder ces questions, qui ne se rapportaient pas directement aux thèmes de la conférence 2003. Mais le volume des interrogations soulevées révélait un très grand intérêt pour les applications possibles des pratiques méditatives, tant dans le champ médical que dans la vie personnelle, ce qui nous a incités à en tenir compte et à y répondre.

L'ouvrage que vous tenez entre les mains consigne cette deuxième rencontre publique, non moins historique et révolutionnaire, entre Sa Sainteté et les scientifiques. Mind and Life XIII, « Les applications scientifiques et cliniques de la méditation », a pour sous-titre original *L'esprit est son propre médecin.* Une manière de souligner la nature d'autoguérison de l'organisme humain et les vertus potentielles d'un entraînement mental systématique pour optimiser l'équilibre dynamique (généralement désigné par le terme « santé »), et ce à de multiples niveaux : cognitif, émotionnel, instinctif, somatique, relationnel et transcendantal. La plupart des éléments concrets attestant de ce potentiel ont été présentés au cours de la conférence.

La figure 1 témoigne de la multiplication du nombre d'articles consacrés à la méditation et publiés dans la littérature médicale scientifique entre 1970 et 2010. Effectivement, cette courbe et la seule courbe de la pleine conscience[7] semblent alors sujettes à une croissance exponentielle. Le financement de la recherche dédiée à la méditation a crû à un rythme comparable. Ce phénomène était déjà bien engagé lorsque s'est tenu Mind and Life XIII, en 2005. Il illustre parfai-

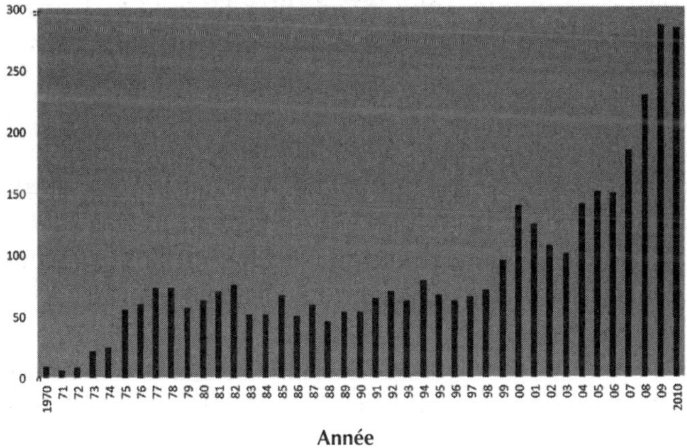

FIGURE 1. **Nombre d'études scientifiques sur la méditation de pleine conscience entre 1970 et 2010**

Résultats obtenus à partir d'une recherche du mot « méditation » dans le résumé et les mots-clés de la banque de données de l'ISI (Institute for Scientific Information) Web of Knowledge, le 5 février 2011. La recherche a été limitée aux publications proposant un résumé en langue anglaise. Infographie réalisée par david S. Black, Institute for Prevention Research, Keck School of Medicine, Université de Californie du Sud.

tement la vitesse à laquelle convergent désormais la science moderne et les pratiques méditatives issues des traditions contemplatives, et principalement, aujourd'hui, le bouddhisme. (Plus récemment, Mind and Life XXII, organisé en novembre 2010 à New Delhi, en Inde, a étendu le dialogue au yoga et aux pratiques méditatives venues d'autres traditions.)

L'accélération de la recherche sur la méditation, ces dernières décennies, n'est peut-être qu'une expression, parmi d'autres, d'une exploration largement distributive, collaborative et tout à fait délibérée de la nature de notre esprit, de notre corps et de notre cerveau. Une recherche empruntant des focales multiples et complémentaires pour explorer également la façon dont cet esprit, ce corps et ce cerveau interagissent et influent sur la santé et la maladie, sur le bien-être et la souffrance, sur le bonheur et la dépression – au bout du compte, sur notre humanité fondamentale. La promesse de cette exploration repose apparemment sur l'étude et la compréhension du potentiel de développement continu qui est le nôtre, en notre qualité d'êtres de conscience et de compassion : notre aptitude à évoluer vers le plus pur et le meilleur de nous-mêmes, à la fois comme individus et comme espèce. À temps, peut-être, pour conjurer certaines des catastrophes actuelles ou imminentes auxquelles nous avons à faire face, en tant qu'espèce avancée habitant une planète fragile et limitée.

Littéralement, le latin *Homo sapiens sapiens* signifie « l'espèce qui sait et sait qu'elle sait ». Le nom de l'espèce lui-même traduit notre capacité primordiale à la conscience et à la métaconscience. Peut-être est-il temps pour nous de vivre pleinement ce potentiel, en tant qu'espèce, avant qu'il ne soit trop tard. La méditation a tout à voir avec la conscience et l'attention, et avec leur perfectionnement par la pratique ; en ce sens, elle représente à elle seule un formidable point de convergence positive dont l'humanité finira par tirer profit en puisant dans l'ensemble des traditions et méthodologies tournées vers la sagesse, si variées soient-elles, y compris scientifiques et contemplatives – en ce qu'elles ont de meilleur.

En 2003, la conférence au MIT s'était déroulée dans l'auditorium Kresge, rempli au maximum de sa capacité par mille deux cents personnes. L'immense intérêt suscité par les applications cliniques de la méditation nous a conduits à organiser la deuxième rencontre publique dans un cadre encore plus grand, afin que davantage de gens puissent y participer, par leur présence physique et leur profonde attention, mais aussi par l'intermédiaire des conversations spontanées qui se déclenchent naturellement, en dehors des sessions officielles, lorsque l'assistance est à ce point motivée. Peut-être est-ce là l'une des fonctions les plus importantes et les plus créatives de toute conférence : procurer des occasions de communication libres et informelles, au sein desquelles se cristallise l'essentiel de l'impact créatif alors en chantier, préparant ainsi le terrain, et servant souvent de catalyseur, à des idées et coopérations encore inédites.

À l'origine, nous souhaitions que l'événement ait pour sponsor associé les Instituts nationaux de la santé américains (NIH), qui l'auraient alors accueilli sur leur campus de Bethesda : les NIH avaient déjà organisé un symposium d'une journée en mars 2004 sur le thème « Pleine conscience, méditation et santé » ; très suivie, la manifestation avait suscité un grand enthousiasme. Pour différentes raisons, cependant, cette option se révéla trop complexe à mettre en œuvre, aussi la rencontre eut-elle lieu les 8, 9 et 10 novembre 2005 au Constitution Hall de Washington, qui peut accueillir plus de trois mille spectateurs. La faculté de médecine de l'Université Johns Hopkins de Baltimore et le Centre médical de l'Université de Georgetown ont participé au financement de l'événement.

Le fait même que le MIT et les universités en question se soient associés dans un dialogue de ce type à un maître spirituel mondialement connu, de la stature du Dalaï-Lama, est en soi extraordinaire.

C'est aussi l'expression du niveau auquel se déploie désormais la convergence des différents courants de pensée et visions du monde. Lors de la conférence du MIT, Eric Lander a suggéré que le MIT et l'Institut McGovern pour la recherche cérébrale avaient peut-être suffisamment confiance en leur réputation scientifique pour « ne pas craindre de pousser un peu loin le bouchon » quant aux risques, réels et imaginaires, à s'engager dans un tel dialogue interculturel[8]. C'est la preuve que le monde est effectivement en train de changer, et qu'une prise de conscience gagne chaque jour du terrain : nous autres, humains, avons probablement besoin de nous comprendre nous-mêmes, en tant qu'espèce et à partir de perspectives multiples, si nous voulons réaliser notre plein potentiel. Dans une veine similaire, juste avant la conférence Mind and Life 2005 au Constitution Hall, le Dalaï-Lama a prononcé un discours inaugural lors de l'assemblée annuelle de la Society for Neuroscience, qui avait justement lieu à Washington cette même semaine. Plus de vingt-cinq mille spécialistes des neurosciences ont assisté à son allocution. Rien de tel ne s'était jamais produit lors d'un congrès scientifique.

Les intervenants

Les invités, intervenants et animateurs des différentes sessions ont été choisis sur la base de leur expertise et de leur autorité scientifique, médicale ou relative aux traditions méditatives. En vertu, également, de l'exceptionnelle palette pratique et expérimentale de ces êtres placés à l'interface de plusieurs disciplines et théories de la connaissance. Richard Davidson et Jon Kabat-Zinn, coorganisateurs de la rencontre, présidèrent à cette sélection avec la contribution des membres et de la direction de l'Institut Mind and Life.

Les contemplatifs

Du côté contemplatif, Sa Sainteté le Dalaï-Lama fut le catalyseur de la rencontre et un participant critique à toutes les sessions, à l'exception de l'intermède entre les sessions 3 et 4, de même que ses interprètes Thupten Jinpa et Alan Wallace. Au cours de l'intermède du deuxième jour et pendant le déjeuner, Alan prononça également un exposé dans lequel il traça les grandes lignes permettant de comprendre la méditation à partir d'une perspective contemplative. Jinpa a été moine pendant de nombreuses années avant de revenir à la vie profane pour y devenir époux, père de famille et se consacrer à la traduction d'importants textes tibétains en langues modernes. Après son départ de la vie monastique, il a terminé un doctorat de théologie à l'Université de Cambridge. Alan Wallace a également été moine pendant de nombreuses années, et élève de Sa Sainteté, comme bien d'autres enseignants du bouddhisme tibétain. Il a suivi une formation en physique et en philosophie et consacré de nombreux textes à la science, au bouddhisme et aux pratiques de méditation bouddhistes. C'est l'Université de Stanford qui fit de lui un docteur en théologie.

Le père Thomas Keating apporta sa bonne humeur, ainsi que l'expérience et la vision propres à l'ordre monastique chrétien cistercien ; il est aussi le fondateur du mouvement moderne de la « prière recentrante », également appelée « oraison silencieuse » ou « prière de consentement ».

Ajahn Amaro, lui, représentait la tradition monastique thaïlandaise de l'école de la forêt (bouddhisme *theravâda*), et Matthieu Ricard (au côté de Sa Sainteté et de ses interprètes), la tradition monastique du bouddhisme tibétain. Il est intéressant de remarquer que Matthieu comme Ajahn Amaro ont commencé par recevoir une formation scientifique occidentale : Ajahn Amaro est diplômé de psychologie et de physiologie de l'Université de Londres, et Matthieu a passé un doctorat de génétique cellulaire à l'Institut Pasteur, sous la direction du professeur François Jacob, prix Nobel de médecine.

Le champ contemplatif pouvait également compter sur la présence de Sharon Salzberg, qui représentait la tradition *vipassana* en Occident et guida le public dans une méditation consacrée à l'amour bienveillant ; de Jan Chozen Bays, docteur en médecine, à la fois maître zen et pédiatre spécialisée dans la maltraitance des enfants et les addictions ; de Joan Halifax, également maître zen, nantie d'une vaste expérience en anthropologie médicale et en psychologie clinique ; et enfin de Jack Kornfield, qui fut moine dans la tradition de la forêt thaïlandaise, enseignant du courant *vipassana* et psychologue.

La seule lecture de ce bref résumé révèle la variété et les facettes multiples du parcours comme de la formation méditative des membres de ce groupe de contemplatifs. On pourrait dire que chacun d'entre eux, à travers son chemin de vie et ses engagements singuliers, personnifie cette confluence élargie des courants que la conférence elle-même se proposait d'incarner. Tous étaient particulièrement bien placés pour s'engager dans l'investigation et le dialogue collectifs, présenter leurs visions personnelles des sujets abordés et évaluer sans complaisance les positions et argumentations diverses présentées par les scientifiques.

Les scientifiques

Du côté scientifique, nous avons invité un certain nombre d'intervenants susceptibles de nous aider à explorer les implications potentielles de quelques-unes des sciences fondamentales les plus récentes, par lesquelles il serait possible de comprendre les éventuels mécanismes permettant à la méditation d'exercer ses différents effets. Nous souhaitions aussi que ces participants nous aident à examiner les découvertes de la recherche clinique portant sur les applications de la méditation à des pathologies physiologiques et psychiatriques spécifiques. Ainsi Robert Sapolsky, professeur à l'Université de Stanford, est-il venu discuter de son travail novateur sur le stress et la maladie abordés sous l'angle de l'expression neuronale et génique. Wolf Singer, de l'Institut de recherche cérébrale Max Planck à Francfort, présenta ses travaux sur la transformation cortico-sous-corticale des percepts mentaux, sur le phénomène de synchronisation des ondes gamma dans le cerveau et sur leur possible relation aux pratiques méditatives et aux fluctuations d'états d'esprit. Zindel Segal, professeur de psychiatrie au Centre addiction et santé mentale de l'Université de Toronto, fondateur lui aussi d'une thérapie cognitive fondée sur la pleine conscience, évoqua la prévention de la rechute chez les individus présentant un historique de trouble dépressif majeur. Helen Mayberg, professeur de psychiatrie et de neurologie à l'Université Emory d'Atlanta, dont les recherches en matière d'imagerie cérébrale ont permis d'identifier les circuits neuronaux susceptibles d'intervenir dans la dépression majeure, aborda différentes approches thérapeutiques, depuis les traitements médicamenteux et la thérapie cognitivo-comportementale jusqu'à la modulation directe de circuits spécifiques par l'intermédiaire de la stimulation cérébrale profonde.

John Sheridan, professeur d'immunologie à l'Université de l'État de l'Ohio, partagea son expertise des effets du stress sur l'axe hypothalamo-hypophyso-surrénalien, et sa connaissance des interactions entre cerveau, corps, comportement et système immunitaire. Margaret Kemeny, docteur en psychiatrie à l'Université de Californie (San Francisco), exposa sa vision des liens possibles entre facteurs psychosociaux et système immunitaire, santé et maladie. Esther Sternberg, directrice du programme de recherche neuro-immunologique aux NIH, expliqua avec la haute compétence qui est la sienne les mécanismes de la modulation neuro-immunitaire et des interactions entre le corps et l'esprit liées au stress, à la maladie et à la santé. Parmi les autres participants issus du monde scientifique figurait John Teasdale, spécialiste de la modélisation des circuits neuronaux empruntés par l'expression émotionnelle au sein du cerveau et du système nerveux central ; John est avec Zindel Segal et Mark Williams le cofondateur de la thérapie cognitive fondée sur la pleine conscience pour la dépression. À l'époque de la conférence, John avait pris sa retraite de l'Unité des sciences de la cognition et du cerveau de l'Université de Cambridge et se formait à l'enseignement de la méditation dans la tradition *vipassana*.

Nous avons également été rejoints par David Sheps, cardiologue et professeur à l'Université Emory d'Atlanta, spécialiste de l'ischémie engendrée par le stress mental dans la maladie et la mortalité cardio-vasculaires, alors rédacteur en chef de la revue *Psychosomatic Medicine* ; par Bennett Shapiro, biochimiste, ancien vice-président des laboratoires de recherche Merck, spécialiste de la régulation moléculaire des comportements cellulaires et membre de la direction de l'Institut Mind and Life ; par Ralph Snyderman, président émérite de la faculté de médecine de l'Université Duke, rhumatologue de formation et figure éminente de la réforme du système de santé américain et du monde de la médecine intégrative. Il faut enfin ajouter à l'inventaire scientifique de notre réunion ses coorganisateurs, également auteurs du présent ouvrage : Jon Kabat-Zinn, promoteur de la réduction du stress par la pleine conscience à la faculté de médecine de l'Université du Massachusetts, et Richard J. Davidson, professeur de psychologie et de psychiatrie à l'Université du Wisconsin ; Richard est l'un des fondateurs de la discipline dédiée aux neurosciences affectives et du champ émergent des neurosciences contemplatives. Tous deux sont membres du conseil d'administration de l'Institut Mind and Life.

L'état de la science : de 2005 à nos jours

Le dernier chapitre de cet ouvrage s'attachera à synthétiser certaines des évolutions les plus stimulantes recensées dans les années qui ont suivi la conférence, pour tout ce qui touche aux applications scientifiques et cliniques de la méditation. En 2005, le champ restait à défricher. Six ans plus tard, on pourrait dire que c'est encore largement le cas. Et cependant il s'accomplit dans ce domaine un travail beaucoup plus soutenu qu'auparavant, à mesure que la méditation en général et les interventions fondées sur la pleine conscience s'imposent comme des axes de recherche reconnus et constituent pour les jeunes cliniciens et les chercheurs en sciences fondamentales de vraies trajectoires, propices au développement de leur carrière. Le champ se développe à une telle vitesse (attestée par la figure 1) que le nombre d'articles publiés sur le sujet a pratiquement doublé entre 2005 et 2010. Ainsi la conférence 2005 a-t-elle à la fois permis de dresser, sur le sujet, un état des lieux et de contribuer à définir certains des éléments qui semblent avoir nourri une partie de cette croissance récente. Depuis cette rencontre, une nouvelle revue professionnelle est apparue, baptisée *Mindfulness* (*Pleine conscience*, en 2010), de même qu'un site Web proposant un inventaire exhaustif de tous les travaux de recherche dédiés à la pleine conscience et un bulletin mensuel actualisé (*Mindfulness Research Monthly* ; http.mindfulexpérience.org/newsletter.php). Plusieurs revues majeures ont également consacré à la pleine conscience des numéros spéciaux ou des enquêtes spécifiques ; ce fut le cas d'*Emotion* en 2010[9], du *Journal of Clinical Psychology* en 2009[10] et du *Journal of Cognitive Psychotherapy* en 2009[11]. Il est probable que d'autres publications suivront. Il est du reste tout à fait remarquable que l'une de ces revues professionnelles, qui consacra un numéro spécial au thème de la pleine conscience, ne soit en rien une publication scientifique mais une revue initialement dédiée à la connaissance bouddhiste en milieu moderne : *Contemporary Buddhism*. Son rédacteur en chef invita Mark Williams, professeur de psychologie clinique à l'Université d'Oxford, et Jon Kabat-Zinn à se faire les rédacteurs en chef exceptionnels du numéro publié en juillet 2011[12]. Cette parution avait pour objet explicite la promotion d'une conversation pluridisciplinaire entre érudits bouddhistes, cliniciens et scientifiques, sur des sujets liés à la pleine conscience et à ses applications en milieu séculier et généraliste. La revue abordait aussi les différentes définitions de la pleine conscience et une question récurrente : les interventions fondées sur la pleine conscience sont-elles fidèles aux enseignements originaux ? – tels que les retranscrivent les premiers textes bouddhistes et les textes issus d'écoles ultérieures, lorsque le bouddhisme se diffusa d'Inde et du Sud-Est asiatique vers la Chine, le Tibet, la Corée et le Japon (au cours du premier millénaire qui suivit la mort du Bouddha). Cette conversation érudite aussi improbable, croisant des disciplines largement divergentes, révèle le niveau auquel est d'ores et déjà parvenue la confluence des courants, et confirme sa nature multidirectionnelle.

Un cadre chaleureux

À Washington, lors de la conférence Mind and Life XIII, notre intention était de reproduire sur scène, dans la mesure du possible compte tenu du nombreux public présent, l'environnement convivial et intimiste des réunions privées qui se déroulent dans la résidence de Sa Sainteté à McLeod Ganj, cette jolie petite ville de montagne perchée sur les hauteurs de Dharamsala, en Inde, sous les majestueux contreforts enneigés de l'Himalaya. Ces réunions ont beau être privées, elles accueillent toujours, en dehors des intervenants programmés, un certain nombre d'observateurs supplémentaires. Certains sont des contemplatifs. Il y a parmi eux des moines participant au projet « Science for Monks » (la science pour les moines). Il peut s'y trouver aussi des membres de la famille des intervenants, des sympathisants et des membres de l'Institut Mind and Life, ainsi que des invités personnels de Sa Sainteté et des journalistes de passage.

L'ordonnancement physique de ces rencontres est toujours le même. Sa Sainteté est assise, généralement en tailleur, dans un grand fauteuil au centre de la pièce. À sa droite et à sa gauche, autour d'une table basse, se tiennent le modérateur de la session ainsi que les différents animateurs et intervenants. Immédiatement à sa gauche, ses deux interprètes, afin qu'ils puissent se rapprocher de Sa Sainteté lorsqu'il est nécessaire de la consulter sur la signification d'un terme particulier ou si le cours d'une discussion requiert une pause temporaire. Sa Sainteté s'exprime parfois en anglais, parfois en tibétain. Il lui arrive à l'occasion de démarrer dans une langue puis de passer à l'autre. Son anglais est excellent, et elle peut suivre des discussions scientifiques complexes pour autant que l'orateur évite le jargon où certains spécialistes peuvent être si prompts à verser. Souvent Sa Sainteté interrompt l'orateur pour lui poser une question ou consulter ses traducteurs. Lorsqu'elle choisit de s'exprimer en tibétain, alors Thupten Jinpa traduit ses paroles en anglais (dans ce livre, les discours traduits sont présentés comme les paroles de Sa Sainteté, sans référence au rôle de Thupten Jinpa, sauf quand il participe à la discussion en son nom propre).

Pour les intervenants, sur scène, et pour le public, la chorégraphie vaut le détour, surtout si l'on ne connaît pas le tibétain. Mais mieux vaut demeurer simplement centré sur le moment présent plutôt que s'agiter en multiples pensées. C'est une vraie méditation que de savoir rester présent dans ces moments-là, et ne pas se laisser aller à l'impatience ou à la distraction : il suffit souvent d'un instant pour que la conversation reprenne ou aborde un point important demandant à être clarifié par l'orateur, afin que Sa Sainteté et l'ensemble des auditeurs puissent comprendre l'évocation ou la démonstration en cours.

Immédiatement à droite du Dalaï-Lama se trouve le fauteuil occupé par les orateurs successifs lors de leur exposé. Ainsi l'orateur est-il juste à côté du Dalaï-Lama ; il peut lui parler directement, d'une façon qui évoque davantage une conversation intime qu'un cours magistral. Il arrive d'ailleurs souvent que les conversations soient ponctuées par quelques rires et regards entre Sa Sainteté et l'orateur. Oui, c'est vraiment un cadre intime : la bonne volonté et l'engagement profond des uns et des autres, sur chaque question traitée, peuvent ainsi d'autant mieux se diffuser à l'ensemble des participants de la session et aux observateurs présents dans la salle. C'est cette intimité et cette chaleur que nous espérions recréer sur la scène du Constitution Hall, en conservant plus ou moins le même format, qui reconstitue en quelque sorte – devant trois mille personnes – le salon de Sa Sainteté... Certaines des photographies publiées dans cet ouvrage reflètent bien cette ambiance délibérément « cosy ». De part et d'autre de la scène, de grands écrans assurent par ailleurs que les orateurs seront visibles du fond de la salle, afin que, même au sein d'une si vaste assemblée, chaque spectateur puisse avoir le sentiment d'être un membre essentiel du débat, un vrai partenaire, un participant à part entière. Dans cet esprit, Richard et Jon, en leur qualité de coorganisateurs, invitent souvent les membres du public à réfléchir à leur importance au sein de la rencontre, importance, à ce stade, à la fois visible et invisible. Leur présence, leur écoute profondément attentive, leurs questions et, surtout, la motivation et les raisons particulières qui les ont conduits là : tout est réuni en vérité pour qu'en cette occasion ils sondent plus profondément encore leurs intuitions ou leurs hypothèses personnelles, quitte à ouvrir peut-être, dans leur champ d'expertise respectif, de nouveaux chemins en matière de recherche ou d'applications cliniques.

Le public a été sélectionné au terme d'un processus de candidatures par Internet favorisant les cliniciens, les chercheurs, les intellectuels et les étudiants en médecine, biologie ou neurosciences – un public idéal pour assurer à une aire naissante et en rapide croissance un impact maximal.

LA RENCONTRE COMMENCE

Adam Engle, cofondateur avec Francisco Varela de l'Institut Mind and Life, dont il est le président-directeur général, ouvre la conférence par quelques paroles de bienvenue.

ADAM ENGLE : Votre Sainteté, père Thomas, président DeGioia, doyen Miller, distingués scientifiques et cliniciens, frères et sœurs... Il y a dix-huit ans, le Dalaï-Lama, Francisco Varela et moi-même nous sommes lancés dans une expérience. Nous voulions savoir s'il était possible de concevoir une méthodologie grâce à laquelle scientifiques, philosophes et contemplatifs bouddhistes pourraient se rejoindre en une quête commune qui permette de comprendre plus parfaitement la nature de la réalité, d'explorer l'esprit humain et d'agir en faveur du bien-être planétaire. Depuis 1987, les Dialogues Mind and Life ont abordé de nombreux sujets sur lesquels scientifiques et contemplatifs ont pu partager leurs découvertes et enrichir leur compréhension réciproque : de la physique et la cosmologie à la neuroplasticité, de la thérapie des émotions jusqu'à l'altruisme et à l'éthique. Aujourd'hui ce voyage nous conduit encore un pas plus loin. Au nom du Dalaï-Lama et des autres membres de la direction de l'Institut Mind and Life, je vous souhaite la bienvenue à Mind and Life XIII, « Les applications scientifiques et cliniques de la méditation ».

Le thème de cette rencontre procède d'une prise de conscience : les travaux de l'Institut Mind and Life ne se limitent plus au dialogue et à la connaissance. Il est plus urgent encore de traduire cette connaissance en programmes, en interventions, en instruments capables de procurer à l'existence humaine des bénéfices tangibles. À partir de là, nous avons entrepris de poser des questions très concrètes : comment nourrir et entretenir des consciences en bonne santé ? Comment parvenir à un meilleur équilibre émotionnel dans nos vies, dans nos sociétés, et comment entretenir cet équilibre ? Et comment enseigner plus tôt dans l'existence ces aptitudes à l'« autogestion » ?

L'Institut Mind and Life fonctionne aujourd'hui à travers quatre départements qui travaillent de concert pour promouvoir la connaissance scientifique ainsi que le bien-être individuel et culturel. Son programme scientifique est déterminé par les Dialogues Mind and Life avec le Dalaï-Lama, qui cherchent à identifier les domaines de la science ayant atteint la maturité propice à une collaboration avec les contemplatifs, et les moyens de mettre en place cette collaboration de la façon la plus efficace. Nos publications Mind and Life se chargent de répercuter le contenu des Dialogues auprès de la communauté scientifique la plus large et du public intéressé. L'atelier d'été Mind and Life, lui, est un symposium annuel ; il s'agit d'une retraite d'une semaine ouverte aux chercheurs et praticiens venus des monde scientifique, contemplatif et philosophique pour tenter de faire progresser ensemble les hypothèses formulées dans les Dialogues Mind and Life et les projets de recherche de l'Institut. De son côté notre programme de bourses pour la recherche attribue des subventions de démarrage afin que soient explorées les hypothèses ainsi formulées et initiées.

Dans la courte période que nous allons passer ensemble au cours des deux jours et demi à venir, nous ne ferons qu'ébaucher l'examen des différentes façons d'utiliser plus efficacement, au stade de l'application clinique, les techniques de méditation et d'autres formes d'entraînement mental, afin de contribuer à l'amélioration de la santé et du bien-être communs. Notre plus cher désir est le suivant : que vous – participants et spectateurs – puisiez ici l'inspiration qui vous aidera à explorer et à repousser cette frontière dans votre vie personnelle et professionnelle.

Je remercie le Centre médical universitaire de Georgetown et la faculté de médecine de l'Université Johns Hopkins de s'être joints à nous dans le financement de ce dialogue, de même que je salue leur autorité en matière de recherche médicale intégrative. Je remercie les orateurs et les invités pour leur sagesse, leur gentillesse, leur réflexion et pour les jours de préparation, nombreux, qu'ils ont consacrés à faire de ce symposium un événement réussi. Je remercie nos fidèles mécènes et nos précieux sponsors pour avoir prodigué le soutien financier qui a rendu cette réunion possible. Plus important encore, je remercie chacun d'entre vous pour votre intérêt et pour l'esprit d'ouverture qui vous a conduits à rejoindre notre exploration commune.

Adam invite alors Edward Miller, doyen de la faculté de médecine de l'Université Johns Hopkins, et John DeGioia, président de l'Université de Georgetown, à livrer leurs premiers commentaires. Chacun évoque l'engagement de son institution dans le champ nouveau qu'est celui de la médecine intégrative ; ils insistent également sur le rôle que joue la preuve scientifique dans la mise en place des fondations nécessaires au développement de nouvelles approches thérapeutiques – parmi lesquelles les approches basées sur la méditation, de plus en plus répandues. Puis le président DeGioia présente Sa Sainteté.

JOHN DEGIOIA : Il me revient le grand honneur, ce matin, de vous présenter le président honoraire et inspirateur permanent de l'Institut Mind and Life, Sa Sainteté le Dalaï-Lama. Difficile d'imaginer existence plus extraordinaire que celle du gentleman que nous allons rencontrer. Il a vu le jour dans une modeste ferme des montagnes tibétaines, dans cette nation lointaine où s'est développée une forme particulière du bouddhisme, selon laquelle le Bouddha se réincarne en tant que Dalaï-Lama afin de conduire chacun à l'illumination et de servir au Tibet de guide spirituel et temporel.

Après la mort du treizième Dalaï-Lama en 1933, un groupe de sages s'est ainsi lancé, dans le plus grand secret, à la recherche de l'être appelé à lui succéder. Leur quête les mena finalement vers une famille paysanne qui élevait un petit garçon âgé de deux ans, particulièrement précoce. En se fondant sur certaines vérifications rituelles, les sages parvinrent à établir que cet enfant était bien le quatorzième Dalaï-Lama. Comme avant lui ses prédécesseurs au fil des siècles, l'enfant, accompagné de sa famille, fut conduit à la capitale où des foules saluèrent son arrivée. À l'âge de six ans il fut intronisé guide spirituel de son peuple et prit le nom de Tenzin Gyatso. Il vécut au palais du Potala dont les milliers de salles constituaient pour un petit garçon curieux une fascination sans fin. À seize ans, deux ans avant la date prévue, le Dalaï-Lama dut exercer sa pleine et entière autorité sur le Tibet à la suite de l'invasion du pays par l'armée chinoise. Pendant neuf ans, il s'évertua à négocier avec Pékin une résolution pacifique, mais, en 1959, la dégradation de la situation conduisit Sa Sainteté à demander l'asile politique à l'Inde. C'est de là qu'elle dirige le gouvernement tibétain en exil et plus de cent vingt mille exilés tibétains. Elle y a mis en place des écoles et des centres dédiés à l'entretien de la culture et du patrimoine tibétains. Elle a également réformé le gouvernement en exil sur des bases démocratiques. Pendant des décennies, le Dalaï-Lama a parcouru le monde pour y défendre les solutions non violentes qu'il propose pour mettre fin à la crise tibétaine. Il a été l'une des voix les plus éloquentes de la cause des droits de l'homme et de la paix universelle, et le meilleur interprète possible, dans le monde, pour la philosophie bouddhiste. En 1989, le prix Nobel de la paix est venu saluer sa défense infatigable du pays qui l'a vu naître.

C'est à l'évidence une vie extraordinaire. Aujourd'hui, toutefois, nous faisons face à une autre dimension de cet homme remarquable. L'éducation qu'a reçue le jeune Dalaï-Lama a été, dans de nombreux domaines, extrêmement étendue, mais il n'a pas été confronté aux mathématiques, ni à la physique, à la biologie ou à d'autres sciences. Il était pourtant un enfant particulièrement curieux, fasciné par différents objets mécaniques qu'il avait pu dénicher au palais. Avec le temps et les voyages, ses centres d'intérêt s'étendirent à l'ensemble des aspects de la science et aux déclinaisons scientifiques de la curiosité. Il a saisi l'opportunité de rencontrer quelques-uns des plus distingués savants de notre époque pour discuter de l'évolution de la pensée scientifique et explorer les connexions possibles entre la foi et la science. Il livre une grande partie de ses réflexions à ce sujet dans son nouveau livre, *Tout l'univers dans un atome : science et bouddhisme, une invitation au dialogue*[13].

Le Dalaï-Lama se tient aujourd'hui à l'avant-garde du dialogue entre science et spiritualité. Il est convaincu que la conversation possède une puissance considérable, capable d'aider la grande famille humaine à faire face aux défis mondiaux sans précédent qui se présentent à elle. Je vous remercie d'accueillir avec moi, ce matin, Sa Sainteté le Dalaï-Lama.

Ainsi démarrent les trois journées d'exposés et de dialogue. Nous espérons, cher lecteur, que cette réunion saura prendre vie sous vos yeux, à mesure que vous découvrirez les différentes communications qui l'ont jalonnée. Nous souhaitons que d'une façon ou d'une autre, par le jeu des questions-réponses, des reparties et de la nature quelque peu informelle des échanges, vous soyez transporté dans la salle et puissiez ressentir l'énergie des interventions en même temps qu'elles se déploient et nourrissent le dialogue entre les participants et Sa Sainteté.

Avant que Sa Sainteté ne se lève pour aller adresser depuis le podium ses remarques liminaires, Adam Engle présente une photographie de notre cher ami et collègue Francisco Varela (1946-2001). Francisco a été l'inspiration, l'étoile scientifique qui a guidé l'Institut Mind and Life dès sa création. Il a vécu, au fil des années, dans une grande proximité avec Sa Sainteté. Sa mort prématurée à l'âge de cinquante-cinq ans fut une perte immense pour la communauté de l'Institut Mind and Life. Ce deuil a été ressenti et partagé par tous ceux qui connaissaient cet esprit universel, doué d'une incroyable intelligence et de qualités de cœur non moins incroyables. Francisco, qui fut l'élève de quelques-uns des plus grands lamas tibétains contemporains, pratiquait le bouddhisme avec une profonde ferveur. À l'Institut Mind and Life, nous avons été portés par l'ampleur et l'évolution constantes de sa vision et de son héritage, ainsi que par la marque durable qu'ont laissée en ce monde ses recherches et ses écrits. Nous dédions cette rencontre à sa mémoire.

SESSION 1

Les applications cliniques de la méditation : science, pratique et mise en œuvre

La première session plante le décor de l'ensemble de la rencontre. Sa Sainteté ouvre la session par quelques remarques convaincantes qui éclairent son intérêt et son respect pour la science, et notamment sa curiosité à l'égard de la recherche cérébrale. Puis Richard Davidson et Jon Kabat-Zinn délivrent leur message de bienvenue. La première intervention dessine ensuite à grands traits la perspective bouddhiste relative à la souffrance, à la libération de la souffrance et aux qualités universelles de l'esprit humain. Les deuxième et troisième exposés évoquent les programmes de recherche et les études cliniques observant l'impact de la méditation sur des patients affectés de problèmes de santé chroniques, sur l'activité neuronale et sur différentes fonctions physiologiques. Le modérateur de cette session est Matthieu Ricard.

Sa sainteté le Dalaï-Lama : Je suis très heureux d'avoir ainsi l'occasion de participer au treizième Dialogue Mind and Life, et souhaiterais exprimer ma profonde gratitude à tous les participants et invités. Je connais déjà bien certains des scientifiques qui vont participer à cet échange. Quelques chercheurs ici présents nous rejoignent pour la première fois. Les pratiquants contemplatifs, bien sûr, sont également au rendez-vous. J'aimerais donc tout d'abord saisir cette occasion pour vous exprimer, à tous, ma reconnaissance.

Cette édition particulière des Dialogues Mind and Life revêt un caractère exceptionnel par la présence du père Thomas Keating, qui représente la tradition spirituelle chrétienne. C'est pour moi une grande source de joie que de voir cette importante tradition spirituelle ici représentée. Je vous souhaite la bienvenue, mon père. La pratique contemplative n'est pas spécifique à la tradition bouddhiste : il s'agit plutôt d'une pratique commune qu'on retrouve dans de nombreuses traditions spirituelles. Aussi ai-je souvent exprimé le vœu, lors des conférences Mind and Life, que certaines de ces autres traditions spirituelles puissent également y être représentées. Cela ne peut avoir que des avantages.

Quand j'ai vu la photo de Francisco Varela, qui n'est plus parmi nous... En fait dès que j'ai entendu Adam mentionner son nom, j'ai revu son visage, et plus particulièrement son grand front lumineux et ses yeux, qui étaient toujours d'une extrême vivacité. Bien qu'il ne soit plus parmi nous, son œuvre et sa vision demeurent très vivantes. Je crois que c'est important.

Il arrive parfois que certaine œuvre noble dépende entièrement d'un seul individu. Aussi longtemps que cet individu est là, l'œuvre vit. Une fois cet individu disparu, alors le fruit de son travail finit également par se dissiper. Je trouve que c'est regrettable. C'est pourquoi je suis très heureux, aujourd'hui, que l'œuvre initiée par notre ami non seulement se perpétue, mais semble se développer. Je suis vraiment reconnaissant envers toutes les personnes qui font tant d'efforts pour perpétuer cette noble tâche.

Le bouddhisme a ceci d'unique, notamment dans la tradition sanskrite, que l'investigation et l'expérimentation y jouent un rôle très important. Bien des difficultés résultent de l'ignorance, or le seul antidote à l'ignorance, c'est la connaissance. La connaissance, c'est la compréhension claire de la réalité, qui s'atteint par l'investigation et l'expérimentation. Dans les temps anciens, les maîtres de Nalanda[14] menaient surtout ces investigations par le biais de la logique et de la pensée humaine ; peut-être aussi, dans certains cas, par la méditation. À l'époque moderne, une voie supplémentaire nous est offerte pour en savoir plus sur la réalité : l'aide de la technique. En fait je crois que la recherche bouddhiste et la science essaient l'une comme l'autre de percer la réalité à jour.

Il existe par ailleurs une tradition propre au bouddhisme : si nous découvrons quelque chose qui contredit nos textes sacrés, nous avons la liberté de rejeter lesdits textes sacrés. Cela nous procure une certaine liberté pour enquêter, indépendamment de ce que disent les Écritures. On trouve par exemple dans les textes sacrés certaines descriptions cosmologiques tout à fait ridicules. Aussi, lorsque je dispense un enseignement à une assemblée bouddhiste, il m'arrive souvent d'expliquer que nous ne pouvons pas accepter ce genre de chose.

Lorsque j'ai commencé à exercer ma curiosité, j'observais l'espace et j'y voyais beaucoup de choses. J'avais très envie de savoir comment tout cela était apparu. Regardez notre corps. Sur la tête il y a beaucoup de cheveux et, au-dessous, un crâne. Contrairement à d'autres parties du corps, celle-ci accueille donc une sorte de protection particulière. Pourquoi donc ? En général, nous pensons que l'âme ou le moi résident au centre du cœur. Aujourd'hui il semble que l'âme – pour autant que nous sommes capables de l'identifier – est ici, dans la tête, et non pas dans le cœur.

Les textes bouddhistes consacrés à la psychologie et à l'étude des sciences marquent une distinction tranchée entre deux champs d'expérience qualitativement différents. Le premier est le niveau sensoriel : notre expérience des cinq sens. L'autre est ce que les bouddhistes appellent le niveau d'expérience mental : les pensées, les émotions, etc. On considère généralement que les organes sensoriels représentent le siège premier, ou le socle physique, de l'expérience sensorielle. Mais il semble clair aujourd'hui, si l'on en croit les neurosciences modernes, que le principe organisateur central de l'expérience sensorielle est à chercher dans le cerveau plutôt que parmi les organes sensoriels eux-mêmes. Pour les bouddhistes, il est extrêmement intéressant d'apprendre de telles choses à partir des découvertes scientifiques. Il y a là, à mes yeux, une interaction très utile. C'est pourquoi en Inde nous avons commencé à introduire l'étude des sciences dans la sélection des jeunes moines étudiants, il y a déjà plus de quatre ans. Ainsi l'éducation scientifique s'introduit-elle graduellement, et systématiquement, dans le cursus monastique.

Quant à ma participation ici, je n'ai rien à proposer. Je suis toujours impatient d'écouter, simplement, et d'apprendre de la part de ces grands chercheurs expérimentés. On ne peut pas faire abstraction, bien sûr, de la difficulté linguistique, et puis il y a mon problème de mémoire : j'ai parfois l'impression que la session m'a appris beaucoup de choses mais dès qu'elle est terminée il ne me reste plus rien en tête. Voilà un vrai problème ! Cela dit, je crois quand même que, d'une façon ou d'une autre, mon cerveau doit en conserver quelques traces...

RICHARD DAVIDSON : Jon Kabat-Zinn et moi-même sommes les coordinateurs scientifiques de cette réunion, et c'est pour nous un plaisir que de vous accueillir. Je voudrais saisir cette opportunité pour souligner l'enthousiasme que suscitent en moi ce dialogue et les vertus potentielles de l'interaction entre scientifiques et contemplatifs. L'une des idées qui va souvent revenir au cours des deux jours et demi qui nous attendent, c'est qu'il existe certaines qualités positives, comme le bonheur et la compassion, dont les traditions contemplatives nous enseignent qu'elles n'ont rien de figé : nous ne sommes pas à tout jamais fixés dans notre état présent ; au contraire, ces caractéristiques peuvent être transformées. Cette idée entre en convergence, d'une façon précieuse et importante, avec le concept moderne de neuroplasticité : le cerveau serait capable de se transformer, en réaction à l'expérience et à l'entraînement. Cette convergence nous fournit une assise, en tant que scientifiques, pour nous engager plus avant dans une voie vraiment novatrice et intégrative. Sera également évoquée l'idée selon laquelle la transformation de l'esprit et du cerveau peut conduire à la transformation de certains aspects du corps, aux effets potentiellement positifs pour au moins certaines dimensions de notre santé. Nous avons donc devant nous deux journées et demie très excitantes – et même plus que simplement excitantes. Je pense qu'il s'agit d'une occasion historique. Nous avons l'espoir et la conviction que cette rencontre fera avancer une nouvelle forme de science.

JON KABAT-ZINN : À la demande expresse de Sa Sainteté, nous souhaitons que la conversation, au cours de cette réunion, soit beaucoup plus large que celles que nous avons pu tenir par le passé ; qu'elle parvienne à toucher beaucoup plus de gens que même les livres retraçant les précédentes rencontres avaient pu le faire. Les personnes aujourd'hui rassemblées s'intéressent profondément à ces questions, du point de vue de la recherche fondamentale, des applications cliniques ou des applications à la propre vie de chacun, toutes étroitement corrélées. Elles sont venues ici pour s'impliquer d'une façon profonde et constructive. Cette rencontre aura des répercussions. L'invitation se veut participative, vraiment ; il s'agit d'une investigation collective dans laquelle vous, le public, avez un rôle extrêmement important à jouer.

Vous pouvez participer, par exemple, en écoutant avec une profonde attention et en soulevant, pour un temps, le voile de vos attentes. Si votre spécialité n'est pas abordée de la manière que vous auriez jugée souhaitable, vous serez facilement déçu, mais quelque chose d'autre se passe ici, quelque chose de plus ample qui relève notamment du non-attachement. Par notre simple présence en ce lieu, nous sommes tous engagés, en quelque sorte, dans un processus méditatif. Vous aurez également la possibilité de participer en posant des questions aux intervenants et aux invités, et nous ferons de notre mieux pour y répondre collectivement. Bien sûr, le premier « répondant », dans tous les sens du terme, sera Sa Sainteté le Dalaï-Lama.

De nouveau, je m'incline profondément devant vous tous afin de vous souhaiter la bienvenue. Je crois que d'une assemblée comme celle-ci émane forcément une dimension de mystère. Vous êtes venus du monde entier pour vous retrouver ici. Nous ignorons ce qui naîtra de ce rassemblement, mais ce qui est en train de se passer, c'est en un sens l'expression d'une communauté de pratique – que les bouddhistes appellent *sangha*, ou communauté spirituelle : ceux qui la composent se voient donner une chance de s'observer et de faire l'expérience les uns des autres. Pour une grande part, l'essentiel de cet échange se déroulera parmi vous lors des périodes de pause, à travers les conversations et les nouvelles amitiés qui s'y noueront, ainsi que dans la réflexion attentive suscitée par la nature des sujets abordés. Aussi, une fois encore, bienvenue à toutes et à tous.

MATTHIEU RICARD : Ce matin, nous allons réfléchir à la nature de la méditation, à l'idée d'appliquer la méditation en pleine conscience pour accroître le bien-être, ainsi qu'à la façon dont il est possible d'étudier la méditation en collaboration avec les neurosciences.

L'une des premières questions qu'on se pose en général, c'est pourquoi se donner la peine de méditer ? Et si on le fait, sur quoi méditer, et comment ? La nature même de la méditation, c'est l'entraînement de l'esprit : un instrument de transformation de notre vie à long terme. Il faudrait que nous comprenions que la santé mentale n'est pas seulement l'absence de maladie mentale. Vivons-nous vraiment notre vie de manière optimale ? La vision de la vie que nous jugeons « normale » est-elle réellement optimale ? Nous constatons bien par nous-mêmes que la façon dont nous nous engageons dans le monde et dont nous l'interprétons est souvent déformée par un mode de perception qui ne correspond pas à la manière dont les choses se passent réellement. Nous nous retrouvons souvent en proie aux déchirements et aux tourments générés par des toxines mentales telles que la haine, le désir obsessionnel, l'arrogance ou la jalousie lancinante. Ce ne sont certainement pas les meilleures façons de nous relier à notre propre expérience, ni aux autres. Nous savons que nous pouvons faire l'expérience d'un authentique amour altruiste, d'une pure compassion, mais est-ce que ça ne pourrait pas arriver plus souvent, afin que ces états d'esprit deviennent notre manière normale de nous relier aux autres ?

Tel est l'idéal de la transformation à long terme : devenir un meilleur être humain, pour mon bien-être personnel et pour le bien-être des autres. L'un ne va pas sans l'autre. C'est précisément le sens de la méditation. La méditation, ça ne se réduit pas à rester assis et béat sous un manguier, pour que la journée soit plus belle – encore que cela puisse y contribuer. Regardons les racines orientales du mot méditation. Il signifie « culture » : culture de nouvelles qualités, culture de nouvelles façons d'être. Il signifie également « familiarisation » : familiarisation avec une nouvelle façon de voir le monde. Par exemple, ne pas se cramponner à la permanence mais savoir plutôt observer le flux dynamique de l'interdépendance. La méditation, c'est la familiarisation avec des qualités que nous avons le pouvoir de développer, comme la compassion inconditionnelle, l'ouverture aux autres et la paix intérieure. C'est aussi la familiarisation avec la façon précise dont fonctionne l'esprit. Nous sommes si souvent assaillis de pensées qui ne cessent de traverser notre esprit. C'est à peine si nous remarquons ce qu'il se passe alors. Qu'y a-t-il derrière l'écran de nos pensées ? Sommes-nous capables de nous relier à une certaine forme de pleine conscience élémentaire et de présence éveillée ?

Ces différentes formes d'exploration intérieure sont toutes considérées comme de la méditation. Dès le départ, le chemin bouddhiste a un objectif thérapeutique : nous libérer, nous et autrui, de la souffrance. Bien sûr ce n'est pas qu'un simple hobby, quelque chose d'agréable à ajouter à notre existence. Il s'agit plutôt d'une transformation intérieure qui détermine la qualité de chacun des instants que nous vivons. Certes, nous pouvons toujours nous demander pourquoi les traditions contemplatives auraient besoin de coopérer avec la science. Qu'y a-t-il à en attendre, pour chacune des deux parties ? Qu'y a-t-il à en attendre, pour l'humanité ?

Aux yeux de ceux qui sont déjà engagés dans ce processus de transformation mentale, les bénéfices sont évidents (c'est en tout cas ce qu'on peut espérer, si la pratique se déroule bien). Il s'y déploie en effet le désir de partager quelque chose qui nous est cher, quelque chose qui a beaucoup apporté à nos vies et pourrait en faire de même pour autrui.

Coopérer avec la science procède également de cette aspiration à connaître les choses telles qu'elles sont. Nous connaissons l'expérience des états spécifiques de méditation, mais quelle trace laissent-ils dans le cerveau ? Quelle est la relation des différents états de méditation avec les autres états cognitifs et émotionnels connus, tels qu'ils ont été étudiés dans l'esprit et dans le cerveau ? Quels pourraient être les effets d'une formation de l'esprit à long terme ? Nous savons par exemple que l'apprentissage d'un instrument de musique est en mesure de modifier notre cerveau. C'est merveilleux de jouer du piano, bien que ce ne soit pas très grave de ne pas en jouer. Mais la compassion, l'attention, la vigilance, la pleine conscience, la paix intérieure, sont des dimensions fondamentales de notre qualité de vie, et il est bien triste que nous ne les développions pas jusqu'à leur stade optimal.

Il faut espérer de ce dialogue qu'il nous permettra de savoir mieux, et en profondeur, à la fois ce qu'est vraiment l'entraînement mental et comment il agit sur le cerveau, sur le corps, sur notre relation au monde et à nos semblables, à court et à long terme. Comment, au bout du compte, il aidera l'humanité. C'est cela, vraiment, notre objectif commun. Pouvons-nous apporter quelque chose à l'éducation en cultivant notre équilibre émotionnel ? Comme le dit souvent Sa Sainteté, il n'y aura pas de paix extérieure sans paix intérieure. Pas de désarmement extérieur sans désarmement intérieur. Construire une société harmonieuse, cela commence avec et en chacun d'entre nous. C'est à cela que sert la méditation, et c'est ce dont nous allons entendre parler ce matin. Ajahn Amaro, tout d'abord, va nous décrire précisément quelques-uns des grands principes de la méditation, de l'entraînement mental et du chemin bouddhiste.

AJAHN AMARO : *Comment les pratiques méditatives bouddhistes peuvent contribuer à notre compréhension de la douleur et de la souffrance – Le potentiel de guérison – Le soulagement de la souffrance – La nature profonde de l'esprit et du corps humain*

Dans le contexte de la pensée et de la pratique bouddhistes, les distinctions entre douleur et souffrance sont essentielles et pertinentes. Cette discussion dessine une perspective bouddhiste de la souffrance, de ses causes ultimes, de la possibilité de libération de la souffrance, et un chemin systématique permettant d'y parvenir. Elle aborde également ce que les bouddhistes appellent les qualités universelles de l'esprit humain – qualités directement accessibles par la culture de la claire conscience au moyen de la méditation.

J'ai été invité à tracer les grandes lignes des principaux aspects constituant les enseignements bouddhistes pour ce qui touche, notamment, à la nature de l'expérience commune, quasi universelle, de la souffrance – ce que nous appelons *dukkha*, ou insatisfaction – et à son rapport à la méditation.

Une précision avant de commencer : les enseignements et les idées bouddhistes sont généralement présentés d'une façon qui les propose en quelque sorte à la considération et à la réflexion, sans les réduire à des dogmes auxquels l'auditeur serait tenu de croire. Ce sont des thématiques invitant à l'écoute ; à la réception, comme l'a rappelé Sa Sainteté ; à la contemplation ; et à la réflexion. Ce qu'il y a là d'utile, c'est à nous de nous en saisir et de le conserver ; ce que nous croyons erroné, ou qui ne coïncide pas avec notre expérience, nous pouvons le laisser de côté ; et ce qui nous laisse perplexe, il nous reste toujours la possibilité de le ranger sur l'étagère des « peut-être ».

S'il existe des médecins, des pharmacologues et des chercheurs, c'est parce que nous ne faisons pas en permanence l'expérience de la santé parfaite. Eh bien, exactement de la même manière, on pourrait dire que les psychothérapies, les enseignements spirituels et les religions existent parce que nous ne faisons pas en permanence l'expérience du bonheur parfait, même quand les conditions sociales ou physiologiques sont idéales, et je ne parle pas des vrais moments de difficulté, lorsqu'ils surviennent. Ainsi, il y a deux jours j'ai pris l'avion depuis l'Angleterre. Je me suis donc réveillé frais et dispos… à deux heures quinze ce matin. J'avais beau me trouver au Hyatt Grand Hotel, avec ses fontaines éclatantes et le foisonnement superbe et luxuriant de ses plantes d'intérieur, dans cet espace majestueux digne d'un palais, eh bien, mon esprit est arrivé à se mettre dans un tel état qu'il s'affolait : « Oh, mon Dieu, il est deux heures quinze du matin, je n'ai pas assez dormi ! Et j'ai un discours à prononcer aujourd'hui ! » Alors que je me trouvais dans des conditions d'extrême confort. La cabane où je vis, dans mon monastère au milieu de la forêt, n'est pas reliée au réseau électrique, elle n'a pas même de toilettes privées. Je me trouvais donc ce matin dans des conditions idéales. Or mon esprit a été capable de se laisser entraîner, préoccuper, angoisser, perturber… C'est ce que nous voulons dire quand nous parlons de *dukkha*, d'insatisfaction : cette capacité de l'esprit à perdre l'équilibre, à se soumettre au stress émotionnel.

Si on le compare aux autres religions, l'enseignement du Bouddha est quelque peu étrange : il ne s'articule en effet autour d'aucune vérité métaphysique. Le Bouddha était essentiellement un être pragmatique. Il dirigeait ainsi son attention, en priorité, vers cette expérience d'insatisfaction et de souffrance, dite *dukkha* dans le langage des textes sacrés. Tel était son objectif. Tout théoricien qu'il fût, doué d'une immense aptitude à comprendre comment tournait le monde, il a circonscrit son enseignement à ce qui pourrait être utile aux gens. Cette attitude évoque beaucoup plus une approche clinique de la connaissance du corps et de l'esprit que la démarche d'un chercheur. Le Bouddha s'est concentré sur les choses précises qui peuvent nous venir en aide au quotidien, très concrètement, plutôt que sur la connaissance appréhendée dans sa totalité.

L'une de ses métaphores est restée célèbre : alors qu'il marchait en forêt en compagnie de ses moines, il se pencha vers le sol et ramassa une poignée de feuilles. « Lesquelles sont les plus nombreuses, demanda-t-il, les feuilles dans ma main ou les feuilles dans la forêt ? » Les moines qui l'accompagnaient répondirent : « À l'évidence, le nombre des feuilles dans ta main est très petit, et le nombre des feuilles de la forêt très, très grand. » Le Bouddha dit : « De même pourrait-on comparer ce que je sais aux feuilles dans la forêt. Ce que je vous enseigne est comparable à ce que je tiens dans ma main. Et pourquoi vous enseigné-je seulement cet assortiment limité ? Parce que ces choses-là vont vous aider à connaître le bonheur, la paix véritable, la libération de l'insatisfaction. » Le reste peut être tout aussi authentique, mais n'est pas d'un secours immédiat pour soigner les maladies spirituelles ou psychologiques.

Le Bouddha utilisa aussi une autre analogie : la comparaison avec le soldat blessé. Un soldat, sur le champ de bataille, est frappé par une flèche empoisonnée. Le chirurgien accourt et s'apprête à extraire la flèche, mais le soldat l'implore : « Oh non, ne retire pas la flèche avant d'avoir trouvé le nom de la personne qui l'a décochée. Il me faut également savoir le nom du village dont cette personne est originaire. Et pas seulement cela : je dois aussi connaître le nom de ses parents et de ses grands-parents maternels ainsi que paternels. Je dois savoir la variété de bois dans laquelle cette flèche a été taillée. Je dois savoir le type de pointe qui lui fut fixé et comment elle le fut. Je dois savoir le genre d'oiseau dont provient la plume. Est-ce une plume d'oie ? Une plume de paon ? Une plume de poulet ? Une plume de canard ? » Le Bouddha poursuit cette longue digression jusqu'à nous faire atteindre le point important : lorsque le chirurgien aura répondu à toutes les questions, à coup sûr le soldat sera mort. L'important, nous dit-il, c'est d'extraire la flèche et de panser la blessure. C'est là que la tradition bouddhiste met l'accent : il faut essayer de traiter le facteur central de l'insatisfaction, cet état nommé *dukkha*.

On a dit du Bouddha, entre autres qualificatifs, qu'il était « le docteur du monde ». C'est que l'idée centrale et le système qu'il a enseignés, connus comme les Quatre Nobles Vérités, rappellent la formulation d'un diagnostic médical dans la tradition indienne. Cette « procédure » commence par la nature du symptôme.

- Dans les formes particulières d'affection psychologique ou spirituelle, le symptôme est *dukkha*, l'expérience de l'insatisfaction ; c'est la première Noble Vérité.
- Deuxième facteur à intervenir dans ce type de diagnostic : la cause du symptôme, que le Bouddha a identifiée à l'avidité égocentrée, à la cupidité, à la haine et à l'illusion. Ce sont les toxines évoquées par Matthieu, les émotions négatives et destructrices, les habitudes et les états qui emprisonnent l'esprit et empoisonnent le cœur ; c'est la deuxième Noble Vérité.
- Le troisième élément est le pronostic. Bonne nouvelle : tout cela peut se soigner. C'est la troisième Noble Vérité, qui nous dit que l'expérience de l'insatisfaction a une fin ; nous avons le pouvoir de nous en libérer.
- Le quatrième élément – et la quatrième Noble Vérité – renvoie à la méthodologie du traitement : ce que le Bouddha a présenté comme la manière de guérir cette blessure.

On parle ici parfois de Voie Octuple, ou de Noble Sentier Octuple, mais ses étapes fondamentales sont au nombre de trois :

- la première est l'adoption d'un comportement responsable, ou la vertu (mener une existence morale et éthique) ;
- vient ensuite le recueillement mental – la méditation, l'entraînement de l'esprit ;
- enfin, le développement d'une compréhension clairvoyante en accord avec la réalité – la sagesse.

Ces trois points sont les traitements premiers de la maladie psychologique et spirituelle qu'est l'insatisfaction.

Je dois souligner ici que le Bouddha ne prétendait pas détenir le monopole de la vérité. Un jour quelqu'un lui demanda : « Est-il exact que tu sois le seul à comprendre vraiment la nature des choses, et que tous les autres enseignements spirituels sont incorrects, toutes les autres voies erronées ? » Il a répondu : « Non, en aucune manière. » L'important, ce n'est pas la façon dont les enseignements sont structurés, ni le langage ou la symbolique utilisés. C'est simplement la présence, ou l'absence, de ces trois qualités centrales : le comportement éthique, le recueillement mental, la sagesse. Tout chemin spirituel intégrant ces trois éléments conduira à coup sûr à la possibilité et à la réalité de la liberté, de la paix, de l'harmonie intérieure et de la facilité d'être. S'il n'intègre pas ces éléments, alors ce chemin ne pourra mener au bien-être, à la paix et à la libération.

Je suis très heureux que le père Thomas représente ici la tradition contemplative chrétienne. Cela va dans le sens de l'esprit œcuménique de Sa Sainteté, et de cette tradition bouddhiste qui ne prétend pas détenir la connaissance exclusive de la juste voie, mais plutôt célébrer toute voie qui se présente à nous, qu'on la nomme religion, psychothérapie ou encore autrement, pour peu qu'elle contribue à prodiguer à nos existences une condition heureuse, qu'elle concoure à nous rendre capables, nous et les autres, de vivre plus paisiblement et pleinement.

À propos du terme « insatisfaction », ou *dukkha*, il est un point qui va probablement nourrir la discussion tout au long de ces rencontres : c'est que cette expérience présente deux dimensions. Le Bouddha décrit cela très clairement. La première de ces dimensions, c'est que l'expérience de la douleur physique et émotionnelle est inévitable, endémique en nos vies mêmes d'êtres humains, et inhérente au fait que nous avons un corps et un esprit. Nous pouvons l'appeler souffrance naturelle ou, plus simplement, douleur. L'enseignement du Bouddha mettait l'accent sur un second élément, que nous appellerons souffrance fortuite : ce que l'esprit ajoute à l'expérience négative. Lorsque nous éprouvons de la douleur physique ou rencontrons certaines difficultés, l'irritabilité, la résistance, le ressentiment et l'angoisse que nous créons autour de l'expérience constituent cette seconde forme de souffrance.

Le Bouddha utilisait une autre analogie à propos de la blessure causée par une flèche (le Bouddha était par ailleurs un noble guerrier, aussi rencontre-t-on dans son enseignement de nombreuses évocations militaires). Lorsque vous faites l'expérience de la douleur physique, disait le Bouddha, c'est comme si vous étiez frappé par une flèche. Quand, au plus fort de cette douleur physique, vous y résistez et vous en désespérez, c'est comme si une seconde flèche vous transperçait.

Et si nous sommes peu avisés, alors le plus souvent, nous ne connaissons d'autre moyen de nous arranger avec la douleur que de la fuir en absorbant l'esprit dans quelque chose d'agréable. Il s'ensuit une poursuite aveugle du plaisir sensoriel. Et un sentiment plus intense encore de stress et de désagrégation.

Autre point important : les expériences négatives ou douloureuses ne sont pas seules à nous inciter, en réaction, à créer des problèmes ; la souffrance fortuite ne survient pas seulement en réponse à la douleur physique ou émotionnelle. Nous passons bien sûr par toutes sortes de douleurs émotionnelles naturelles ; par exemple, la perte d'un être cher ou encore, parmi vous, le rejet de l'article scientifique que vous avez proposé à votre revue préférée. De telles expériences peuvent causer de la peine. Mais nous sommes aussi capables de créer de la souffrance à partir d'expériences agréables. Il peut ainsi arriver que nous possédions quelque chose de très beau, de très désirable, quelque chose que nous avons ardemment souhaité et choisi – la publication de l'article en question dans ce fameux journal, par exemple. Mais cinq, dix ou vingt ans vont passer, et la dépression va s'insinuer : « C'est vrai, j'étais vraiment très fort dans les années 1980. Mais depuis, qu'est-ce que j'ai fait ? » Ce qui nous a procuré un immense plaisir à l'époque – un certain prestige – est devenu, vingt ans plus tard, un couteau qui remue dans la plaie. On le voit : si nous ne les abordons pas judicieusement, même les expériences agréables peuvent abriter le germe de l'insatisfaction.

La première forme de souffrance ou d'insatisfaction, la douleur, est endémique et inévitable. La seconde forme de souffrance est entièrement éradicable, comme le Bouddha l'a montré dans ses enseignements et à partir de sa propre expérience ; et nous sommes capables, en tant qu'individus, de le comprendre par nous-mêmes. C'est la bonne nouvelle de la troisième Noble Vérité : la souffrance fortuite peut avoir une fin. Même lorsque nous sommes confrontés à une expérience douloureuse, qu'elle soit physique ou émotionnelle – migraine ou deuil cruel –, le cœur et l'esprit sont tout de même en mesure de demeurer dans une parfaite tranquillité vis-à-vis de cette expérience. Elle sera alors perçue comme absolument acceptable, sans combat déclenché à son encontre, ni résistance ou ressentiment. Aucune souffrance, aucune insatisfaction ne se formera autour d'elle. C'est un élément clé de la formation spirituelle et psychologique bouddhiste. Au cours de cette rencontre, vous constaterez qu'il reviendra dans de nombreuses interventions.

Pour élargir quelque peu le propos de Matthieu, je définirais la méditation comme le perfectionnement des capacités innées que nous possédons déjà. Le mot « méditation » se charge parfois de toutes sortes de préjugés, glanés dans les émissions de télévision, les magazines grand public, l'actualité ou les ragots. Mais, dans la perspective bouddhiste classique, la méditation n'est pas une tentative de vivre on ne sait quelle expérience particulièrement originale, ni l'attente d'une étrange apparition. Ce n'est pas davantage un moyen d'acquérir des aptitudes particulières. Il s'agit plutôt de travailler avec deux dispositions innées dont l'esprit est porteur : la capacité de concentrer son attention et la capacité d'examiner, d'explorer et de contempler la nature de l'expérience elle-même. Ces deux capacités nous sont naturelles. La méditation les développe, comme si nous cultivions une graine et lui offrions les conditions de croître et de se multiplier. Tel est le sens, telle est la nature de la méditation.

Prenons un exemple. Choisissons, dans l'une des formes les plus communes de la méditation, un objet simple et naturel : le rythme de notre propre respiration, à mesure qu'elle se déploie d'instant en instant. C'est quelque chose d'apaisant et en même temps d'assez facile à ressentir. Une fois assis, les yeux clos, et en concentrant notre attention sur notre respiration, au bout d'un moment et avec un peu d'effort et d'application, la respiration va devenir ce que nous appelons un objet de méditation. L'esprit est entraîné à suivre ce stimulus simple et répétitif. Il est possible de développer cette qualité d'attention de manière que l'esprit repose de plus en plus facilement dans le moment présent et demeure avec l'objet en question. Plus l'attention s'exerce au présent, mieux nous parvenons à rompre avec le conditionnement qui nous aspire de tous côtés, au gré des compulsions et perturbations les plus diverses : l'esprit fabrique en permanence des scénarios d'avenir, il réécrit le passé, se perd en pensées distraites ou se soumet à d'incessantes vagues mentales. La plupart d'entre nous, ici, ont connu ces moments où rien ne semble pouvoir apaiser l'esprit. C'est quelque chose qui revient indéfiniment, encore et encore et encore. Être capable de se concentrer, lorsqu'on médite, c'est apprendre. Apprendre comment penser, lorsque nous choisissons de penser, et apprendre comment ne pas penser, quand nous décidons de ne pas penser.

La seconde disposition, la capacité d'exploration, est d'un grand secours à la compréhension. Il s'agit d'apprendre à observer le fonctionnement de notre esprit : la façon dont il est habitué à réagir, à fuir la douleur, à rechercher le plaisir, à verser dans l'ennui, l'agacement ou l'inquiétude lorsque les situations sont neutres. L'identification de ces habitudes, ou conditionnements, et leur parfaite connaissance grâce à la capacité de concentration précédemment évoquée nous permettent d'apprendre à ne pas nous laisser entraîner dans les cycles compulsifs qui les accompagnent.

Prenons un autre exemple. Nous nous sommes tous servis au moins une fois d'un appareil photo. Aller chercher son appareil, le tenir en main, c'est comme adopter une attitude responsable : faire face à la vie, la conduire avec justesse. Choisir la bonne focale, effectuer la mise au point, c'est déjà développer sa concentration. Le cadrage du sujet précis que l'on souhaite photographier invite à la justesse. Enfin le déclenchement, le moment où la photo se prend vraiment, est source de joie et de gratification, parce qu'on a réussi à saisir l'instant pour en faire une belle image : « Oui ! Je l'ai eue ! » C'est très voisin de la prise de conscience et de la transformation qui se produisent lorsque nous regardons le monde d'une façon différente, plus équilibrée d'un point de vue émotionnel.

Je voudrais évoquer un malentendu qui revient fréquemment à propos de la méditation. Souvent nous pensons que se relaxer, c'est rester dans sa bulle, planer en mode « fauteuil inclinable », se retrancher du monde en pensant « Je vais me relaxer »… Autant dire s'assoupir, ou entrer dans un état semi-conscient. Alors que nous apprécions tellement les stimulations qui frappent notre attention et nous excitent – montagnes russes ou films d'horreur. Parmi les prochaines interventions, certaines aborderont justement les recherches sur le stress à court terme, associé à ces stimulations qui nous plaisent tant.

L'une des caractéristiques de la méditation bouddhiste, que nous sommes capables de comprendre par nous-mêmes, c'est que la relaxation et l'éveil, si surprenant que cela puisse paraître, ne sont pas incompatibles. Lorsque l'esprit est vraiment vigilant, pleinement attentif au moment présent, soutenu par une concentration claire et inébranlable (qu'on soit ou non attentif à sa respiration), il peut être en même temps parfaitement paisible et pleinement énergique. Les deux états ne s'excluent pas l'un l'autre. Vous vous dites peut-être : « C'est bien beau, mais, pour moi, ça ne se passe pas comme ça. » Pas de problème. L'expérience personnelle de chacun d'entre nous est, *in fine*, le « juge de paix ». Mais je vous propose de suspendre un instant votre incrédulité, si c'est possible. Peut-être est-ce possible. Essayez par vous-même et observez.

Dans la tradition bouddhiste, la qualité du bien-être et la compréhension de la nature de notre vie – ce que nous appelons libération vernaculaire ou illumination – définissent le critère d'une parfaite santé mentale. Dans la tradition bouddhiste, on n'est pas complètement sain d'esprit avant d'être pleinement illuminé. Dans la psychologie bouddhiste, la fuite compulsive loin de la douleur, la poursuite du plaisir et l'ennui face à ce qui est neutre – les stratégies d'adaptation que vous pourriez considérer comme des conduites normales ou indicatrices d'équilibre mental – sont considérés, au contraire, comme des états d'esprit très éloignés du plein équilibre. Il est intéressant, en la matière, de comparer les modèles psychologiques bouddhiste et occidental.

Le dernier point que je voudrais évoquer, c'est la relation qui existe entre nos caractéristiques physiques et nos caractéristiques psychologiques. Et, plus particulièrement, le rapport qu'entretient l'esprit avec la douleur physique, de même que l'effet suscité par cette douleur sur le corps et l'esprit. Prenons l'exemple de la méditation assise. Lors d'une période ordinaire de pratique méditative, dans le monastère où je vis, nous restons assis pendant quarante-cinq minutes. Quand on reste assis en tailleur, parfaitement immobile, trois quarts d'heure d'affilée, il est très courant de faire l'expérience des genoux douloureux ou de toute autre douleur dans différentes parties du corps. À mesure que cette sensation douloureuse commence à s'éveiller dans le corps, le processus réactif qui se met en place peut débuter comme suit : « J'essaie de me concentrer sur ma respiration. J'ai mal au genou, cette douleur est un obstacle sur mon chemin. Si seulement elle pouvait disparaître... Oh non, mon ménisque est en train de se déchirer... Il va falloir que je me fasse opérer du genou... Oh mon Dieu, on va devoir m'évacuer sur un brancard. » Le corps se tend, et des sentiments combinant l'aversion, la peur et l'anxiété se rassemblent autour de cette sensation douloureuse, comme un essaim de mouches sur un quartier de viande.

Si vous identifiez ce qui est en train de se passer – en l'espèce un processus réactif et négatif de souffrance fortuite, en cours de constitution autour de cette sensation –, vous allez pouvoir gérer ce processus de deux façons différentes, au moins, en appliquant les principes que j'ai décrits. D'abord, vous pourrez détendre votre attitude : admettre, par exemple, que tout cela n'est qu'une sensation douloureuse du côté du genou, et qu'il ne sera probablement pas nécessaire de vous opérer aujourd'hui. Il s'agit juste d'un inconfort apparu il y a deux minutes, aussi votre vie n'est-elle pas encore tout à fait menacée, en tout cas pas pour le moment : vous pouvez probablement vivre avec cette sensation pendant les cinq prochaines minutes, sans péril réel. Pas besoin non plus de vous lamenter. Ni de vous angoisser. Relax. Lâchez prise. Assouplissez votre attitude.

Seconde façon d'accueillir le processus : détendre le corps – remarquez que, pendant que vous réagissiez aveuglément à la sensation douloureuse, votre genou, les articulations de vos hanches et votre dos se sont collectivement crispés. La détente physique de votre corps et votre attitude vis-à-vis de cette expérience sensitive hautement désagréable vont produire deux effets : le premier, c'est que le degré de douleur subjectif, en fait, va diminuer. Si la douleur avait atteint le niveau six sur une échelle allant de un à dix, le relâchement de votre corps va la faire régresser au stade trois, par exemple. Ensuite, même si c'est toujours une douleur de niveau trois, en détendant votre attitude à son égard – et c'est là le point clé – vous allez pouvoir réaliser qu'elle n'est pas un problème. Il s'ensuivra alors un apaisement, un soulagement parfaits, et ce même si la douleur est toujours présente.

Ce n'est là qu'une suggestion de ma part. Dans la méditation bouddhiste, cette expérience est assurément banale, et je l'ai moi-même traversée. L'essentiel, c'est d'admettre que l'on peut faire l'expérience physique de la douleur et être pourtant absolument en paix avec cette douleur. Et ce qui est encore plus utile, c'est d'appliquer également cette prise de conscience à la douleur émotionnelle. Ainsi pourrez-vous faire l'expérience du chagrin si votre article n'est pas publié, ou si l'un de vos patients est mort alors que vous, son médecin, l'avez soigné de votre mieux. Ou quelle qu'en soit la raison. Même à un tel stade de douleur émotionnelle, il est possible d'atteindre à un soulagement complet. Cela tient à une certaine manière d'accueillir les expériences désagréables, à une manière de les identifier et de les laisser exister, pour être nous-mêmes mieux capables de vivre en harmonie avec toutes ces dimensions de l'existence, si différentes les unes des autres.

MATTHIEU RICARD : Merci, Ajahn Amaro, d'avoir soulevé un pan du cadre dont nous allons discuter tout au long de cette rencontre. Sur cette base, nous allons voir maintenant comment la méditation et la dimension de pleine conscience qui lui est essentielle sont en mesure d'aider ou d'affecter notre vie quotidienne. Pendant de nombreuses années, Jon Kabat-Zinn a cherché à savoir si l'introduction d'un peu plus de pleine conscience dans notre manière d'être pouvait aider les gens qui souffrent, sur un plan physique ou mental. Son intervention éclairera une partie du travail qui est le sien par rapport à la méditation basée sur la pleine conscience.

JON KABAT-ZINN : *Quelques applications cliniques de la méditation en pleine conscience, en médecine et en psychiatrie : le cas de la réduction du stress basée sur la pleine conscience* (MBSR)

Depuis 1979, la réduction du stress basée sur la pleine conscience (MBSR) est largement acceptée, utilisée et étudiée dans le champ médical et psychiatrique traditionnel. L'intervention de Jon Kabat-Zinn décrit comment la MBSR cherche à rendre la pleine conscience, qui est l'essence de la méditation bouddhiste, accessible aux patients occidentaux dans un cadre séculier, tout en préservant en son cœur la dimension du dharma *universel. Les résultats de deux essais cliniques sont ici présentés. Le premier porte sur les taux de régression des lésions cutanées dans un cas de psoriasis ; le second examine le processus de transformation émotionnelle dans les régions corticales du cerveau et les effets induits sur la fonction immunitaire. Seront également abordées les orientations des programmes de recherche en cours et à venir.*

Votre Sainteté, je voudrais discuter avec vous ce matin du travail que mes collègues et moi-même menons depuis de nombreuses années maintenant à la faculté de médecine de l'Université du Massachusetts. Certains de mes collègues sont aujourd'hui dans l'assistance, ainsi que beaucoup d'autres qui poursuivent également, en d'autres lieux, le même type de recherches.

Au cœur de la MBSR repose une expérimentation. Il s'agit de savoir si nous sommes capables de saisir l'essence de la pratique méditative bouddhiste, pour autant que nous la comprenons, puis de la rendre en quelque sorte accessible aux personnes qui ne peuvent l'atteindre par un chemin spirituel ou bouddhiste traditionnel, mais sont cependant frappées par la souffrance et l'état de *dukkha*. Comme vous le soulignez vous-même si souvent, la souffrance est un phénomène universel. Fondamentalement, nos esprits sont tous identiques. Fondamentalement, nos corps sont tous identiques. Il y aurait donc avantage à traduire le *bouddhadharma* de telle sorte qu'il ne perde pas sa nature essentielle mais soit libre d'être entendu et adopté, ou incarné, par monsieur Tout-le-monde, que le bouddhisme ou la méditation n'intéressent pas spécialement. Tel était le défi, ou, si vous préférez, l'expérience en question.

Pendant la conférence de presse, quelqu'un a posé à Votre Sainteté la question suivante : « Je sais que beaucoup de gens méditent, mais, moi, je ne peux pas. Est-ce que vous rencontrez beaucoup de gens qui n'arrivent pas à méditer ? » Nous avons tenté de concevoir le programme de la MBSR à destination spécifique des personnes qui pensent qu'elles ne peuvent pas méditer. Car il n'y a là qu'une idée, une opinion. Les gens se font souvent de très étranges idées sur la méditation.

Je vais m'attacher à décrire ce que nous appelons la « réduction du stress basée sur la pleine conscience », ainsi que la logique et la motivation qui la sous-tendent. Je détaillerai la manière dont nous comprenons et employons le terme « pleine conscience », et la manière dont cette approche s'est développée puis intégrée, aujourd'hui, au champ médical. Je décrirai très brièvement les résultats d'une étude consacrée à l'influence de l'esprit sur le corps. Et, bien que mon exposé n'aborde pas ce sujet précis, j'aimerais lancer la discussion sur les caractéristiques et les critères requis pour que ce travail translationnel s'accomplisse d'une manière intègre. Ajahn Amaro a parlé des Quatre Nobles Vérités, structurées sur un mode médical avec un diagnostic de *dukkha*, une cause ou une étiologie, un pronostic et un traitement. J'ai découvert de nombreux liens entre la médecine et la méditation. En anglais, les deux mots sonnent de manière très proche, et, en fait, comme votre vieil ami David Bohm l'a remarqué dans son merveilleux livre *La Plénitude de l'univers*[15], les termes « méditation » et « médecine » proviennent de la même racine indo-européenne, qui signifie « mesurer » au sens platonicien selon lequel toute chose contient sa propre et juste mesure. La médecine est la restauration de cette propre et juste mesure, ou équilibre, lorsqu'elle est perturbée ; et la méditation est la perception directe, en chaque phénomène, de la propre et juste mesure.

Exactement comme il existe des vœux dans le bouddhisme, tel le vœu du bodhisattva de sauver tous les êtres sensibles, les docteurs en médecine prononcent également un engagement formel, qu'on appelle serment d'Hippocrate : la résolution de faire passer leurs intérêts personnels après ceux du patient. Le principe cardinal du serment d'Hippocrate, c'est : « D'abord, s'abstenir de tout mal. » Ne pas nuire est une posture éthique profonde, qui requiert un certain degré de désintéressement. C'est pourquoi la médecine et la méditation, dans leur forme traditionnelle, ont en réalité beaucoup en commun.

Les hôpitaux, naturellement, sont des refuges pour les gens qui souffrent. Pour cette raison, nous les appelons parfois les « aimants à *dukkha* ». Quel meilleur endroit pour développer et proposer une approche universelle du *dharma*, afin de soulager la souffrance et d'explorer l'efficience clinique de cette approche ?

Nous appelons notre travail « réduction du stress » parce que chacun peut s'y retrouver : « Le stress – ça je connais ; je peux comprendre de quoi il est question. J'ai besoin de réduire mon stress. » Il est intéressant de noter que, pour dire « *dukkha* », certains érudits bouddhistes traduisant du pali en anglais préfèrent maintenant le terme de « stress » à celui de « souffrance ».

Le stress peut être aigu ou chronique. La médecine traite fort bien le stress aigu, que ce soit aux urgences hospitalières ou aux urgences psychiatriques. Tel n'est pas l'objet de la Clinique de réduction du stress. La Clinique de réduction du stress est destinée à des gens en proie de longue date à des difficultés chroniques que la médecine n'a pas été capable de soulager complètement. En fait, de nombreuses personnes passent peu ou prou à travers les mailles du système de santé et ne sont pas totalement satisfaites des traitements qu'on leur propose pour leur pathologie ou leurs ennuis de santé, ce qui aggrave encore l'état de *dukkha* dont elles font l'expérience. À certains moments critiques de leur existence, la Clinique de réduction du stress peut servir de refuge aux personnes atteintes de pathologies et de stress chroniques.

Les gens qui se sentent très stressés disent souvent : « J'ai l'impression d'avoir vieilli de dix ans » – ou vingt, ou davantage. On dispose aujourd'hui de preuves scientifiques qui montrent que c'est effectivement le cas : certains types de souffrance accroissent la vitesse à laquelle les télomères raccourcissent. Les télomères sont les régions répétitives d'ADN situées à l'extrémité de nos chromosomes. Ils sont impliqués dans la division cellulaire, et la rapidité avec laquelle ils se dégradent semble liée à la cadence de notre vieillissement biologique. Voilà pourquoi la réduction du stress devient un outil potentiellement important pour aider les gens à restaurer l'équilibre et le bien-être dans leur vie, en complément de ce que les médecins peuvent faire pour eux.

Puisque nous nommons notre action « réduction du stress basée sur la pleine conscience », il est légitime de se demander ce qu'est la pleine conscience. Je n'ai pas besoin d'en dire beaucoup sur le sujet, après le distingué exposé que vient de nous offrir Ajahn Amaro. Comme vous le savez, on identifie souvent la pleine conscience à l'essence de la méditation bouddhiste. Et, comme Votre Sainteté l'avez souvent souligné, le mot qui désigne l'esprit, dans toutes les langues d'Asie orientale, tibétain compris, est le même que celui qui désigne le cœur. Dans les programmes de la MBSR, nous essayons d'insister sur le fait que le mot « pleine conscience » signifie également « plénitude du cœur ». Notre définition opérationnelle de la pleine conscience, c'est « la claire conscience d'instant en instant, sans jugement, entretenue par l'attention délibérée au moment présent ». La bonté et la compassion envers soi-même ont partie liée, intimement, avec cette présence.

Je vais essayer d'esquisser brièvement ce qu'est le programme MBSR. Je n'ai pas besoin d'entrer dans ses moindres détails, parce qu'il a déjà été largement décrit. Ce que nous tentons de créer, c'est un environnement où les gens puissent apprendre à ralentir dans leur vie – ou peut-être même à s'arrêter – et à se familiariser avec l'immobilisation corporelle, avec l'observation de ce qui se passe à la fois dans leur corps et dans leur esprit. À se familiariser, aussi, avec l'entretien d'une certaine forme d'intimité vis-à-vis du moment présent, tel qu'il est. Quand ils commencent à exercer ainsi leur attention, les gens, la plupart du temps, sont étonnés de découvrir que jusqu'alors ils ne vivaient pas dans le moment présent. Nous vivons surtout dans l'avenir – à nous inquiéter ou à anticiper –, et dans le passé, à nous souvenir de choses déjà advenues qui nous mettent parfois dans tous nos états. Dans les sociétés occidentales, le seul fait de s'arrêter peut être un acte en lui-même radical. Je crois que s'arrêter, tout simplement, et ouvrir son champ de conscience représente en définitive un acte radical de compassion envers soi-même, et de sagesse. Il suffit parfois de s'arrêter pour découvrir pour la toute première fois sa capacité d'éveil et de claire conscience.

Entre 1979 et cette année – 2005 –, plus de seize mille patients ont suivi le programme MBSR à la Clinique de réduction du stress, installée au centre médical de l'Université du Massachusetts. Le programme se présente sous la forme d'un cycle de huit semaines. Une fois par semaine, les participants viennent à l'hôpital suivre une formation en compagnie de vingt-cinq ou trente autres personnes. Au cours de la sixième semaine a lieu une retraite d'un jour complet, dans le silence. Nous nous servons d'enregistrements audio pour guider les gens à travers les différentes méditations. C'est un cursus bien défini et participatif, qui comprend beaucoup de pratique méditative, soigneusement guidée. Cet accompagnement vise à offrir aux participants une compréhension intérieure de ce qui leur est demandé par rapport à la conscience de chaque instant sans jugement, et à sa manifestation dans la pratique formelle comme dans la vie quotidienne.

Dans un autre registre, je me suis souvent demandé, Votre Sainteté, si vous aviez jamais appris à faire du vélo.

SS le Dalaï-Lama : C'est le cas.

Jon Kabat-Zinn : Je pose cette question car, lorsque nous apprenons aux jeunes enfants à faire du vélo, ça ne leur est pas toujours si facile. Mais, une fois qu'ils savent, ils savent à jamais. Les enfants apprennent parfois le vélo avec des petites roues qu'on agrandit progressivement avant de les ôter quand ils ont compris le truc. D'une certaine façon, les méditations guidées sont les petites roues dont vous vous servez jusqu'au moment où vous savez comment cultiver par vous-même la pleine conscience et l'attention pleinement consciente. Pour revenir à la métaphore de la bicyclette, vous serez alors en mesure de vous entraîner pour gagner le Tour de France, ou simplement de faire du vélo comme une personne ordinaire. Tout dépendra de votre motivation.

Comme le disait Ajahn Amaro, l'entraînement à la méditation commence souvent par l'attention portée à notre respiration comme objet d'attention. Mais, dans la MBSR, il y a une astuce : nous commençons souvent par manger. Les gens ne s'attendent pas à ce qu'une dégustation puisse faire partie de la formation à la méditation. La pratique de la méditation en devient beaucoup plus banale et un peu surprenante. Manger, comme respirer, est intimement lié à la vie quotidienne et pourtant, pour bien des gens, c'est un acte chargé d'enjeux émotionnels majeurs. Nous avons tous l'expérience de l'alimentation mais la plupart du temps nous mangeons sans y penser. Dans la MBSR, nous commençons par déguster un grain de raisin très, très attentivement. Cela peut nous prendre dix minutes, à tout d'abord le humer, puis l'examiner, le sentir dans notre main avant de le goûter, de ressentir la salivation et de cultiver ainsi la claire conscience d'un objet qui nous est très familier mais avec lequel nous ne sommes généralement pas très intimes. Les gens disent souvent qu'ils n'avaient jamais mangé de raisin avant d'avoir fait l'expérience de cette manière consciente de manger. C'est une révélation essentielle : si nous faisons attention, le monde s'ouvre. Il s'éclaire à de nouvelles dimensions d'expérience.

Après la méditation du raisin, nous nous attachons à diriger la même qualité d'attention vers d'autres dimensions de cette expérience d'instant en instant – la respiration, les sensations physiques, l'audition des sons, toutes sortes de perceptions visuelles, auditives, olfactives, buccales et corporelles – puis vers l'intégralité du champ des pensées et des émotions. Nous cultivons ainsi notre intimité avec l'ampleur de la conscience, une conscience qui peut contenir n'importe quel objet d'attention. Puis nous introduisons cette claire conscience dans la vie quotidienne. Ainsi la vraie pratique méditative devient-elle la façon dont nous vivons notre vie, et non notre seule aptitude à nous asseoir sur un coussin. Ce dont nous sommes réellement en train de parler ici, c'est la claire conscience. Les différents objets auxquels nous prêtons attention et conscience sont certes importants, mais le plus important, c'est la présence elle-même, la conscience – ou pleine conscience.

Dans chaque classe, le dialogue et l'exploration jouent un grand rôle. Ensemble nous parlons de nos vies et, en particulier, de la façon dont la pratique de la méditation évolue de semaine en semaine. Par moments, lorsque c'est opportun, il nous arrive aussi de réciter des poèmes pour aider à éveiller la sensibilité des participants à l'égard de certains états ou sentiments mentaux et émotionnels – un processus dont j'ai appris plus tard que Thupten Jinpa l'appelle « l'humidification du cœur ». Un bon poème touche souvent pile au cœur d'un sujet. Il peut formuler par les mots des choses qui seraient difficiles à exprimer autrement. La MBSR intègre également un éventail de pratiques méditatives formelles que les participants peuvent réaliser une fois rentrés chez eux : scan corporel (balayage du corps) que l'on effectue allongé sur le dos, méditation assise, hatha yoga en pleine conscience et méditation marchée.

La MBSR repose sur une forte assise comportementale et éthique. Nous ne donnons pas de leçons d'éthique ou de moralité mais nous sommes déterminés à personnifier ces qualités de notre mieux. Notre intention est de faire de la salle de classe une sorte de réceptacle où puissent être reconnues la beauté de chacun, son intégrité et sa dignité en tant qu'être humain ; un espace de bonté et de compassion ; un endroit où s'exprime la gratitude d'être en vie, même avec les difficultés et *dukkha* qui sont notre lot à tous ;

un cadre où se cultivent l'attention, la curiosité et la disposition au non-effort. Les Américains sont des gens très passionnés, toujours impatients de découvrir de nouveaux lieux. Apprendre la méditation, c'est moins essayer de découvrir un autre lieu que d'être là où l'on est déjà. D'où la notion de non-effort... Il faut pour cela de la patience, s'abstenir de tout jugement et accepter de conserver l'esprit d'un débutant qui regarde les choses d'un œil neuf.

Voilà à peu près ce que nous enseignons, et l'environnement que nous tentons de créer dans la salle de classe et dans le cœur des uns et des autres. Ajahn Amaro, tout à l'heure, a évoqué l'exemple parfait de l'expérience de la douleur au genou. De fait, on nous adresse de nombreuses personnes qui sont en butte à des problèmes de douleur chronique. Quand vous invitez les gens à être attentifs à leur douleur, il est rare qu'ils s'exclament : « Merveilleux ! Comment n'y ai-je pas pensé plus tôt ? » Ils disent plutôt : « Je ne veux pas être attentif à ma douleur ; je veux que vous me l'enleviez. » Ou bien : « Je veux m'échapper de ma douleur, fuir ou me distraire. » Et nous répondons : « Oui, mais jusqu'ici, est-ce que cette méthode a marché ? Juste à titre d'expérience, peut-être pouvez-vous essayer de tremper un doigt de pied dans l'eau. Parvenez-vous à percevoir la dimension sensorielle que vous appelez douleur, même un seul instant ? » On découvre souvent qu'il se forme tout un monde de pensée autour des sensations : « Je déteste cette douleur. Elle me tue. Combien de temps est-ce que ça va durer ? Ma vie entière est détruite. » Chacune de ces affirmations n'est qu'une pensée, mais les gens la considèrent comme si elle était leur vérité et leur condition immédiate.

Vient ensuite tout le contenu émotionnel de la douleur : la colère, la frustration, l'irritabilité, le rejet de son propre corps, le sentiment d'être trahi. Si vous maintenez une claire conscience de ces émotions sans trop porter de jugement à leur encontre, la seconde flèche pourra être extraite. C'est aussi une façon d'éviter de vous décocher vous-même des flèches supplémentaires. Vous apprenez ainsi à cultiver une certaine forme d'équanimité face à l'inconfort. Quand vous vous entendez dire : « Ça me tue », demandez-vous plutôt : « À cet instant précis, cette douleur est-elle vraiment en train de me tuer ? » Réponse probable : « Non, mais que va-t-il se passer à l'instant suivant ? » Or souvenez-vous : avec la pleine conscience, nous essayons de demeurer dans l'instant *présent*. Nous nous occuperons de l'instant suivant à l'instant suivant. Ainsi apprenons-nous à répondre plus consciemment à toutes sortes de situations stressantes, plutôt qu'à *réagir* d'une manière terriblement conditionnée, irréfléchie, automatique. L'inconfort corporel n'est qu'un exemple.

Avec le temps, grâce à cette pratique, surviendront des moments où vous pourrez vraiment faire l'expérience de la liberté et de la paix, dans votre corps même, dans votre esprit, dans votre vie. Les gens qui vont répétant leur incapacité à méditer peuvent eux aussi en avoir un aperçu, si nous parvenons à créer chez eux suffisamment d'intérêt et à bâtir un réceptacle rassurant. À eux de goûter ce qui peut l'être, à travers la pratique et l'expérience directe du domaine de l'être. Et c'est tout aussi vrai, comme l'a souligné Ajahn Amaro, de la souffrance psychologique. Vous commencez à prendre conscience qu'il y a tout avantage à rester présent à vos pensées, à vos émotions, à vos pulsions, et même à contrôler la qualité de la conscience elle-même, aussi bien que les simples sensations. À travers cette découverte s'ouvrent une nouvelle dimension de l'être et de la connaissance, une nouvelle façon d'habiter sa vie, plus équilibrée et moins égotiste. Vous commencez à percevoir qu'il n'y a pas que « moi » en jeu : *ma* souffrance, *ma* colère, *ma* frustration. Le « *ma* » est accessoire. Qui se trouve réellement en souffrance ? Dans le programme MBSR, les gens, spontanément, font l'expérience d'une moindre identification à leurs états d'âme ou à leurs états physiologiques. C'est une forme d'ouverture et de liberté.

Voici un exemple. Un chauffeur de poids lourd était venu nous consulter, affecté d'une douleur chronique. Voici ce qu'il nous a dit, quand nous l'avons revu : « La douleur n'est pas partie. Elle est toujours là. Mais, vous savez, quand je commence à la ressentir trop fort, je m'assieds dans un coin, je prends dix, quinze ou vingt minutes pour faire ma méditation, et c'est comme si ça prenait le relais. Et si je peux rester à méditer au moins, disons, quinze ou trente minutes, voire davantage, je peux repartir et ne pas même y penser pendant peut-être trois, quatre, cinq ou six heures, peut-être même toute la journée, selon la météo. »

L'influence potentielle d'un tel entraînement sur tout état douloureux, qu'il soit physique ou émotionnel, ou sur d'autres problèmes médicaux, exige qu'on s'engage envers l'expérience elle-même. En temps normal, nous sommes enclins à rester en retrait ; nous ne voulons pas faire partie de l'expérience. Lors de la formation en pleine conscience, nous entrons en contact. Nous nous tournons *vers* ce qui nous déplaît le plus, au lieu de nous en *éloigner*. Nous reprenons nos esprits, pour ainsi dire – littéralement et métaphoriquement. Et par voie de conséquence apparaît alors,

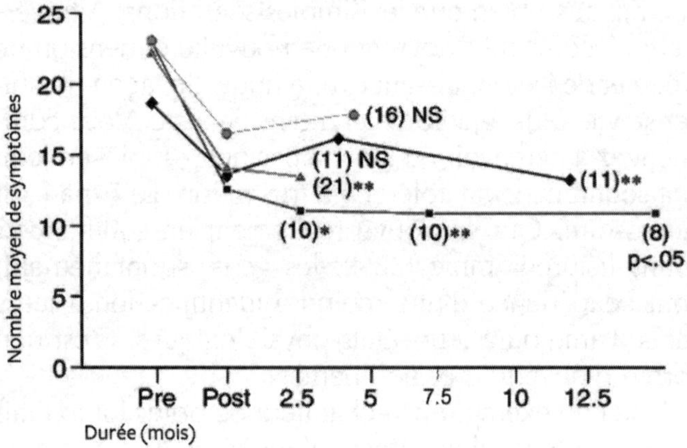

FIGURE 2. **Méditation et douleur chronique**
Réduction des symptômes sur la *check-list* des symptômes médicaux

Nombre moyen des symptômes avant et après MBSR dans le cadre d'un suivi jusqu'à un an. NS = non significatif ; p = probabilité de survenue fortuite ; * = p =,01 ; ** = p =,003[17].

en général, une relation modifiée à l'expérience, et à la souffrance si la douleur en fait partie.

Nous en venons donc maintenant à la question de savoir si la pleine conscience influe vraiment sur la nature physiologique ou pathologique de la douleur elle-même. Nous avons réalisé une étude qui a montré, après huit semaines d'entraînement, une diminution des symptômes chez des patients affectés depuis longtemps de douleurs chroniques sans soulagement antérieur de ces symptômes[16]. L'effet de l'entraînement de huit semaines à la MBSR s'est prolongé jusqu'à un an[17]. Dans d'autres études de suivi, il s'est perpétué jusqu'à quatre ans[18]. C'est bien sûr exactement ce que l'on pouvait espérer : qu'une brève exposition initiale à la pratique méditative *via* la MBSR se traduise par davantage de sagesse, de compassion envers soi-même, d'amour, pourrait-on dire, et que chacun puisse continuer à pratiquer et à en ressentir les bienfaits tout au long de sa vie, même s'il est confronté à la douleur et à l'état de *dukkha*. C'est quelque chose qui finit par devenir à ce point partie intégrante de leur vie que certaines personnes expliquent parfois : « Au début, je croyais que j'étais en train de pratiquer la méditation. Maintenant, c'est comme si la méditation était en train de me pratiquer. »

Pour faire écho à Matthieu et à Ajahn Amaro, je dirais que la méditation n'est pas seulement une technique de relaxation. Ce n'est en rien une technique, mais une façon d'être et de voir, de reposer sur l'assise que nous offre cette profonde exploration de la nature du moi ; une pratique qui met à notre disposition les moyens de nous libérer de la mesquinerie de l'égocentrisme. Après quelques semaines de programme, les gens disent souvent : « Eh ! On n'est plus seulement dans la réduction de stress, là : c'est toute ma vie, ça ! » C'est un moment de révélation.

Depuis à peu près 1990, les programmes MBSR se sont diffusés, tout d'abord lentement, puis plus rapidement, à travers les États-Unis, le Canada et dans le reste du monde. Il existe maintenant une vaste communauté internationale composée de professionnels pratiquant ce type d'approche dans les hôpitaux, les cliniques et autres structures de santé. De nombreux programmes basés sur la pleine conscience et modelés sur la MBSR ont essaimé. Ainsi Zindel Segal et John Teasdale vous parleront-ils tous deux de la thérapie cognitive basée sur la pleine conscience, ou MBCT.

Dans un autre registre, également lié à l'action de la MBSR, nos amis et co-intervenants venus des centres médicaux des Universités de Georgetown et Johns

Hopkins sont maintenant profondément engagés dans cette nouvelle discipline qu'on appelle médecine intégrative ; ils enseignent les principes de la médecine de l'esprit et du corps aux étudiants en médecine et aux personnels de leurs établissements. Ils prodiguent également aux patients des soins intégratifs. Vingt-neuf écoles de médecine[19], dont beaucoup sont représentées ici aujourd'hui, font désormais partie du Consortium of Academic Health Centers for Integrative Medicine. Il n'est sans doute pas exagéré de dire que la pleine conscience est un élément central de leur mission. La médecine intégrative est une nouvelle discipline médicale qui contribue à mettre à la disposition du grand public les interventions basées sur la pleine conscience, ainsi que d'autres voies fascinantes fondées sur des résultats probants, à même de réenraciner la médecine dans la tradition d'Hippocrate et de la restaurer, en ce XXIe siècle, dans son engagement original. C'est une évolution très positive qui s'inscrit dans la restructuration des services de santé et de médecine ; l'occasion de réintroduire la notion de « service » dans l'expression « service de santé ».

Dans la dernière partie de mon intervention, je voudrais juste mentionner deux études. Richard Davidson évoquera la seconde, que nous avons menée ensemble. Il s'agit d'un petit essai de MBSR randomisé, conduit au sein d'une entreprise. Nous souhaitions étudier la façon dont le cerveau et le système immunitaire se transforment à mesure que les gens régulent leurs émotions lorsqu'ils se trouvent en situation de stress professionnel ou personnel[20]. Comme vous le constaterez, nous avons obtenu des résultats stimulants et prometteurs.

L'étude que je vais maintenant présenter s'est posé une question : *la méditation est-elle capable d'influencer le processus de guérison en cas de psoriasis, une affection dermatologique consécutive à une prolifération cellulaire incontrôlée de l'épiderme, la couche superficielle de la peau*[21] ? Le psoriasis peut envahir la totalité de la surface corporelle, et le stress l'aggrave considérablement. La maladie se déclare à la suite d'un stress émotionnel intense et tend à disparaître lorsque le stress s'éloigne. Le rayonnement ultraviolet du soleil lui est un excellent remède, aussi, dans les pays du Nord, on traite le psoriasis par la photothérapie au moyen d'ultraviolets : les patients sont placés nus dans de petites cabines rondes et lumineuses, de façon que leur peau soit exposée mais leur tête et leurs yeux protégés. Les séances ont lieu trois fois par semaine, jusqu'à quatre mois d'affilée. Graduellement, la peau des patients s'assainit.

Ce traitement tient davantage de la cuisson au grille-pain que de la journée à la plage. L'idée originale qui a suscité notre étude était donc la suivante : puisque ces patients se tiennent là, nus et exposés aux rayons UV dans des conditions particulièrement stressantes, il serait peut-être utile de les guider dans une méditation en pleine conscience en même temps qu'ils suivent leur traitement. Peut-être développeraient-ils ainsi davantage de sérénité, moins de stress, et seraient-ils capables, du coup, d'abandonner leur traitement moins souvent que ce n'est généralement le cas. Et puis il nous est apparu que nous tiendrions peut-être là un bon protocole expérimental pour poser une question encore plus profonde : l'esprit est-il capable d'influencer par lui-même le taux de guérison, en complément des effets du rayonnement UV ? Pour faire pencher la balance dans cette direction, à mesure que se déroulait la séquence de méditation guidée nous lui avons ajouté une visualisation du rayonnement UV en train de ralentir la prolifération des cellules de l'épiderme.

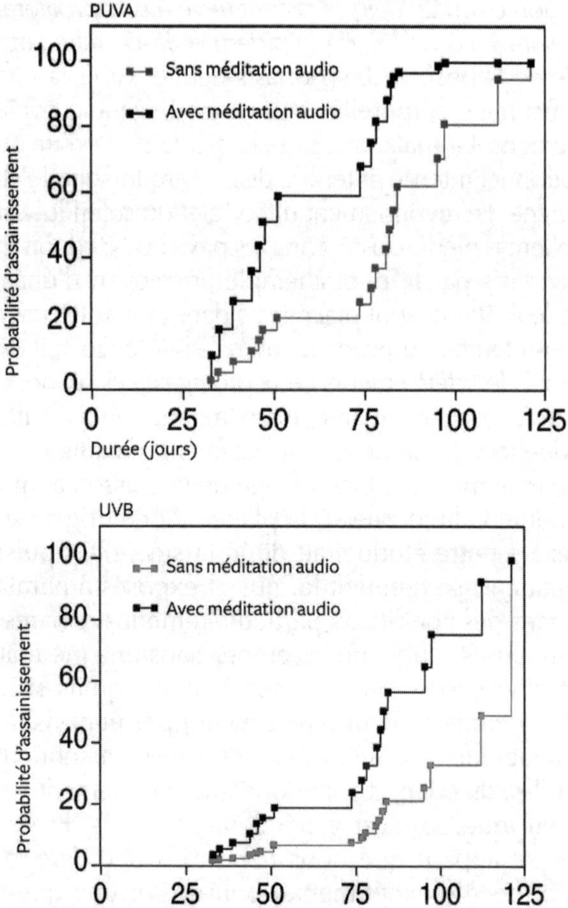

FIGURE 3. **Le pouvoir de l'esprit dans la guérison du psoriasis**

Probabilité estimée de guérison de la peau en fonction du temps passé par les sujets dans des conditions de méditation guidée (enregistrement audio) et des conditions de contrôle (pas d'audio).
PUVA = photochimiothérapie avec UVA ;
UVB = photothérapie dans la gamme de longueurs d'onde B[22].

Nous avons réalisé cette étude à deux reprises, parce que, la première fois, les résultats nous paraissaient incroyables[23]. Les patients ne restent pas dans la cabine très longtemps chaque fois – quelques minutes, jusqu'à quinze minutes à la fin, peut-être. Nous avons découvert que les méditants guérissaient à un rythme beaucoup plus rapide que les non-méditants. Toutes les autres conditions étaient identiques. L'analyse statistique a montré qu'ils guérissaient à peu près quatre fois plus vite que les patients recevant le traitement par ultraviolets, mais sans méditer.

On peut déduire de cette étude qu'il existe dans le cerveau quelque chose qui influence fortement le processus de guérison cutanée. Quelque chose qui doit agir tout au long du processus jusqu'au niveau de l'expression génique contrôlant la réplication cellulaire. Peut-être l'influence-t-il à travers le système nerveux, le système endocrinien, le système immunitaire, la réponse inflammatoire, ou une combinaison des uns et des autres – nous ne connaissons pas le mécanisme. Le psoriasis n'est pas le cancer de la peau mais partage avec lui certains gènes, aussi cette étude présente-t-elle des incidences intéressantes pour le traitement du cancer. Elle a également livré certains enseignements en termes d'efficacité économique : une guérison plus rapide de la peau réduit le nombre des traitements à suivre et leur coût. Elle vaut aussi comme exemple de médecine intégrative, puisque l'intervention méditative est intégrée à la délivrance du traitement allopathique.

En résumé, je dirais que les interventions basées sur la pleine conscience, comme la MBSR et les techniques voisines, constituent une tentative d'intégrer pratiques méditatives et principes bouddhistes fondamentaux à la médecine et à la psychiatrie, dans un contexte universel demeurant aussi fidèle que possible au *dharma*. Il est ainsi possible d'élargir la palette des modèles médicaux et psychologiques à même d'aider à comprendre la maladie, et de proposer aux personnes souffrant de maladies chroniques et de pathologies liées au stress une approche plus compassionnelle, plus judicieuse.

En médecine, le serment d'Hippocrate exprime une relation sacrée entre le médecin et le patient. Mais il ne peut y avoir de relation sacrée si le médecin est à ce point débordé et stressé qu'il n'est pas vraiment présent, ni à l'écoute. C'est pourquoi nous formons désormais les étudiants en médecine à se montrer plus attentifs et plus chaleureux lorsqu'ils sont en présence de leurs patients.

La science qui explore la connexion entre le corps et l'esprit n'en est qu'à ses balbutiements, nous sommes tous d'accord là-dessus. Les découvertes prometteuses n'en continuent pas moins de se succéder, d'année en année. Leur influence s'étend et elles suscitent un intérêt croissant auprès de diverses disciplines scientifiques et médicales. Le sujet sera développé dans quelques-unes des interventions à venir, accompagné de discussions traitant des directions et mécanismes d'action envisageables.

En conclusion, je voudrais dire que le travail que j'ai présenté a été réalisé et continue à être développé par plusieurs personnes à l'Université du Massachusetts, au sein d'une sorte de *sangha* : une communauté d'esprit dont les membres sont ardemment voués à la pratique du *dharma* depuis plusieurs décennies. Le docteur Saki Santorelli, qui dirige maintenant le Centre pour la pleine conscience et la Clinique de réduction du stress, est aujourd'hui parmi nous, ainsi que plusieurs de nos collègues qui enseignent ou ont enseigné là-bas. J'accueille personnellement avec un très grand intérêt cette conversation entre scientifiques, cliniciens et contemplatifs venus de nombreuses traditions différentes. Nous serons, je l'espère, en mesure de poser des questions de fond quant à la meilleure façon de servir les gens qui souffrent, dans les hôpitaux, les écoles, les milieux gouvernementaux et politiques, ou les prisons. Les êtres humains étant ce qu'ils sont, les promesses dont nous discutons ici ont d'immenses chances de devenir un jour réalité.

MATTHIEU RICARD : Les interventions d'Ajahn Amaro et de Jon Kabat-Zinn montrent clairement qu'il est possible d'intégrer la méditation à notre vie quotidienne, de différentes façons. C'est une pratique utile et essentielle, et non quelque chose d'excentrique. Nous avons vu une partie de ce dont la méditation était capable pour améliorer la qualité de notre expérience. Mais quelle est cette corrélation qui associe la pratique à long terme et les modifications de notre cerveau ? Et qu'en est-il des différentes formes de méditation ? L'attention focalisée sur un objet unique, la génération de compassion, la présence et l'attention ouvertes ? Comment ces attitudes parviennent-elles à se refléter dans des transformations cérébrales durables ? Quelle est notre marge d'étude en la matière ? C'est ce que Richard Davidson va nous expliquer.

RICHARD DAVIDSON : *L'interaction esprit-cerveau-corps et la méditation*

Au sein du réseau des connexions neuronales et endocriniennes, il existe de nombreux mécanismes biologiques chargés de répercuter l'influence du cerveau sur le système nerveux périphérique. En général, les connexions qui vont du corps au cerveau sont symétriques : un tel arrangement anatomique et fonctionnel permet à l'esprit d'influer sur le corps, et vice versa. *La méditation est une forme d'entraînement mental qui déclenche la modification volontaire des schémas d'activité neuronale et peut exercer ses effets, par l'intermédiaire de ces mécanismes, sur le système nerveux périphérique. Cet exposé présente plusieurs exemples issus d'études récentes et en cours portant sur les transformations neuronales, immunitaires et endocriniennes produites par la méditation ; une illustration des mécanismes par lesquels la méditation est en mesure de contribuer à l'amélioration de la santé mentale et physique.*

Votre Sainteté, il est merveilleux d'être de retour auprès de vous. Nous vous sommes si reconnaissants du temps que vous avez passé avec nous et, plus encore, de l'inspiration que vous nous avez transmise dans la réalisation de ce travail. Je me concentrerai aujourd'hui sur trois points principaux. Le premier, c'est que les gens n'ont pas tous la même manière d'être heureux – le même degré particulier de bonheur – ni les mêmes caractéristiques vertueuses, la compassion par exemple. Le deuxième point, c'est que la capacité des humains à réguler leurs émotions joue un rôle décisif dans la modulation de ces disparités en matière de bonheur, de résilience ou de compassion. Le troisième point est vraiment à l'intersection de nos traditions respectives : il postule que le bonheur et la compassion procèdent de qualités elles-mêmes susceptibles d'être bonifiées par l'entraînement.

La plupart des gens ne sont pas très doués pour prévoir ce qui va les rendre heureux. D'une personne à l'autre, les chercheurs constatent des différences de conception quant à leur « niveau de bonheur approprié ». Ces disparités entre les individus sont liées à différents modes de fonctionnement du cerveau et du système nerveux périphérique.

Les humains, cependant, sont dotés du pouvoir de réguler délibérément leurs émotions, et certains indices tendent à suggérer que cette disposition peut s'acquérir. J'insiste sur l'importance de l'entraînement mental, qui conduit à penser le bonheur et la compassion non seulement comme des traits de caractère, mais comme des talents. Si ce sont des talents, alors l'esprit et le cerveau peuvent être transformés de telle sorte que le corps s'en trouve également modifié. Voilà de quoi traitera mon intervention aujourd'hui.

Je voudrais commencer par rappeler que le bonheur, s'il est certes un état ou un trait de caractère, est aussi dans notre pays – tout au moins sa recherche – un droit inaliénable.

SS le Dalaï-Lama : Pas seulement en Amérique.

Richard Davidson : En fait, il y a de nombreux pays, me semble-t-il, qui envisagent cette question avec beaucoup plus de sérieux que nous. Mais, pour nous rafraîchir la mémoire, je rappellerai les termes de notre Déclaration d'Indépendance : « *Nous tenons ces vérités comme allant d'elles-mêmes : tous les hommes sont créés égaux ; ils sont dotés par le Créateur de certains droits inaliénables ; parmi ces droits se trouvent la vie, la liberté et la recherche du bonheur.* » Nous sommes convaincus, Votre Sainteté, que nos échanges en votre compagnie ont permis de souligner l'importance de cette recherche du bonheur, et le fait que notre civilisation ne l'a pas prise en compte assez sérieusement. Nous pensons que la recherche scientifique aura servi à quelque chose si elle parvient à démontrer que ces dispositions peuvent vraiment s'acquérir.

La première question que je voudrais aborder est la suivante : dans quelle mesure le bonheur et le bien-être sont-ils malléables ? Les conditions sociales et économiques modifient-elles nos niveaux de bonheur ? Et, quand on a répondu à ces questions, que sait-on de plus du bonheur ?

Une étude a interrogé par sondage des dizaines de milliers de personnes[24]. L'une des questions portait sur le mariage : procure-t-il le bonheur ? Les résultats indiquent que le bonheur s'accroît au moment où les gens se marient. Toutefois, au bout de quelques années seulement, et ce de façon significative, les gens reviennent à leur niveau de bonheur initial. Cinq ans plus tard, ils se situent à un niveau encore plus bas qu'au début.

Pour ce qui me concerne, je suis heureusement marié, et depuis longtemps ; le constat ne s'applique donc pas à tout le monde.

La question suivante s'interrogeait sur le veuvage : conduit-il au malheur ? Lorsque survient le veuvage, nous observons un net déclin du niveau de bonheur mais, étonnamment, il finit par revenir à ce qu'il était au préalable. Une fois encore, il s'agit là de données réelles – je n'invente rien.

La troisième question obsède particulièrement notre civilisation : l'argent peut-il faire le bonheur ? Si nous observons simultanément, sur une période de cinquante ans, le produit intérieur brut des États-Unis et le pourcentage de gens se déclarant très heureux, nous constatons une croissance du PIB, laquelle reflète la grande force de l'économie, alors que le pourcentage de personnes se considérant comme très heureuses reste globalement étale, et décline même légèrement. Quel que soit l'indicateur de bonheur utilisé, le même phénomène revient systématiquement.

Que signifient tous ces résultats ? Le niveau de bonheur peut-il être augmenté ou sommes-nous condamnés à rester collés à nos seuils de référence ? Quels sont les mécanismes cérébraux sous-jacents, et comment parviennent-ils à influer sur le corps ? Pouvons-nous modifier le cerveau par l'entraînement mental, et ainsi exercer une influence positive sur l'esprit et le corps ?

La plupart des scientifiques conviennent que l'émotion est gouvernée par une circuiterie neuronale diffuse. Différentes parties du cerveau travaillent ensemble, dont les composants neuronaux des circuits corticaux et sous-corticaux. Le cortex est la partie du cerveau qui s'est le plus développée au cours de l'évolution ; on a longtemps considéré qu'il servait surtout à la perception et à la pensée, or la recherche moderne indique clairement qu'il joue aussi un rôle crucial dans l'émotion. Les aires sous-corticales telles que l'amygdale et le striatum ventral jouent également des rôles importants ; elles sont interconnectées avec les régions corticales, notamment dans le cortex préfrontal. Ces circuits émotionnels présentent une communication bidirectionnelle avec le corps, plus particulièrement avec le système nerveux autonome, le système endocrinien et le système immunitaire. Autrement dit, lorsque nous modifions le cerveau, nous agissons inévitablement sur le corps. Réciproquement, quand le corps est modifié, il agit à son tour sur le cerveau.

Votre Sainteté, lorsque nous nous trouvions ensemble à Dharamsala lors de la réunion Mind and Life de 2004 consacrée à la neuroplasticité, nous avons discuté de la façon dont le cerveau pouvait se transformer en réponse à l'expérience et à l'entraînement. Il est déjà possible de démontrer que la formation musicale est à même d'influencer le cerveau de façon très significative[25]. L'apprentissage de nouvelles capacités motrices, comme le jonglage, est également susceptible d'agir sur le cerveau[26]. Lors de son intervention à Dharamsala, Michael Meaney nous a montré que la façon dont une mère se comportait avec ses petits impressionnait leur cerveau de manière spectaculaire[27]. Nous savons également que la neurogenèse, qui désigne le processus de croissance de nouveaux neurones dans le cerveau, pouvait être détériorée par le stress, et améliorée par l'exercice. Certains éléments nouveaux émanant de notre laboratoire laissent supposer que l'entraînement à la régulation émotionnelle est également en mesure d'influencer l'activité fonctionnelle du cerveau[28].

Dans le cadre d'une étude, nous avons montré aux personnes interrogées la photo d'un bébé affecté d'une tumeur faciale ; nous leur avons demandé d'espérer que ce bébé guérirait et ne souffrirait plus[29]. Il s'avère que, lorsque les gens adoptent cette attitude, leur cerveau se modifie. Ainsi, la partie du cerveau appelée amygdale, qui joue un rôle particulièrement important dans la détection de la menace et des émotions négatives, se trouve modulée lorsque les gens transforment leur émotion dans un sens plus positif afin d'exprimer de la compassion.

Les gens ne présentent pas tous le même degré d'aptitude à réguler volontairement leurs émotions. Ceux qui parviennent le mieux à réguler leurs émotions négatives présentent une activité de l'amygdale abaissée ; ils activent davantage une zone nommée cortex préfrontal ventromédian, impliquée dans la régulation de l'émotion et la prise de décision.

Nous avons également identifié une connexion entre le système endocrinien et la façon dont les gens parviennent à réguler leurs émotions négatives. Si nous observons la courbe moyenne de variation quotidienne normale du taux de cortisol – hormone qui joue un rôle clé dans la réponse au stress –, nous constatons que ce taux de cortisol s'élève le matin. Puis il diminue tout au long de la journée avant d'atteindre son point le plus bas le soir, à l'heure du coucher.

SS LE DALAÏ-LAMA : Pour quelle raison le taux de cortisol est-il généralement plus élevé le matin, et s'abaisse-t-il le soir ?

RICHARD DAVIDSON : C'est une excellente question. Le phénomène est lié à la régulation de la température corporelle et à d'autres caractéristiques de l'organisme humain. Le matin, l'élévation du taux de cortisol aide à favoriser certains facteurs énergétiques. Si l'on observe différentes personnes, on constate une grande variabilité des profils individuels sur ce plan (les taux de cortisol quotidiens). Chez certaines personnes, le taux de cortisol en fin de journée n'est pas si faible que ça. Or, si le taux de cortisol ne baisse pas le soir, c'est qu'il y a, semble-t-il, un problème ; plus il diminue en fin de journée, meilleurs sont les marqueurs de santé qui lui sont apparemment associés.

Nous avons découvert que les gens qui réussissaient le mieux à réguler leurs émotions, et plus particulièrement à transformer leurs émotions négatives, présentaient un meilleur profil en ce qui concerne le taux de cortisol : il est alors caractérisé par une diminution plus franche en fin de journée. Les personnes manifestant une activation supérieure du cortex préfrontal ventromédian lorsqu'elles régulent leurs émotions négatives présentent également des taux de cortisol plus bas à la fin de la journée.

On peut avancer une hypothèse très générale, selon laquelle certaines formes de méditation renforceraient le circuit de régulation cortical du cerveau, qui à son tour modulerait la dynamique de la réactivité émotionnelle sous-corticale. Les recherches que nous avons menées avec des méditants bouddhistes aguerris[30] nous ont révélé que la méditation coïncidait avec une recrudescence significative des signaux électriques d'activation cérébrale exprimés dans l'oscillation à haute fréquence appelée gamma, et plus particulièrement dans le cortex préfrontal, qui joue un rôle important par rapport à certains aspects de la régulation des émotions. Ce phénomène est cohérent avec l'idée que la méditation n'est pas une simple relaxation. Nous observons également, chez les pratiquants de longue date, une élévation de la synchronie entre le cortex préfrontal et d'autres régions du cerveau. Cette idée de synchronie a été introduite par Wolf Singer, qui s'exprimera ici cet après-midi. Francisco Varela, dans ses travaux, l'a également défendue.

Ces augmentations des ondes à haute fréquence gamma sont beaucoup plus importantes chez les pratiquants de longue date que chez les sujets du groupe témoin, qui n'ont été que récemment formés à la même pratique de méditation – ils n'avaient qu'une semaine d'entraînement à leur actif lorsque nous les avons testés.

On constate également une association très frappante entre la clarté ou la luminosité dont témoignent les pratiquants, au cours de la méditation compassionnelle, et l'amplitude du signal gamma. Nous avons demandé aux pratiquants d'appuyer sur un bouton afin d'indiquer l'intensité de la clarté perçue, chaque fois qu'ils remarquaient une modification dans l'expérience subjective de cette clarté. Ce qui me frappe beaucoup, en tant que scientifique, c'est que des individus non entraînés ne parviennent pas facilement à rendre compte des caractéristiques de leur esprit, alors que les pratiquants de longue date manifestent une plus grande aisance à témoigner précisément de l'expérience subjective. Cette plus grande précision des comptes rendus peut expliquer la force de la corrélation entre leurs témoignages et les signaux cérébraux enregistrés parmi les pratiquants de longue date. Le signal cérébral associé à ces témoignages de clarté se concentre spécifiquement dans le cortex préfrontal.

Au laboratoire, nous avons adopté une approche très simple. Nous avons fait méditer les pratiquants pendant de courtes périodes, alternant ces périodes de méditation avec un état neutre afin de pouvoir comparer les modifications cérébrales rencontrées au cours des deux états successifs. Jusqu'à maintenant, nous avons analysé les données émanant de onze pratiquants de longue date et de douze sujets témoins du même âge, méditants néophytes. Tous les sujets témoins étaient des individus manifestant un intérêt pour la méditation ; ils avaient reçu l'enseignement des mêmes pratiques compassionnelles que les pratiquants de longue date. Voici comment Matthieu a décrit cette méditation :

Ce que nous avons essayé de faire ici, pour que l'expérience soit profitable, c'est de générer un état dans lequel l'amour et la compassion imprègnent l'esprit tout entier, sans autres considérations, raisonnements ou pensées discursives. Parfois on appelle cela compassion pure, ou compassion non référentielle (en ce sens qu'elle ne se focalise pas sur un objet particulier pour éveiller l'amour ou la compassion), ou encore compassion inconditionnelle.

L'imagerie par résonance magnétique, que nous avons utilisée pour observer le cerveau pendant les séances de méditation, nous a conduits à de remarquables découvertes. Ainsi de nombreuses zones du cerveau étaient-elles davantage activées au cours de la méditation de compassion, en comparaison avec l'état neutre. Nous avons également constaté que la méditation de compassion modifiait la réponse du cerveau à l'audition de sons perturbants. Lorsque nous leur présentons pendant seulement quelques secondes l'enregistrement d'une femme qui hurle, les pratiquants manifestent une élévation notable de l'activation du cortex insulaire. L'*insula* ou cortex insulaire est une zone cérébrale essentielle à la communication avec le corps ; elle fournit au reste du cerveau l'information dont il a besoin sur l'état du corps. Différents organes viscéraux envoient de l'information au cortex insulaire, lequel est lié à l'empathie. Une autre région du cerveau, le cortex préfrontal médian, entre en jeu dans le traitement de la pertinence identitaire (« self-relevance » ou pertinence pour soi). Ainsi cette zone du cerveau est-elle activée lorsque les gens pensent à eux-mêmes. Par exemple, lorsque vous choisissez un adjectif et demandez à quelqu'un si ce terme lui correspond, la zone cérébrale en question va fortement s'activer. C'est une zone associée au moi, qui se désactive lorsque l'individu génère de la compassion, laquelle, pour l'essentiel, est un état désintéressé.

La dernière question que j'aimerais aborder est la suivante : ces différences sont-elles oui ou non le produit d'un entraînement ? Un sceptique dirait que les pratiquants de longue date étaient peut-être ainsi au départ. La science doit toujours accueillir les sceptiques. Ce que nous avons découvert répond en partie

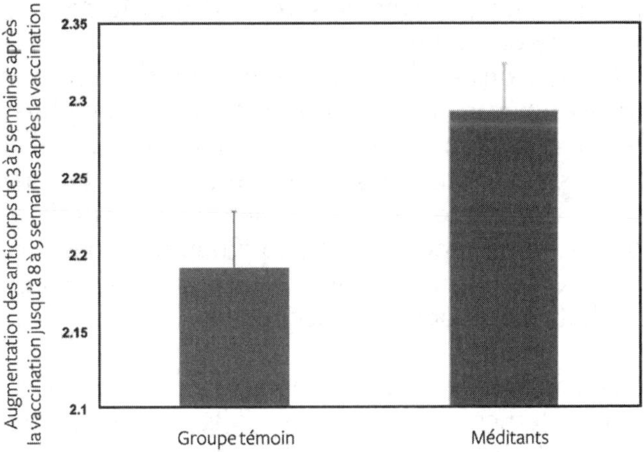

FIGURE 4. **Effets de la méditation sur les anticorps après vaccination contre la grippe**

Titres d'anticorps réagissant au vaccin contre la grippe chez des méditants ayant suivi une formation à la MBSR et chez un groupe témoin en liste d'attente[32].

à cette question : plus une personne a pratiqué la méditation, plus les effets constatés sont importants.

L'essai comparatif randomisé que nous avons réalisé avec Jon Kabat-Zinn, et que nous avons mentionné précédemment, nous a conduits à une deuxième découverte[31]. Nous voulions savoir si la formation accélérée à la réduction du stress basée sur la pleine conscience, dont Jon a parlé, pouvait produire des effets positifs. Les débutants ont été répartis de manière aléatoire : les premiers ont suivi la formation à la méditation, les autres, rassemblés dans un groupe témoin, ont attendu deux mois avant de recevoir la même formation.

Les tests ont révélé une augmentation de l'activité préfrontale gauche du cerveau parmi les néophytes ayant suivi la formation à la méditation. Le groupe témoin, lui, a présenté un surcroît d'activité de la partie droite du cortex préfrontal.

Nous avons également administré à l'ensemble du groupe un vaccin antigrippe ordinaire, puis observé les volumes d'anticorps produits en réponse au vaccin. Nous souhaitions nous faire une idée de l'efficacité du fonctionnement de leur système immunitaire. Par rapport au groupe contrôle, le groupe de méditation a présenté une augmentation accrue des anticorps produits en réponse au vaccin.

En résumé, et en conclusion, je dirais que les facteurs externes n'ont que des effets limités sur notre niveau de bonheur. Tout le monde ne présente pas les mêmes dispositions émotionnelles. Bien que ces disparités d'ordre affectif soient relativement stables, nous pensons cependant qu'elles peuvent être modifiées. Il existe un lien entre les structures de la fonction cérébrale associée aux caractéristiques émotionnelles positives et les effets produits en aval sur les systèmes endocrinien et immunitaire. Effets qui pourraient favoriser certaines formes de santé physique. La méditation a donc sur le cerveau des effets démontrables. C'est peut-être l'une des rares voies dans lesquelles il est prouvé qu'un entraînement purement mental peut avoir un solide impact sur la fonction cérébrale.

Je voudrais terminer par une citation d'Albert Einstein[33] :

> Un être humain est une partie du tout, que nous appelons « Univers », une partie limitée dans le temps et l'espace. Il fait l'expérience de lui-même, de ses pensées et de ses sentiments comme séparés du reste – une sorte d'illusion d'optique de sa conscience. Cette illusion est une forme de prison pour nous, qui nous restreint à nos désirs personnels et à l'affection de quelques personnes,

les plus proches de nous. Notre tâche doit être de nous libérer de cette prison en élargissant notre cercle de compassion afin d'embrasser toutes les créatures vivantes et la totalité de la nature dans sa beauté.

Personne n'est capable d'atteindre un tel accomplissement avec une totale réussite, mais l'effort pour y parvenir représente en lui-même une partie de la libération et le pivot de la sécurité intérieure. Je voudrais exprimer ma profonde gratitude à Francisco, et également à Antoine Lutz, qui est dans la salle aujourd'hui. Antoine, tu devrais te lever, parce que tu es directement à l'origine d'une grande partie de ces recherches. Je veux également remercier tous les membres de mon laboratoire qui ont contribué à ce travail.

DIALOGUE SUR LA SESSION 1

Outre Sa Sainteté le Dalaï-Lama, les intervenants, les interprètes et le modérateur, cette session accueille le père Thomas Keating et Sharon Salzberg.

MATTHIEU RICARD : Les différents points soulevés au cours de cette session matinale nous montrent déjà quelque chose : la méditation n'est pas qu'un divertissement, ni une façon que nous aurions trouvée de tuer le temps. Elle exerce un effet vraiment profond sur notre bien-être, par la façon dont nous régissons les conditions intérieures du bonheur au lieu d'essayer désespérément de contrôler les circonstances extérieures.

Nous voudrions demander à Sa Sainteté de bien vouloir commenter ce qui a été dit ce matin, aussi commencerons-nous avec quelques questions posées par Jon.

JON KABAT-ZINN : Ma première question, Votre Sainteté, est la suivante : est-il arrivé, dans la tradition médicale tibétaine, que l'on réussisse à traiter des affections médicales particulières ou des maladies mentales au moyen de pratiques de méditation spécifiques ?

SS LE DALAÏ-LAMA : Je l'ignore. Mes médecins ne m'ont jamais enseigné quelque méditation que ce fût. Bien sûr, il doit exister certaines situations où un médecin enseigne à ses patients une forme spécifique d'entraînement mental.

JON KABAT-ZINN : La deuxième question porte sur l'expérience de la pure conscience éveillée : a-t-elle, en elle-même, des propriétés physiquement ou mentalement thérapeutiques ?

SS LE DALAÏ-LAMA : C'est un sujet assez complexe. Quand vous faites l'expérience de ce que le langage boud-dhiste décrit comme un état d'esprit inné, ou pure conscience éveillée, en ce cas l'attention est détournée de toute douleur émotionnelle ou physique normalement ressentie. Dans cet état de conscience éveillée, l'esprit est distrait. Dès lors, il peut se produire à ce moment une forme de guérison ou une expérience de liberté. Mais, lorsque vous sortez de cet état, la douleur reviendra-t-elle ? Peut-être. Alors, dans ce cas, il s'agit d'une forme de diversion, ou de quelque chose qui agit comme un tranquillisant.

D'un autre côté, si vous vous concentrez vraiment sur la douleur ou la souffrance elle-même, l'effet pourrait être différent. Ainsi, si vous fondez votre démarche sur la reconnaissance de la condition *dukkha* de votre existence, et l'acceptation de l'idée que l'expérience de la douleur est transitoire, appelée à changer, l'effet produit pourrait être beaucoup plus positif. De même, comme l'ont mentionné certains intervenants, le degré d'identification de chacun avec sa douleur et l'emprise qui l'accompagne peuvent faire varier l'intensité de la douleur. Or l'une des caractéristiques de la compassion est qu'elle ouvre immédiatement votre cœur vers l'extérieur. Qu'elle l'ouvre à un champ beaucoup plus étendu. En soi il y a là un moyen de relâcher l'emprise de l'attention égocentrée.

Ce qu'a dit Einstein, comme l'a cité Richard, est absolument exact. Si nous trouvons un moyen de sortir de cette prison de l'égocentrisme et d'atteindre à l'humanité commune et élargie, à coup sûr il en résultera un impact.

JON KABAT-ZINN : Merci, Votre Sainteté. Voici ma troisième question : est-il possible de distinguer à bon escient entre le *bouddhadharma* d'une part, et d'autre part le *dharma* universel[34] ? Ou bien l'un et l'autre sont-ils fondamentalement identiques quant au développement de la claire conscience, de la compassion et de la sagesse ?

SS LE DALAÏ-LAMA : L'importance de ces émotions ou qualités positives se retrouve dans toutes les traditions spirituelles. Nous sommes en train d'essayer de promouvoir des valeurs spirituelles universelles, avec l'aide de scientifiques. Une partie de notre travail ici, c'est de trouver des voies par lesquelles il nous sera possible de consolider les valeurs enseignées depuis des milliers d'années par les grandes traditions spirituelles. Ces valeurs appartiennent à l'humanité.

MATTHIEU RICARD : Il paraît très approprié, à ce stade, de demander au père Keating de partager avec nous quelques réflexions issues d'une autre grande tradition contemplative. Quel regard portez-vous, père Keating, sur l'exercice de la contemplation et notamment sur le rôle qui peut être le sien dans la transformation de l'amour altruiste et de la compassion inconditionnelle non seulement en une seconde nature, mais en notre vraie nature ?

PÈRE KEATING : Il me semble avoir entendu aborder trois thématiques différentes, ce matin. Il a tout d'abord été souligné que l'Institut Mind and Life était en train de créer quelque chose d'inédit, à savoir un dialogue sincère et sérieux entre la communauté scientifique, ou au moins une partie d'entre elle, et la religion. Cet institut a été encouragé par Sa Sainteté elle-même, aussi, je voudrais vous remercier, Votre Sainteté, d'avoir pris l'initiative de promouvoir ce dialogue extraordinairement important. Je me suis moi-même investi depuis de longues années dans ces échanges entre bouddhisme et christianisme ; c'est un sentiment merveilleux que de pouvoir les élargir à d'autres êtres humains intelligents (sinon religieux) et membres de la communauté scientifique. Ils constateront que les mystiques ne sont pas si bêtes que ça... Nous allons pouvoir vérifier, j'en suis sûr, que les scientifiques sont eux aussi sur un chemin spirituel, qu'ils en soient conscients ou non. Le seul fait d'être né, c'est déjà se trouver sur un chemin spirituel.

Le deuxième point renvoie à la question de la méditation telle qu'elle a été décrite dans le splendide exposé de Jon. La méditation bouddhiste met l'accent sur la clarté de l'esprit : la pleine conscience. Voilà qui serait parfaitement approprié à l'initiation des débutants, et à l'accompagnement des gens dans la dimension concrète de la pratique spirituelle, s'il était possible de détacher cette pratique des systèmes de croyance. Nous ne parlons pas seulement ici des religions ou de la pratique extérieure mais de la spiritualité des religions, qui est tout à fait autre. Je crois que c'est la pratique intérieure de la religion ou de la spiritualité qui agit sur la santé et produit les effets que vous commencez à constater dans le cerveau. Aussi nous sentons-nous complètement à l'unisson avec nos frères et sœurs bouddhistes et, du reste, avec toutes les autres traditions spirituelles dans le monde. Souhaitons que nos discussions puissent véhiculer ces valeurs dans le cadre de cette expérience d'unité si essentielle au processus de mondialisation actuel et à sa contribution à la paix mondiale. La nouvelle physique, par exemple, dit des choses bien plus mystiques que tout ce que vous pourrez jamais entendre dans une homélie dominicale. Un physicien a dit que la moindre pensée influençait le reste de l'univers – instantanément ! Peut-être cette influence est-elle modeste, mais l'idée permet d'imaginer une extraordinaire interconnexion, une interdépendance de toutes choses au sein de la création. Les conséquences pour les religions et la science en sont immenses, notamment par rapport à la façon dont nous nous percevons les uns les autres, et percevons le reste du monde.

Le troisième point touche à ce qui a été dit sur la physionomie de l'expérience de prière contemplative, telle qu'on a pu l'observer de l'intérieur du cerveau. Il serait amusant de savoir ce que les contemplatifs pensent de ces résultats. Au lieu de faire des expériences avec eux, pourquoi ne pas les laisser faire des expériences sur vous ? Voyons ainsi si vos découvertes correspondent à notre expérience. En d'autres termes, l'expérience intérieure ou mystique commence tout juste à être prise au sérieux. Cette évolution, qui dépasse le seul discours ou l'analyse et appréhende sérieusement les capacités intuitives du cerveau (ce que nous appelons dans les cercles religieux l'âme ou l'esprit humains), va représenter, je crois, une contribution majeure au développement de la connaissance sous toutes ses formes.

Grâce aux initiatives de l'Institut Mind and Life et de Sa Sainteté, il me semble que nous nous trouvons à la veille d'un bond gigantesque dans la compréhension de l'être humain par lui-même. Dans la prise de conscience, aussi, de notre responsabilité, ou de notre vigilance nécessaire à l'égard du reste de la création. Notre propre santé, ou notre transformation, constitue l'étape première de ce processus.

MATTHIEU RICARD : Sharon, tu as pratiqué et enseigné non seulement la méditation de la vision pénétrante *(vipassana)*, ou méditation en pleine conscience, mais également la méditation *metta,* la culture de l'amour bienveillant et de la compassion, auxquels on accède en faisant de notre aspiration au bien-être un moyen de nous ouvrir davantage aux autres. Comment vois-tu l'articulation entre cette dimension de la pratique méditative et tout ce qui a été dit aujourd'hui ?

SHARON SALZBERG : Tout d'abord, je voudrais dire combien j'ai été frappée lorsque Richie a expliqué qu'une partie du cerveau semblait refléter le moi. Je me suis demandé s'il n'existait pas un dispositif qui pourrait nous tester tout au long de la journée, pour observer la fréquence d'activation de cette zone particulière du cerveau... Le résultat serait probablement choquant.

Pour revenir au premier sujet évoqué par Ajahn Amaro, les concepts et idées qui ont été présentés ici ne sont pas des dogmes. Il ne faut pas les prendre pour des croyances aveugles mais les mettre en pratique afin de vérifier par nous-mêmes s'ils sont vrais. J'ai toujours été fascinée par cette possibilité offerte à l'humain : pour peu que nous voulions aller le vérifier par nous-mêmes, rien ne nous bloque, rien ne nous limite. J'ai trouvé qu'il y avait là une piste de réflexion particulièrement puissante.

Ajahn Amaro a également parlé des différentes formes de souffrance : la souffrance naturelle, ou douleur, et la souffrance ajoutée, ou fortuite. Je pense parfois que la première forme de souffrance est ravageuse. Elle peut être tout bonnement révoltante. Ce qu'il nous faudrait, dans ces moments-là, c'est probablement une tout autre façon de restaurer l'équilibre, ou le sens de la guérison. Mais très souvent, pour la plupart d'entre nous, cette distinction entre la douleur et ce que nous en faisons est cruciale. Comprendre cette différence, c'est non seulement l'essence de la vie spirituelle, d'une certaine façon, mais c'est aussi comprendre la différence entre le deuil et le désespoir, entre une épreuve et la désespérance, entre une circonstance malheureuse et l'amertume. Il y a là une considérable distinction à opérer. C'est exactement ici, je crois, que des pratiques comme la pleine conscience et l'amour bienveillant peuvent venir jouer leur rôle : nous sommes capables de tant de choses, et non seulement pour nous-mêmes, mais également en relation avec les autres. Les gens pensent souvent que la méditation mène à la passivité, qu'elle est tout en complaisance et en facilité. Si nous parvenons à traiter – un tant soit peu – cette souffrance surajoutée, nous aurons davantage d'énergie pour observer l'expérience directe de la douleur ou la circonstance qui la motive, et tenter de trouver la manière de nous placer dans une nouvelle relation avec elle, pour nous-mêmes et pour les autres.

J'ai une question, qui m'est venue en regardant la photo du bébé affecté d'une excroissance. C'était si pénible à regarder… Je me demande si la façon dont nous gérons notre propre souffrance, ou sommes entraînés à la contempler, affecte la façon dont nous considérons la souffrance des autres. Sur le plan du sens commun, ou de la logique, ça tient debout : si nous sommes accoutumés à la peur, au déni, au dégoût ou à la condamnation plutôt qu'à la gentillesse, il est logique que nous contemplions ainsi la souffrance et la détresse des autres. Je me demande si ces corrélations ont jamais été étudiées de près.

RICHARD DAVIDSON : C'est une question intéressante. Nous avons certains indices selon lesquels la personnalité du sujet influence la façon dont il ou elle interprète ou répond à une image émotionnelle de cette nature. Mais la recherche ne s'est pas spécifiquement concentrée sur ta question : dans quelle mesure l'attitude bienveillante des gens envers eux-mêmes affecte-t-elle leur façon de réagir à de telles images ou aux difficultés de la vie ?

MATTHIEU RICARD : Certaines études montrent également qu'il existe deux formes fondamentales d'altruisme. L'un est centré sur soi-même : nous sommes bouleversés lorsque nous faisons face à la souffrance des autres et ne pouvons pas le supporter. Alors nous voulons faire quelque chose qui soulage cette détresse. L'altruisme authentique va au-delà. C'est un intérêt profond pour les autres, qui peut en effet se refléter dans la réduction de l'activité des régions cérébrales liées au moi.

ALAN WALLACE : Richard, comme ce fut le cas pour Sharon, ton évocation de la région du cerveau associée au moi, et de la façon dont elle se désactivait lorsque s'éveillait la compassion, a retenu mon attention. J'aimerais, à titre personnel, que ce point soit quelque peu éclairci. À quoi te réfères-tu exactement lorsque tu dis le « moi » ? Je voudrais suggérer trois options. L'une est le soi ou moi cartésien, qui se tient séparé du corps et de l'esprit : le premier moteur immobile qui gouverne et régule le corps et l'esprit. Ce que le bouddhisme réfute entièrement. Avons-nous découvert le corrélat neuronal du moi cartésien ?

La deuxième option, c'est le sens de l'identité personnelle que nous possédons tous. Tu sens que je suis en train de te parler. Je sens que tu es en train de me répondre, en ce moment même. Quelqu'un m'appelle par mon nom et je dis « oui, que puis-je faire pour vous ? ». Ce sens de l'identité personnelle existe sans aucun doute. Tenons-nous là le soi, ou le moi, de ces corrélats neuronaux ?

La troisième option, c'est ce que les bouddhistes appellent l'amour de soi, l'égocentrisme ou simplement, dans la langue commune, l'égoïsme : « Mon bien-être est ce qui compte le plus, alors gare à vous ! Tout pour ma g… ! » Rien de commun avec les deux premières options. Pour laquelle d'entre ces trois versions as-tu découvert un corrélat neuronal ?

RICHARD DAVIDSON : Pour aucune d'entre elles, en vérité. Lorsqu'on attribue un qualificatif à quelqu'un, « enjoué », par exemple, et qu'on demande à cette personne si cet adjectif la décrit correctement, un processus très complexe se déclenche, que nous ne comprenons pas vraiment dans le détail. Ça commence par une sorte d'évaluation : la personne va chercher à savoir si l'adjectif reflète effectivement les traits qu'elle associe à sa personnalité. L'expérience montre une chose : lorsque vous demandez aux gens si les qualificatifs de ce type dépeignent correctement ce qu'ils croient être, le cortex médian tend à s'activer. Quand vous demandez si l'adjectif est plutôt caractéristique de leur ami John, on ne constate pas d'activation du cortex médian, lequel effectue pourtant, en principe, le même travail à partir du même stimulus. Lorsque l'esprit, ou au moins un esprit non entraîné, s'interroge sur sa propre image, quelque chose entre donc en jeu, qui active le cortex médian.

ALAN WALLACE : Alors ce n'est pas le moi cartésien, ni l'égoïsme, mais plutôt qui nous croyons être. Notre sens de l'identité personnelle.

RICHARD DAVIDSON : Oui, c'est très étroitement lié à cela.

PÈRE KEATING : J'aimerais savoir quelle part joue le silence dans votre recherche sur l'entraînement mental. Disposez-vous de données qui décriraient à quoi ressemble le cerveau quand il est complètement vide de pensées ?

RICHARD DAVIDSON : Sur ce point, je vais demander à Matthieu de répondre, dans la mesure où il a été un collaborateur important et un acteur de cette recherche. Il a reçu une formation dont la plupart d'entre nous sont dénués.

MATTHIEU RICARD : Eh bien, le silence dans quel sens ? Est-ce que silence signifie absence de pensée discursive – le bavardage mental qui a toujours lieu quand nous sommes lancés dans un raisonnement, dans l'interprétation du monde extérieur, dans la rumination du passé ou l'anticipation de l'avenir ? Bien sûr, cette réaction en chaîne des pensées peut présenter une dimension opacifiante lorsqu'elle survient de façon automatique. Faire taire cette rumination et cette construction mentale peut constituer un état méditatif ; une façon d'atteindre, en quelque sorte, à une conscience augmentée de la clarté et de la stabilité, derrière le flot ou le voile des pensées et de leur contenu. Ce n'est en aucun cas un silence apparenté à la platitude, à la torpeur ou à l'obscurité. C'est un état d'esprit très vif, très conscient. On pourrait appeler cela le silence des constructions mentales, mais ce n'est pas du tout un silence de la conscience. Voilà comment un méditant percevrait cet état.

PÈRE KEATING : Du point de vue de la méditation chrétienne, que nous appelons généralement contemplation – à ce stade de la discussion, les deux mots sont interchangeables –, nous mettons l'accent sur l'intentionnalité du silence. Autrement dit, le silence en tant qu'intention a un effet significatif sur le processus de méditation, que l'on soit confronté à des pensées, à des sentiments, à des sons extérieurs ou à quoi que ce soit d'autre. S'habituer à ne pas tenir compte du flux de nos pensées conduit à des stades plus profonds de silence intérieur et de paix. À ce niveau il semble que nous touchions (ou en fassions l'expérience) à une dimension de la nature humaine plus profonde que l'ordinaire conscience psychologique. On parle ici généralement de niveau spirituel de l'être ou bien, en termes de philosophie éternelle, de stade intuitif de conscience et au-delà. L'entraînement mental que vous avez commencé à mettre en place en ces différents points du pays, merveilleuse contribution au soulagement de la souffrance humaine, pourrait encore être renforcé par l'introduction de cette dimension d'intentionnalité, qui permet à chacun de s'alléger délibérément des pensées ou sentiments négatifs.

La méditation chrétienne privilégie également la pleine conscience du cœur, ou « heartfulness* ».

---

* *« Heartfulness is the cultivation of interior silence in relation to the ultimate reality. » (La pleine conscience du cœur est la culture du silence intérieur en relation à la réalité ultime.)* Père Thomas Keating, http://www.garrisoninstitute.org/component/docman/doc_view/39-mindfulness-and-heartfulness-an-interview-with-father-thomas-keating?Itemid=66) *(N.d.T.).*

Autrement dit, il existe un mouvement délibéré et affectif de la volonté spirituelle vers les fins que vous essayez d'atteindre. Saint Jean de la Croix l'exprime en termes de relation avec Dieu – Dieu signifiant la réalité ultime ou tout autre nom que vous voudrez donner à cette réalité ultime. Il se trouve que Dieu est le mode judéo-chrétien d'exprimer ce mystère. C'est une relation à la réalité ultime dont est constituée la santé humaine, parce que la source de notre être nous soutient également à tout moment. Naturellement, vivre selon notre nature intérieure sera source de santé.

Saint Jean de la Croix dit que la santé humaine consiste d'abord à demeurer continuellement dans la présence de la réalité ultime. C'est une sorte de « superpleine conscience » dans laquelle nous sommes conscients non seulement des objets sensoriels, discipline prérequise, mais aussi de la réalité élargie dont émanent toutes les expériences des sens. On pourrait aussi décrire cela comme la claire conscience des racines de notre être. Se relier à la réalité ultime, c'est l'ultime source de sécurité, d'amour et de liberté. C'est qui nous sommes vraiment, même si nous n'en sommes pas conscients. Il suffit, aussi souvent que possible, d'arrêter de penser, alors on sent cela s'insinuer au sein de l'activité du moment. S'ajoute alors au monde tridimensionnel qui est le nôtre comme un arrière-plan, une sorte de quatrième dimension. Trouver le moyen de guider les gens vers cet espace, c'est la raison d'être de la religion, et ce pourrait être la raison d'être de la médecine.

JON KABAT-ZINN : Je rejoins tout à fait votre réflexion. L'attention et l'intention œuvrent magnifiquement ensemble à accroître la possibilité d'éveil à la réalité de notre propre expérience. Ce qu'on pourrait appeler le socle de l'être – ou l'absence de socle de l'être. Il n'y a pas, alors, d'interruption dans la continuité de l'expérience entre le champ sensoriel et le champ de la claire conscience elle-même, virtuellement infini. C'est exactement ce que décrivait Albert Einstein dans la citation que Richie nous a fait partager. Dans la MBSR, le silence dont vous parlez est le champ de la claire conscience. Il est disponible à tout instant. Sommes-nous capables d'accorder l'organisme, de l'harmoniser par l'usage minutieux de l'attention et de l'intention, pour exercer notre aptitude à être davantage en contact, dans tous les domaines, avec cet assourdissant silence caché ? La question est posée.

MATTHIEU RICARD : Nous avons eu un aperçu des effets à long terme de la méditation, et même de la transformation qu'un programme de huit semaines pouvait déclencher. Bien sûr, il nous faut mener davantage d'études longitudinales encore, sur des mois et des années. Je pense qu'Alan pourrait nous dire quelques mots d'un projet élaboré en ce sens.

ALAN WALLACE : Cliff Saron est aujourd'hui dans la salle. Il est le principal chercheur scientifique de ce que nous appelons le projet Shamatha. J'ai quant à moi appris récemment qu'on me désignait comme le principal chercheur contemplatif concerné par ce projet – statut inédit s'il en est. Nous souhaitons conduire une étude longitudinale d'une durée d'un an sur près de trente-deux personnes participant à une retraite et méditant huit à dix heures chaque jour. Priorité sera donnée à l'entraînement de l'attention, à l'amplification de la clarté et de la stabilité de l'attention, ainsi qu'à la culture du cœur. J'aime le mot « heartfulness », cette pleine conscience du cœur. L'entraînement comportera un élément absolument déterminant, à savoir le perfectionnement de ce que les bouddhistes nomment les qualités infinies, ou les quatre incommensurables vertus : l'amour bienveillant, la compassion, la joie empathique et l'équanimité.

Notre objectif réel est de mener un projet d'un an. Nous démarrerons toutefois, un peu plus modestement, par une première étape consistant en un programme de recherche de trois mois fondé sur les critères de rigueur scientifique les plus sérieux. Notre équipe de l'Université de Californie, à Davis, est fantastique. Nous prévoyons de démarrer en septembre[35].

MATTHIEU RICARD : C'est une perspective très excitante.

PÈRE KEATING : Ce sera certainement une expérience merveilleuse. En même temps, je pense que le premier projet qui doit nous mobiliser, immédiatement, c'est l'introduction de ce genre de chose dans le cours ordinaire de la vie quotidienne, chez ceux qui souffrent et sollicitent un secours immédiat, où qu'ils soient. Je me demande si cela ne serait pas utile de clarifier davantage la distinction entre douleur et souffrance. J'ai entendu ces deux mots employés de manière interchangeable, et relevé une définition qui me semble assez pertinente : la douleur est juste une dimension normale de la vie. C'est une situation essentielle dans un univers limité. La souffrance, c'est ce qui survient quand vous résistez à la douleur. Jésus le suggère dans l'Évangile lorsqu'il dit « Ne résistez pas au mal », c'est-à-dire à ce que vous percevez comme étant le mal. La souffrance est probablement, avec la mort, la chose que nous considérons plus que toute autre comme le mal. Alors, si notre attitude envers la douleur nous conduisait à l'accepter telle qu'elle est, la souffrance inutile s'en trouverait amplement diminuée.

SESSION 2

Les substrats biologiques possibles de la méditation

Depuis dix ans, la science moderne a beaucoup appris sur la manière dont le stress affecte le cerveau et le corps, et dont le cerveau peut se réorganiser grâce à des pratiques qui renforcent l'attention et la claire conscience tout en favorisant l'apprentissage et les façons modulables de gérer le stress et le changement. Animée par Richard Davidson, cette session présente quelques-unes des dernières recherches scientifiques consacrées à ces questions, qui serviront de support à l'exploration des voies et mécanismes probables par lesquels la méditation est susceptible d'exercer ses différents effets. L'identification des substrats biologiques du stress et la neuroplasticité fournissent un cadre encourageant au lancement de nouvelles recherches qui permettront d'étendre et d'approfondir cette compréhension.

RICHARD DAVIDSON : Votre Sainteté, cet après-midi, nous allons nous pencher sur les possibles soubassements biologiques de la méditation. Nos orateurs sont deux experts mondialement reconnus, spécialisés dans des domaines particuliers et différents du cerveau et de la biologie. Wolf Singer, tout au long de sa carrière scientifique, a cherché à comprendre comment l'organisation en réseau du cerveau, en synchronie, parvenait à générer une optimisation des fonctions mentales. C'est le sujet qu'il va traiter aujourd'hui.

WOLF SINGER : *La synchronisation des rythmes cérébraux, un mécanisme possible pour unifier les processus mentaux décentralisés*

Le cerveau est organisé d'une manière éminemment diffuse. Il y manque un centre de convergence qui permettrait d'interpréter, de façon cohérente, les nombreux processus parallèles survenant simultanément au sein de zones fonctionnellement spécialisées. Comment les sous-systèmes sont-ils intégrés de telle sorte que leurs performances individuelles puissent donner lieu à des percepts unifiés ? La question est posée. Il a été avancé que cette intégration résultait, au moins en partie, de la synchronisation de l'activité oscillatoire dans la gamme de fréquence bêta et gamma. Les oscillations cérébrales bêta et gamma sont des rythmes rapides associés à l'attention, à la perception et à l'apprentissage. Cette interprétation concorde avec les schémas d'activation neuronale enregistrés au cours d'états d'attention focalisée et de méditation : les processus attentionnels assurent les fonctions de liaison, exacerbent la claire conscience et conduisent à l'unification des processus décentralisés.

Votre Sainteté, c'est pour moi un grand honneur que de me trouver ici auprès de vous, et de décrire ce qui nous apparaît comme l'un des substrats neuronaux des états conscients caractérisant la méditation. Je parlerai du rôle de l'activité oscillatoire synchrone dans le cerveau, de sa relation à l'attention et à la conscience, et de certaines implications qui peuvent en découler pour expliquer des pathologies telles que la schizophrénie.

Les états de méditation ont manifestement partie liée avec la synchronisation de l'activité oscillatoire au sein du cortex cérébral, dans un spectre à très haute fréquence appelé « bande gamma autour de quarante hertz ». À certaines conditions, quand le cerveau est activé de façon appropriée, on constate en effet des décharges neuronales groupées et un schéma d'activité oscillatoire dans la gamme avoisinant les quarante hertz.

Mes collègues et moi-même avons découvert ce phénomène à Francfort il y a une quinzaine d'années[36]. Depuis lors, nous avons creusé l'idée selon laquelle un tel signal conditionnait peut-être l'intégration de l'activité cérébrale diffuse. Nous avons cherché à savoir si cette activité synchronisée présentait quelque caractéristique spéciale, et avons découvert que c'était le cas : l'activité synchronisée exerce un impact bien plus fort sur les cellules auxquelles elle s'adresse qu'une activité dépourvue de coordination temporelle. Ainsi, synchroniser les réponses revient à les sélectionner en vue d'un traitement ultérieur.

Seules les réponses synchronisées bénéficient les unes des autres en vue d'une plus grande efficacité. Synchroniser les réponses revient donc à déterminer les interactions entre les neurones ainsi actifs – en synchronie. Il est dès lors possible de déterminer les interactions des réponses neuronales réparties à travers le cerveau. En principe, une synchronisation précise de l'activité neuronale peut servir de signature à l'interrelation des réponses dans le traitement des signaux et aussi, par voie de conséquence, dans le processus d'apprentissage. C'est la synchronie qui détermine quels neurones vont coopérer afin de transporter conjointement leur message.

Pourquoi le signal de l'interrelation des réponses neuronales diffuses revêtirait-il une telle importance pour le fonctionnement du cerveau ? Notre hypothèse repose sur le fait que nous avons, dans les sociétés occidentales, une intuition erronée de la façon dont s'organise le cerveau. Notre regard est encore cartésien. Nous pensons qu'il doit exister, quelque part dans le cerveau, un centre de convergence, un endroit spécifique où se regrouperait toute l'information pour former une interprétation cohérente du monde. Ce serait le lieu où les décisions se prennent, et aussi le siège du moi intentionnel.

La recherche cérébrale moderne dresse aujourd'hui un tableau complètement différent de l'organisation du cerveau humain. Les régions du cortex cérébral sont très intensément interconnectées les unes aux autres, mais rien ne prouve l'existence d'un centre de convergence ou d'une organisation hiérarchique pyramidale. Différentes aires cérébrales gèrent des stimuli très disparates – venus de l'œil, de l'oreille et des sens tactiles. Elles sont également connectées aux régions appartenant au système limbique, qui ajoutent des connotations émotionnelles au contenu de l'expérience consciente. Il n'y a pas dans le cerveau de lieu unique qui puisse accueillir un observateur ou une chaîne de commandement, un endroit précis où pourrait siéger le moi. C'est un système hautement décentralisé au sein duquel surviennent simultanément de nombreuses fonctions, sans coordinateur : elles s'auto-organisent. Dans un tel système, il devient extrêmement important de pouvoir identifier et marquer les nombreuses réponses neuronales générées en permanence, afin de savoir clairement à tout moment quels neurones sont effectivement en train de collaborer. Nous avons besoin d'un code qui définisse ces interactions.

Du fait de cette organisation décentralisée, tout objet, dans le cerveau, se trouve représenté par des milliers de neurones simultanément actifs, répartis dans des aires différentes. Si vous voyez un chien aboyer et que vous caressez son poil, vous recevrez des informations tactiles, visuelles et auditives, toutes traitées simultanément dans différentes régions du cortex cérébral, et ne se rejoignant jamais en un point unique. C'est dans ce réseau décentralisé que se forme, en quelque sorte, la représentation du chien qui aboie avec son poil soyeux. L'intuition selon laquelle il devrait exister un centre unique est donc fausse. Il n'y a pas de coordinateur, pas d'observateur, pas de siège dédié au moi, ou au soi.

Même au sein d'une modalité particulière comme le système visuel, il existe dans le cortex cérébral près de trente aires distinctes chargées de traiter les différents contenus. Certaines s'occupent de la texture, d'autres de la couleur, d'autres encore de l'émotion et d'autres de certaines propriétés formelles ; toutes ces caractéristiques sont isolées simultanément.

Lorsque des images complexes sont décodées, les activités de nombreuses zones cérébrales différentes doivent être reliées de façon cohérente, afin de produire, par exemple, le percept de l'un de ces chevaux (voir figure 5). Il faut relier leurs contours exacts et les distinguer des contours de l'arrière-plan. Opération parfois bien difficile, comme l'illustre cette image.

Faute de centre de convergence unique, c'est l'activité coordonnée d'importantes quantités de neurones, répartis au gré de zones distinctes et multiples du cortex cérébral, qui doit faire office de représentation des contenus cognitifs. C'est pourquoi il est si important, dans un système ainsi décentralisé, de définir les interactions. Nous avons besoin d'un code qui définisse avec une précision temporelle très élevée et en continu – parce que le contenu de la conscience change très rapidement – quel est le sous-ensemble, au sein de ces myriades de neurones, qui contribue effectivement à l'émergence d'une représentation cohérente, quel que soit le moment.

Pour générer des représentations décentralisées, les neurones doivent transporter deux messages parallèles. D'abord, ils doivent signaler à travers leur activation

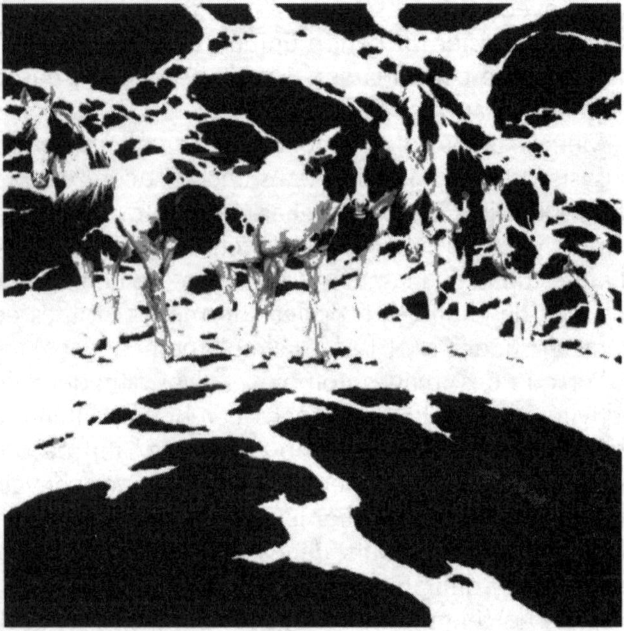

FIGURE 5. Illustration du problème de liaison. Pour distinguer les figures de l'arrière-plan et détecter les chevaux, il est nécessaire de relier de manière sélective les zones noires et blanches correspondant à chaque cheval et de les isoler des zones noires et blanches de l'arrière-plan.

si la propriété correspondant à leur spécialisation est bien présente. Il leur faut ensuite transporter un message désignant les autres neurones avec lesquels ils sont en train de coopérer à ce moment précis pour former une représentation cohérente. De nombreux indices nous conduisent à penser aujourd'hui que c'est la synchronisation des décharges neuronales qui produit la définition dynamique de ces interactions, et que ce mécanisme joue un rôle décisif dans la coordination et l'intégration des processus cérébraux diffus.

Au sein de la communauté scientifique, nous discutons actuellement d'un certain nombre de rôles qui pourraient incomber à cette synchronisation (laquelle synchronisation, rappelons-le, est identique aux oscillations cohérentes qui augmentent de façon si spectaculaire lorsque des pratiquants chevronnés entrent en état méditatif). Parmi ces rôles possibles figure la simple fonction de regroupement perceptif, qui lie les différentes propriétés pour aboutir à un percept cohérent. Il apparaît que le cerveau utilise la synchronisation pour focaliser l'attention sur certains stimuli et les rendre plus saillants, ou plus effectifs. D'autres indices confirment que nous autogénérons ces cycles oscillatoires synchrones lorsque nous fermons les yeux et que nous imaginons quelque chose[37]. Si nous imaginons un objet visuel, alors les aires associées à la vue s'engagent dans cette activité de synchronie au cours de laquelle s'affiche, selon toute vraisemblance, l'information stockée.

Nous savons que l'activité de synchronie est très importante pour l'intégration des sous-ensembles, comme dans le cas du chien qui aboie, car elle relie le son, le toucher et l'image du chien. Autre fonction étroitement liée à la focalisation de l'attention : l'acheminement de l'activité à travers le réseau éminemment complexe du cerveau. Il y a là un gros problème. Ces messages doivent en effet être transmis d'une zone cérébrale à une autre avec une extrême sélectivité. Comment y parvenir quand les connexions sont à ce point entremêlées ? Certains indices révèlent que la nature a trouvé un moyen qui ressemble beaucoup à ce que nous faisons lorsque nous utilisons une radio pour nous connecter à un émetteur. Il suffit à l'émetteur et au récepteur de se retrouver sur la même fréquence, d'être « mis en présence », pour que la transmission de l'information devienne tout à fait sélective[38].

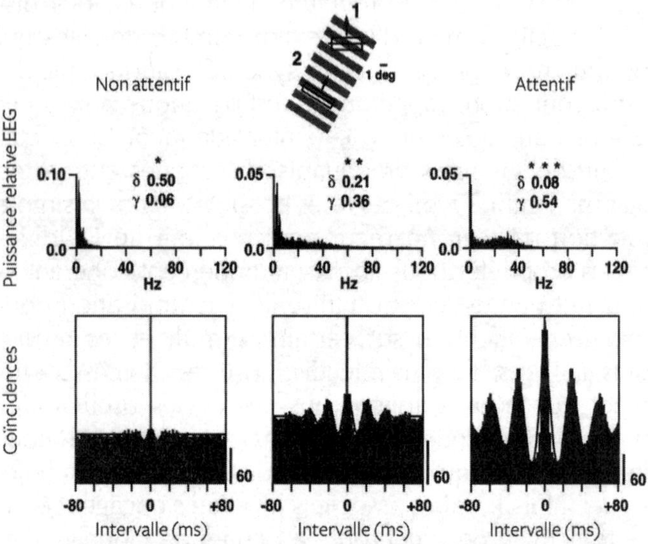

FIGURE 6. **Dépendance contextuelle de la synchronisation**

Dans le cortex visuel d'un chat, deux groupes de neurones ont été activés à l'aide d'un stimulus léger (en haut). Le niveau de synchronisation des réponses neuronales respectives a été évalué par l'utilisation de cross-corrélogrammes (graphiques du bas). Dans le même temps a été mesurée la répartition de fréquence de l'activité électro-encéphalographique en cours (histogrammes centraux). Quand l'animal se trouve dans un état attentif (graphiques de droite), l'électro-encéphalogramme affiche une activité dans le spectre des hautes fréquences, et les réponses neuronales sont bien synchronisées, comme l'indique la modulation oscillatoire du cross-corrélogramme (graphique en bas à droite). Quand l'attention décroît (graphiques au centre et à gauche), les basses fréquences augmentent dans l'électro-encéphalogramme, et la synchronisation des réponses est abaissée.

La synchronisation entre également en jeu dans les processus de mémorisation. Ainsi pour ce qui concerne la mémoire à court terme : quand vous voulez vous souvenir pendant un bref laps de temps d'un numéro de téléphone ou de choses anodines, il se produit des oscillations dans les zones cérébrales correspondant à ce processus. Cette synchronisation permet également d'enregistrer les souvenirs à long terme, parce qu'elle est idéalement adaptée aux propriétés évolutives de la réponse neuronale à long terme.

Je voudrais vous donner quelques exemples choisis de l'implication de la synchronie dans les processus cognitifs. Parmi les points importants, il faut tout d'abord évoquer la dépendance contextuelle de la synchronisation de la réponse. Le cerveau ne se trouve pas toujours dans le même état : il peut être somnolent et inattentif, ou attentif. Lorsqu'on enregistre l'électro-encéphalogramme d'une personne en situation d'attention, les ondes cérébrales présentent une faible amplitude et une fréquence assez haute. Quand le cerveau est un peu plus assoupi et inattentif, on obtient des ondes de plus grande amplitude[39].

La découverte intéressante, c'est que la synchronie survient seulement lorsque le cerveau se trouve dans un état hautement attentif. Elle disparaît complètement quand le cerveau redevient somnolent et inattentif : même si les cellules nerveuses répondent très activement, comme avant, elles ne sont pas temporellement coordonnées au cours de leur activité. Au lieu de moduler le volume d'activité, l'attention mobilise donc la cohérence et la synchronisation de l'activité. C'est un élément important. Quand les méditants entrent dans cet état attentif, il est probable que la coordination de l'activité neuronale diffuse gagne en intensité.

La même chose se produit lorsqu'un animal ou un organisme anticipe une action, quand il se prépare à quelque chose. On peut ainsi entraîner un chat à reconnaître un modèle de situation présenté sur un écran puis à répondre rapidement dès que le modèle change. Le chat sait quand le changement va intervenir parce qu'un bourdonnement annonce l'événement. Les chercheurs sont alors en mesure d'enregistrer l'activité cérébrale de l'animal lorsqu'il exécute cette action, et de chercher à détecter la synchronie.

Quand le chat n'est pas attentif – quand il s'alimente, ce qui correspond à sa récompense –, les ondes cérébrales sont lentes, dépourvues de synchronie satisfaisante entre les différentes aires. Mais, lorsqu'un son prévient l'animal et l'incite à se retourner sur-le-champ et à réagir rapidement au changement de modèle, alors l'activité des régions corticales concernées change spectaculairement : tout d'un coup, elles commencent à osciller en synchronie. Si le chat produit cette activité synchrone, c'est qu'il anticipe le fait que les régions corticales en question vont lui servir à s'engager dans une action particulière. Les neurones de l'émetteur et du récepteur se connectent donc sur la même fréquence afin de favoriser une meilleure « mise en présence », baptisée *handshaking* (poignée de main) dans le jargon technique.

Il s'avère également qu'un niveau de synchronisation neuronale critique est atteint au moment où l'on prend conscience de ce qu'on est en train de voir[40]. Une simple expérience permet de le constater : un motif bruyant dépourvu de contenu est d'abord présenté au sujet. Ensuite lui est présenté un mot, ici le mot « chat », suivi d'un autre motif bruyant et confus, puis d'un mot final, soit le mot « chat », soit le mot « chien ». Nous demandons alors aux sujets s'ils ont vu le premier mot et s'il était identique à celui qui leur a été présenté à la fin de l'expérience. On observe trois résultats possibles : le sujet voit le premier mot, se le rappelle consciemment et reconnaît le mot final si c'est le même. Autre possibilité : le sujet ne voit pas consciemment le mot mais le mémorise quand même inconsciemment et réussit l'épreuve en le devinant, sans s'être souvenu de l'avoir vu. Dans le troisième cas, le sujet ne voit pas le mot et ne le mémorise pas du tout.

Il est possible, au cours du test, de mesurer l'activité cérébrale et de chercher à détecter les modèles de synchronisation survenant entre différentes aires corticales. Quand les sujets mémorisent consciemment ce qu'ils ont vu et qu'ils en sont conscients, il se produit un bref moment d'environ 200 à 300 millisecondes au cours duquel les régions les plus éloignées du cortex cérébral synchronisent leur activité dans le spectre de haute fréquence que nous retrouvons pendant la méditation, comme le montre la partie gauche de cette image (figure 7). La synchronisation survient très furtivement et très précisément, puis disparaît de nouveau. Quand les sujets ne mémorisent pas consciemment ce qu'ils voient, alors on n'observe pas de synchronie, ou très peu, ainsi que le montre la partie droite de l'image[41].

Il apparaît donc que la perception consciente est corrélée à une synchronisation transitoire des réponses neuronales, laquelle établit à travers le cortex cérébral un schéma d'activité oscillatoire hautement cohérent. Nous ne pouvons pas en dire beaucoup plus que cela. Le contenu de la conscience est apparemment réparti dans de nombreuses aires, il s'assemble temporairement de manière cohérente et ne peut pas davantage être réduit à une localisation précise. C'est un modèle dynamique décentralisé. C'est difficile à imaginer, mais c'est bien à cela que ça ressemble.

Pour terminer, je voudrais vous montrer les incidences possibles de ces recherches en termes de pathologie, ainsi que certains cas qui pourraient

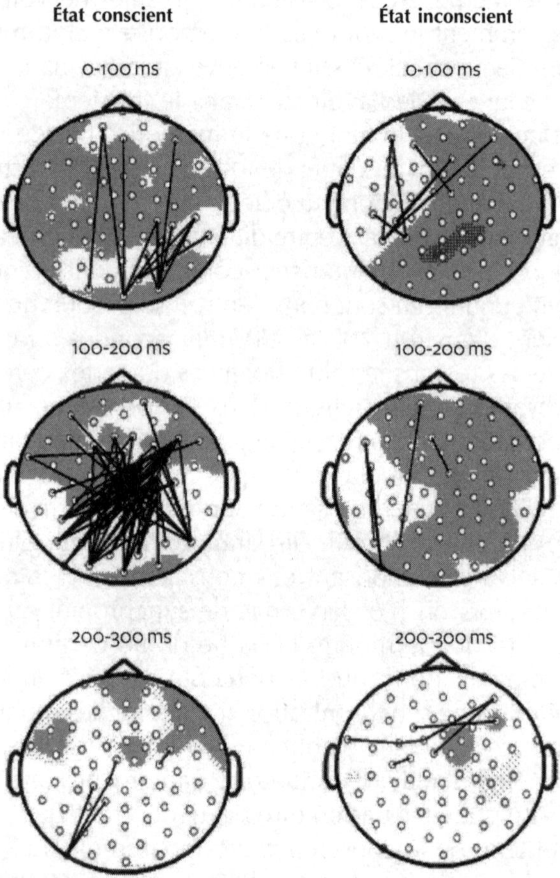

FIGURE 7. Variations de décalage de phase de l'activité cérébrale oscillatoire enregistrée depuis différents sites du cortex cérébral où un stimulus est consciemment perçu (tableaux de gauche), ou seulement mémorisé mais sans atteindre le niveau de conscience (tableaux de droite). Les lignes noires relient les points d'enregistrement affichant une synchronisation et un décalage de phase significatifs. On remarque le réseau largement décentralisé qui s'engage en oscillations synchrones à l'état conscient.

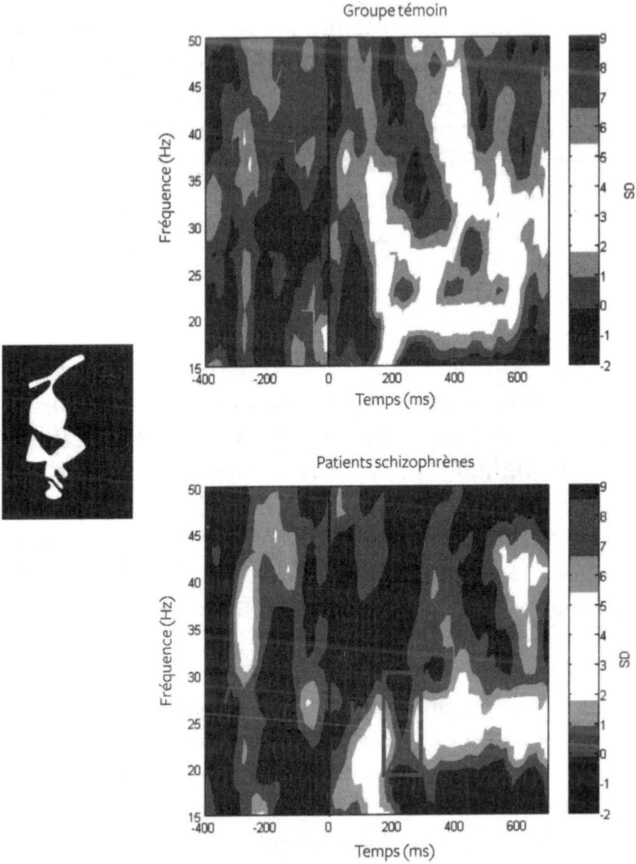

FIGURE 8. **Synchronie de phase des oscillations gamma**

Comparaison de décalage de phase de l'activité oscillatoire entre un groupe témoin (en haut) et des patients schizophrènes (en bas). Il était demandé aux sujets de déterminer s'ils reconnaissaient un visage dans un dessin stylisé (figure de gauche). Chez les sujets témoins, il se produit un important décalage de phase (légères taches en haut), qui débute 200 millisecondes après la présentation du stimulus, dans un spectre de fréquence allant de 20 à 30 hertz (ordonnées), une réponse absente chez les patients schizophrènes (rectangle en bas).

relever de la thérapie. Lors d'une tâche simple, nous montrons brièvement un motif à un sujet puis faisons disparaître ce motif. Au bout d'un moment, nous lui montrons un autre motif, ou de nouveau le même, et lui demandons : « Avez-vous déjà vu ce motif, ou s'agit-il d'un nouveau ? » Le sujet doit alors déclencher sa mémoire à court terme pour se souvenir du premier motif, puis faire la comparaison. L'exécution de cette tâche est corrélée avec la synchronisation de l'activité des régions préfrontale et pariétale du cerveau – des zones concernées par le traitement de l'attention et de la mémoire à court terme ; elle requiert en effet de l'attention, et il s'agit d'un processus conscient.

Nous savons que les patients schizophrènes présentant des troubles de la pensée et des hallucinations, signes de difficultés à organiser les processus parallèles au sein de leur cerveau, ont des difficultés avec cette tâche. Nous avons cherché à savoir si ces difficultés correspondaient aussi à une perturbation de l'activité synchronisée. Il est en effet possible de mesurer l'activité des régions cérébrales concernées par cette tâche.

SA SAINTETÉ LE DALAÏ-LAMA : Et observe-t-on également une modification de la vitesse à laquelle se déroule la synchronisation ?

WOLF SINGER : Oui. Les patients schizophrènes ont du mal à produire ces ondes et à les synchroniser. Ils exécutent aussi la tâche beaucoup plus lentement que les sujets du groupe témoin.

Nous avons également mesuré les potentiels oscillatoires cérébraux, puis déterminé leur synchronie au moment où le sujet voit une image pour la première fois et doit la reconnaître. Chez les sujets normaux, cette tâche déclenche une activité intense dans le spectre d'ondes oscillatoires à haute fréquence (gamma), autour de quarante hertz. Mais les patients schizophrènes ne présentent pas cette élévation et manifestent également des difficultés à synchroniser l'activité des différentes aires corticales. C'est peut-être l'une des raisons de leurs difficultés à coordonner leurs pensées et à organiser leur comportement de façon cohérente (voir figure 8).

S'il est vrai que la synchronisation de ces rythmes à haute fréquence sert à coordonner les nombreux processus décentralisés du cerveau, alors une méthode d'entraînement mental telle que la méditation, qui accroît la synchronisation, devrait avoir de profondes incidences sur les fonctions cérébrales. La recherche future aura pour objectif d'identifier ces incidences. Toutes ne seront pas forcément bénéfiques. Parfois, il n'est pas bon de synchroniser des choses qui devraient demeurer séparées. Mais développer davantage de synchronie peut aussi se révéler du plus grand intérêt pour générer des états de conscience différant de ceux qui sont normalement les nôtres lorsque nous agissons en dissociation avec notre environnement.

RICHARD DAVIDSON : Robert Sapolsky est un chercheur de premier plan qui étudie les incidences du stress sur le cerveau. Son travail avant-gardiste nous a aidés à comprendre les mécanismes par lesquels le stress pouvait moduler la fonction et la structure cérébrales, et ainsi exercer des effets prononcés sur le corps. Ses contributions scientifiques et généralistes sont reconnues dans le monde entier.

ROBERT SAPOLSKY : *Neurobiologie des propriétés adaptatives et délétères du stress*

Il en est peu, parmi nous, qui succomberont au choléra, à la variole ou à la scarlatine. Nous mourrons plutôt de maladies propres à nos modes de vie occidentalisés, qui sont souvent aggravées par le stress. Quand le corps répond par le stress en réaction à un stresseur spécifique aux mammifères (par exemple une course pour échapper à un prédateur), cette réponse est extrêmement adaptative. Toutefois, quand elle est activée à la manière moderne des humains occidentalisés (autrement dit, quand elle prend la forme du stress chronique psychosocial), elle est pathogène. L'exposé qui suit va traiter de cette dichotomie, ainsi que des nouvelles orientations de recherche requises par la compréhension de la neurobiologie du stress et de la gestion du stress.

Au cours de cette conférence, les experts seront nombreux à débattre de la meilleure façon de mener une vie équilibrée. Moi, malheureusement, je ne sais pas du tout ce qu'il faut faire pour y arriver, et, du reste, ma spécialité, c'est justement ce qui se passe quand on n'y arrive pas : j'étudie les effets du stress sur l'organisme. Ce qui distingue les humains des bêtes a toujours intéressé les anthropologues. Nous savons maintenant que l'espèce humaine a inventé les micro-ondes, la danse de salon et l'apprentissage de la propreté. Mais, surtout, les humains ont inventé la souffrance fortuite : l'aptitude à ressentir de la douleur et de la souffrance pour ce qui fut jadis, pour ce qui sera, pour ce qui aurait pu être ou pour ce que quelqu'un d'autre est en train de vivre.

C'est une exclusivité humaine. Ce qui, hélas, n'a rien d'exclusif à l'espèce humaine, c'est la réaction de notre corps lorsque nous éprouvons cette souffrance fortuite. Le concept premier, dans l'étude du stress, est le suivant : si vous êtes un zèbre et que vous vous retrouvez face à un lion, si ce lion vous déchire le flanc, si vous avez mal et que vous détalez au grand galop pour sauver votre peau, la réaction de votre corps, à ce moment-là, sera tout simplement formidable. C'est exactement ce dont vous avez besoin pour survivre. Mais, si vous êtes un humain souffrant de douleur fortuite, votre corps agira exactement de la même façon, et, si ça dure longtemps, la maladie finira par survenir.

En un sens, la raison pour laquelle nous contractons, en tant qu'espèce, tant de maladies liées au stress, c'est que nous sommes trop intelligents. Nous avons réussi à inventer le stress psychologique. De nombreuses recherches ont identifié les processus mobilisés par le stress psychologique, y compris certaines études animales classiques réalisées dans les années 1960 et que j'évoquerai au cours de cette intervention. Précisons au passage que les scientifiques qui ont réalisé ces travaux ont fait le maximum, me semble-t-il, pour respecter un équilibre entre la souffrance animale et les bénéfices à attendre d'une telle recherche.

Lors d'une de ces études[42], un rat de laboratoire a été soumis à un très petit choc intermittent. Au bout d'un certain nombre de chocs, l'animal a développé un ulcère de l'estomac – une maladie sensible au stress. Nous savons maintenant, et d'ailleurs le prix Nobel a récemment récompensé cette avancée, que l'ulcère de l'estomac est favorisé par une bactérie. Mais cet ulcère relève aussi d'un mode de vie stressé. Le stress réduit la capacité de l'estomac à réparer les premières atteintes de l'ulcère. Aussi le stress subi par le rat a-t-il suffi pour qu'il développe son ulcère.

Un autre rat a reçu les mêmes chocs – d'une nature exactement identique –, mais, chaque fois que ce deuxième rat subissait un choc, il avait la possibilité de se diriger vers un troisième rat à l'autre bout de la cage et de le mordre. Le deuxième rat n'a pas eu d'ulcère. Nous pouvons ainsi constater que les rats sont étroitement apparentés aux humains.

SA SAINTETÉ LE DALAÏ-LAMA : En a-t-il été ainsi parce que le rat a eu la possibilité d'exprimer sa douleur ?

ROBERT SAPOLSKY : Exactement. Dans ma partie, nous disons que le rat évite l'ulcère en le provoquant chez un autre rat. Un troisième rat a lui aussi reçu les chocs mais il avait à sa disposition un bout de bois à ronger. Il n'a pas développé d'ulcère ; le bout de bois lui a permis d'exprimer sa douleur. Un quatrième rat a subi les mêmes chocs, mais, juste avant chacun d'entre eux, une lumière s'allumait pour le prévenir. Disposer de l'information quant à l'instant de survenue du choc, son degré d'intensité et sa durée lui a permis, à lui aussi, d'éviter de développer l'ulcère.

SA SAINTETÉ LE DALAÏ-LAMA : Le rat a été préparé.

ROBERT SAPOLSKY : Exactement. Dans la version suivante, un rat a été entraîné à appuyer sur une manette pour éviter les chocs ; puis la manette a été déconnectée. Elle ne servait plus à rien, mais le rat restait assis à pousser la manette, et il n'a pas eu d'ulcère. Il avait l'impression d'être en contrôle de la situation. Enfin, quand le rat se trouvait enfermé dans sa cage avec un autre rat qu'il connaissait et appréciait, et s'ils restaient tranquillement à s'épouiller l'un l'autre, il ne développait pas non plus d'ulcère à la suite des chocs.

Telle est donc la pierre angulaire du stress psychologique. Si vous n'avez aucun moyen de libérer votre frustration, si vous avez l'impression de n'avoir aucun contrôle et aucun moyen de prédire ce qui va arriver, si vous interprétez l'événement qui se présente à vous comme le signe que les choses vont encore empirer, et si vous n'avez aucune épaule sur laquelle pleurer, la souffrance fortuite devient stressante.

Nous savons maintenant comment le corps répond. Pour que cela soit significatif, il nous faut observer ce que va faire le corps si vous êtes le zèbre détalant devant le lion. Première urgence : mobiliser votre énergie. Vous avez besoin d'énergie non pas dans vos cellules adipeuses pour quelque prochaine activité printanière mais là, tout de suite, dans vos muscles, au moment où vous galopez. Il vous faut délivrer cette énergie à vos muscles aussi rapidement que possible. Donc votre cœur bat plus vite et votre pression sanguine s'élève. Ce processus repose sur l'idée logique que, si vous parvenez à alimenter vos muscles en énergie en deux secondes au lieu de trois, vos chances de survie s'élèveront.

Il est également logique, à ce moment-là, de renoncer à tout projet de consolidation physique à long terme. Ce n'est pas le moment de travailler à régénérer votre foie. Quand vous courez pour sauver votre peau et que vous sentez le souffle du lion sur vos talons, ce n'est pas non plus le meilleur moment pour ovuler. Pendant la période de stress vous suspendez la digestion, la croissance et la réparation de votre corps. Vous interrompez toute reproduction et figez votre système immunitaire. Vous pourrez revenir à tout cela plus tard, si vous êtes toujours vivant.

Dans le cas du zèbre qui court pour sauver sa vie, tout ce qui se passe est formidable : c'est de cette manière que son organisme gère la peur et la douleur. Mais la souffrance psychologique conduit votre corps à agir exactement de la même façon pendant des jours, des mois et des années. Si vous êtes constamment en train de mobiliser votre énergie, votre corps ne réussit jamais à la stocker. Vos muscles s'affaiblissent et vos probabilités augmentent de développer un diabète, aujourd'hui devenu un désastre planétaire. Si votre pression sanguine augmente pendant que vous êtes en train d'échapper à un lion, c'est une bonne chose. Si le moindre embouteillage déclenche chez vous une hypertension et que ça vous arrive souvent, vous développerez une pathologie cardiaque, et l'artériosclérose détériorera vos vaisseaux sanguins. Si votre système digestif se bloque constamment, vous présenterez davantage de risques de développer un ulcère ou une colite. Il existe une étrange et terrible maladie appelée nanisme de stress, ou nanisme psychogène : elle frappe des enfants soumis à un tel stress psychologique que leur corps cesse de grandir. Si vous êtes un mammifère femelle soumis à un stress conséquent, vos cycles reproductifs vont s'allonger ou s'interrompre tout à fait. Si vous êtes un mâle, votre taux de testostérone va chuter et vous pourrez avoir des problèmes d'érection. J'avoue que je n'aurais jamais imaginé me retrouver un jour à discuter avec vous de problèmes d'érection. Mais je m'égare…

Si vous êtes constamment en état de stress, votre système immunitaire est inhibé. Vous êtes donc d'autant plus vulnérable aux maladies infectieuses. La nouvelle discipline baptisée psycho-neuro-immunologie repose sur l'idée que votre cerveau peut affecter la façon dont votre corps va gérer la maladie. Ce que nous observons ici, ce sont les deux faces d'une même histoire. Un mammifère normal, s'il est stressé mais incapable d'activer une réponse au stress adaptée, mourra rapidement. Chez l'humain, le stress psychologique chronique déclenchera en réaction de nombreuses maladies.

Je voudrais brièvement insister sur les effets positifs, à court terme, du stress sur le cerveau, et sur ses incidences à long terme, qui semblent particulièrement intéressantes. Pendant une courte période, une ou deux heures, le stress accomplit sur le cerveau des choses merveilleuses. Le cerveau reçoit davantage d'oxygène et de glucose. Pendant un court moment, l'hippocampe, qui intervient dans le processus de mémorisation, fonctionne mieux en situation de stress[43]. Très tôt, en phase de stress, votre cerveau va libérer davantage de dopamine, laquelle joue un rôle dans l'expérience du plaisir ; c'est une sensation formidable, et votre cerveau fonctionnera mieux.

Malheureusement, le phénomène s'inverse dès que le stress a duré trop longtemps – quatre heures, ou quatre ans. Le glucose délivré au cerveau est moins abondant. Les neurones de l'hippocampe ne fonctionnent plus aussi bien. Les neurones s'appuient sur de longs processus qui leur servent à communiquer avec d'autres neurones ; pendant les phases de stress prolongé, ces processus s'altèrent, tarissent. Comme nous l'avons entendu plus tôt, le cerveau fabrique dans l'hippocampe les nouveaux neurones, mais, en situation de stress, la neurogenèse est inhibée. Au bout d'un certain volume de stress, en fait, les neurones vont mourir. C'est justement ce que mon laboratoire de Stanford est en train d'étudier[44]. Pour compléter le tableau, le stress massif provoque une chute de la libération de dopamine, laquelle dopamine est impliquée, on l'a dit, dans le processus de plaisir. Résultat : disparition du plaisir. On n'est pas loin, ici, de la dépression[45]. Étonnamment, pourtant, le stress permet à l'amygdale – liée à la peur et à l'angoisse – de mieux fonctionner. Les neurones de cette région développent de nouvelles connexions, et l'amygdale augmente de volume, ce qui nous asservit plus encore à la peur[46]. Enfin, pendant les phases de stress chronique, le cortex frontal, qui aide à prendre les décisions et contrôle nos émotions, ne fonctionne plus correctement et ses neurones, eux aussi, se désagrègent[47]. Ce sont là quelques-uns des effets extrêmement dommageables qui peuvent survenir au sein du cerveau par la faute du stress chronique.

Il serait facile d'en conclure : « Eh bien, chassons le stress de nos vies ! » Mais c'est absurde. Pendant une courte période, je l'ai dit, le stress produit des choses merveilleuses au profit du cerveau, et nous adorons ça. Cela nous fait nous sentir bien. Après tout, nous faisons la queue, ticket en main, pour aller éprouver de la terreur sur le grand huit des fêtes foraines. Alors on peut se poser la question : à partir de quand le stress devient-il une bonne chose ? Le bon stress, c'est ce que nous appelons stimulation, lorsqu'il y a un défi à relever. Qu'est-ce qui rend le stress stimulant ?

THUPTEN JINPA : Nous sommes en train de nous demander quel pourrait être le mot tibétain le mieux à même de traduire « stress ».

ALAN WALLACE : En d'autres termes, comment le définiriez-vous, ce stress ? Existe-t-il sous deux formes ? Une forme physique et une forme mentale ? Ou le terme recouvre-t-il les deux notions ? Il nous faut quelques éclaircissements, ici, parce que le mot « stress » ne se traduit pas en tibétain.

ROBERT SAPOLSKY : Le stress à court terme peut être physique ou mental. L'essentiel, c'est qu'il ne dure pas très longtemps et qu'il ne soit pas massif. Ce n'est pas un hasard si les tours de grand 8, à la fête foraine, durent trois minutes, et non trois semaines.

Sur le plan psychologique, nous considérons la stimulation comme un défi, mais un défi face auquel nous ne sommes pas impuissants. Nous pensons pouvoir surmonter cette épreuve. La façon dont fonctionne la dopamine est très intéressante. Ce matin, Richard a évoqué la façon dont le bonheur, aux États-Unis, était considéré comme un droit inaliénable. À mon avis, ce qui intéresse le plus notre cerveau, c'est que nous soit garantie la *recherche* du bonheur. En fait, le cerveau ne libère pas la dopamine lorsqu'on reçoit une récompense, mais plutôt quand on pense en recevoir une bientôt. C'est une question d'anticipation : ainsi l'anticipation elle-même devient-elle pour le cerveau une source de plaisir.

Au cours d'une merveilleuse étude, un singe a été entraîné à presser une manette pour obtenir une récompense[48]. Puis les conditions du test ont été modifiées : après avoir actionné la manette, il ne recevait plus la récompense qu'une fois sur deux. On a pu constater qu'une fois la manette actionnée, pendant que le singe attendait de voir s'il allait recevoir ou non sa récompense, sa dopamine atteignait les niveaux les plus élevés jamais observés dans le cerveau d'un singe. En d'autres termes, dès que vous introduisez l'idée du « peut-être », tout devient formidablement plus gratifiant. Quand vous êtes absolument certain, c'est barbant. Si vous n'avez aucune chance d'être récompensé, vous êtes impuissant et déprimé. Cinquante pour cent de chances, c'est exactement le seuil où réside un défi, mais un défi qui ne vous asphyxie pas, et c'est alors que nous observons la plus forte libération de dopamine dans le cerveau.

Cela peut sembler étrange. J'ai dit précédemment que le manque de contrôle était très stressant. Ici, le manque de contrôle paraît merveilleux, et la dopamine augmente. D'où vient la différence ? Comme je l'ai mentionné plus tôt, la recherche montre que, si le manque de contrôle survient dans un environnement perçu comme défavorable et menaçant, c'est un terrible facteur de stress. Mais, si le manque de contrôle survient dans un contexte perçu comme bénéfique et sûr, il paraît merveilleux. L'un des grands défis qui se présentent à nous, c'est de comprendre comment nous pourrions rendre bénéfiques des environnements perçus au départ comme menaçants.

Voilà qui soulève un dernier point : pourquoi certains d'entre nous gèrent-ils le stress mieux que les autres ? Pourquoi le stress de l'un est-il un stimulant pour l'autre ? Cela fait soixante-dix ans que la médecine prend en compte le stress. Mais il a en fallu près de soixante-neuf pour convaincre cette même médecine d'y prêter sérieusement attention. Le grand défi, à partir d'aujourd'hui, c'est de comprendre pourquoi, d'une personne à l'autre, nous différons tant : nous apprendrons ainsi à transformer la souffrance fortuite en stimulation. Merci à tous d'aider à transmettre cette leçon au monde.

DIALOGUE SUR LA SESSION 2

Outre Sa Sainteté le Dalaï-Lama, les intervenants, les interprètes et le modérateur, cette session accueille Matthieu Ricard, Esther Sternberg et Alan Wallace.

RICHARD DAVIDSON : Pour lancer la discussion, il serait utile de revenir sur un point soulevé par Wolf Singer. D'après les recherches de Wolf, il n'existerait pas dans le cerveau de zone de convergence qui serait le siège de l'émotion, de la conscience ou du moi. Ces fonctions psychologiques complexes semblent au contraire procéder de l'activité coordonnée de nombreuses régions cérébrales. Nous serions heureux, Votre Sainteté, si vous pouviez nous expliquer dans quelle mesure les intuitions bouddhistes, pour ce qui concerne l'esprit, se rapprochent ou diffèrent des intuitions qui commencent à émerger au sein des neurosciences modernes, d'après lesquelles il n'existerait donc pas de centre unique dédié au soi, au moi ou aux autres processus psychologiques.

Sa Sainteté le Dalaï-Lama : À certains égards, ce que les neurosciences nous apprennent de la façon dont adviennent les fonctions cognitives n'est pas sans évoquer l'intuition bouddhiste selon laquelle il n'existe pas d'autorité centrale, pas de chose spécifique qui serait en charge de l'activité cognitive ou mentale. Le bouddhisme distingue toutefois les expériences des sens, d'une part, et, de l'autre, les expériences mentales telles que les pensées et les émotions. Les expériences sensorielles sont très intimement liées aux organes sensoriels. Par exemple, si votre organe de la vue est déficient, l'expérience visuelle ne pourra pas être relayée par d'autres modalités sensorielles. La situation est plus complexe dans le domaine de l'expérience mentale, du côté des pensées et de l'émotion. L'idée que des pensées différentes, liées à un contenu ou à des expériences particulières, qu'elles soient cognitives ou émotionnelles, siègent dans des zones très spécialisées du cerveau est contraire à l'intuition bouddhiste.

Selon l'épistémologie ou la psychologie bouddhiste, le rôle du cerveau ne se discute pas en tant que tel, que l'on parle d'émotion ou d'activité cognitive. Même dans les textes vajrayana mentionnant le travail du système nerveux, on ne retrouve pas ce concept d'un cerveau exerçant un rôle central dans les activités cognitives. Seuls les textes de la médecine traditionnelle tibétaine reconnaissent le rôle primordial du cerveau dans l'expérience humaine. Quoi qu'il en soit, l'idée que l'expérience mentale, y compris les fonctions cognitives et l'expérience des émotions, est l'expression d'une bien plus vaste coordination des différentes régions cérébrales semble plus attirante, intuitivement, que l'idée selon laquelle chaque fonction spécifique de l'esprit serait très directement corrélée à une localisation cérébrale spécifique.

WOLF SINGER : Je trouve intéressant que nos philosophies et civilisations occidentales soient parvenues à une conclusion complètement différente. La vision cartésienne et celle que vous venez de rappeler ne pourraient pas être plus différentes. La question se pose : pourquoi cette vision cartésienne s'est-elle développée ainsi ? Au cours du déjeuner nous en avons discuté. Quelqu'un a suggéré une hypothèse : la science analytique occidentale ayant été dominée pendant des siècles par des machines et des modèles linéaires, l'idée se serait imposée d'un cerveau fonctionnant comme une horloge complexe, d'une façon hautement déterministe. Mais nous faisons tous l'expérience de la créativité de notre cerveau, de son ouverture à l'avenir et de son intentionnalité : dans la mesure où les systèmes linéaires qui se comportent comme des horloges ne présentent aucune de ces propriétés, nous sommes bien obligés de postuler l'existence d'un « moteur », si nous voulons comprendre pourquoi le cerveau agit comme il le fait. Du fait de l'interprétation routinière et mécaniste du monde, qui a dominé notre mode de pensée depuis les Lumières et servi de pivot à la physique classique, l'interprétation cartésienne représentait la seule façon de réconcilier la vision déterministe et l'expérience du réel.

SA SAINTETÉ LE DALAÏ-LAMA : Je ne sais pas. C'est difficile à dire. En un sens, cette question touche peut-être à un niveau plus philosophique et plus métaphysique, qui n'est peut-être pas pertinent dans le cadre de notre discussion d'aujourd'hui. Si l'on se place du côté de la pensée de l'Inde ancienne, quand nous envisageons certaines facettes de la conscience telles que la connaissance et les émotions, la première caractéristique qui vient à l'esprit est leur nature expérientielle ; alors que, dans le contexte des neurosciences, toutes les fonctions de l'esprit sont généralement considérées comme des fonctions cérébrales. Il y a ici deux types de langage différents. Peut-être votre question a-t-elle trait à cet enjeu métaphysique plus profond.

Pour partie, l'évolution des courants culturels procède de l'impact de la pensée religieuse passée sur la philosophie. Dans de nombreuses cultures, c'est la notion d'âme qui prévaut. De même, nous faisons tous l'expérience, dans la vie quotidienne, du sens de l'individualité : « Je suis en train de faire ceci... Je fais cela pour moi-même... Je vous vois », etc. Nous possédons tous ce sens très instinctif de l'individualité. À quoi ce sens du « moi » se réfère-t-il vraiment ? Quand nous nous posons la question, nous avons tendance à penser qu'il renvoie au cœur de notre être, si difficile soit-il de désigner précisément ce qu'il est, et où il siège. Nous sentons qu'il s'agit là du principe organisateur central, de la quintessence même de l'existence de chacun.

Dans le bouddhisme, toutefois, on débat beaucoup pour savoir si ce mode de conception de soi-même est fondé ou non. Il n'existe pas de tel principe éternel, qui fasse autorité et soit vraiment « moi » – un soi authentique. L'idée qu'il existe une âme ou un soi, au-delà et en surplomb des éléments physiques et mentaux constituant notre expérience, est erronée. C'est ce que veut dire le bouddhisme quand il évoque la négation de l'individualité, ou l'absence d'individualité. Aussi, pour les bouddhistes, l'explication neuroscientifique selon laquelle, malgré tous vos efforts, vous ne parviendrez pas à trouver de point de convergence identifiable au moi ou à l'âme au sein du réseau complexe des neurones cérébraux représente une confirmation supplémentaire et convaincante du décentrement – autrement dit, de l'altruisme, du désintéressement.

WOLF SINGER : Pour nous, c'est très perturbant.

ESTHER STERNBERG : J'aurais souhaité rebondir, Votre Sainteté, sur votre question à Robert Sapolsky à propos du concept de bon et de mauvais stress. Je voudrais éclaircir quelque peu ce point et demander si la méditation nous accompagne vraiment tout au long de la courbe du stress. La réponse au stress s'exprime par une courbe en U inversé. Quand on est parfaitement détendu, assoupi, presque endormi, on n'est pas au sommet de sa performance. En fait, on ne « performe » pas du tout. Il faut que les centres cérébraux et les hormones impliqués dans la réponse au stress soient activés pour pouvoir nous conduire au sommet de la courbe en U, qui représente la performance maximale. Par exemple tout à l'heure, au début de son intervention et quand son PowerPoint ne marchait pas, Wolf est passé au stade de performance maximale parce qu'il était un peu stressé. Mais, s'il avait été trop stressé, sa performance serait peut-être tombée à plat. Ou il aurait pu rester complètement pétrifié, en raison de la suractivité de la réponse au stress.

De tout ce que j'ai entendu ce matin, et après avoir lu votre dernier livre, intellectuellement très stimulant, *Tout l'univers dans un atome : science et bouddhisme, une invitation au dialogue*[49], il ne me semble pas que la méditation nous conduise à un état détendu. Il me semble qu'elle accroît notre attention focalisée et nous guide vers le sommet de la courbe en U. Ce qu'elle fait en réalité, c'est peut-être moduler notre réponse au stress : elle la conduit jusqu'à un point optimal de telle sorte que les cellules nerveuses du *locus cœruleus* (ou *la tache bleue*, le noyau sous-cortical qui joue un rôle important dans la vigilance et l'attention focalisée), ces cellules qui nous conduisent à la performance maximale, commencent à s'animer de façon optimale, ni trop ni trop peu. Est-ce que ça ne correspond pas en partie à ce qui se passe dans la méditation ?

Sa Sainteté le Dalaï-Lama : Certaines formes de méditation sont très difficiles. L'un de mes amis proches était un excellent méditant qui essayait de cultiver la focalisation de l'esprit sur un objet unique. Il avait passé plusieurs années dans une prison chinoise. Il m'a dit que méditer, c'était plus dur, en fait, que d'être prisonnier. Il lui fallait rester constamment en alerte et attentif, sans relâcher son attention même un seul instant. Une vigilance constante était requise.

Parmi les facteurs à prendre en considération, il y a l'intensité et la qualité de la motivation du méditant. Dans le contexte traditionnel bouddhiste, les méditants sont des individus extrêmement motivés qui possèdent une profonde compréhension de la voie bouddhiste, de son environnement, de ses causes et de ses effets : si je fais telle chose, telle chose va arriver. Ils comprennent la nature du chemin et son aboutissement. Ils savent au plus profond d'eux-mêmes que l'accomplissement de l'aspiration de chacun au bonheur repose réellement sur la transformation de l'état désordonné de l'esprit en un état plus discipliné. Ils prennent également en considération l'ensemble de ce contexte quand ils s'engagent dans la méditation. Ils possèdent un formidable sens du dévouement et de la joie, une très forte motivation et un enthousiasme soutenu. Mais, si vous vous contentez, en dehors de tout contexte, de demander à un enfant de commencer à méditer, cela se fera sans aucune motivation, et sans inspiration.

Robert, vous avez remarqué qu'à petites doses, en fait, le stress pouvait augmenter le taux de dopamine, ce qui correspond apparemment chez le rat à une amplification de la sensation de bien-être ou de plaisir. Je me demande s'il pourrait exister quelque chose d'analogue dans la méditation, et plus spécifiquement dans l'entraînement à la focalisation sur un objet unique ou *samadhi,* qui n'est pas exclusive au bouddhisme. À mesure que l'on s'entraîne progressivement à développer son attention, émerge une qualité qui est décrite comme la souplesse, ou malléabilité du corps et de l'esprit. Cette qualité va souvent de pair avec une impression de bien-être, peut-être même de béatitude. Cela se produit avec beaucoup de force quand on atteint un état élevé de *samadhi,* mais, même graduellement, tout au long du chemin, on constate de nombreuses manifestations de ce type de malléabilité en même temps qu'une sorte de béatitude. Il y a peut-être là une aire de recherche intéressante : observer, à partir d'une perspective neurophysiologique, quels sont les événements imprévus qui succèdent à ce type d'entraînement attentionnel.

MATTHIEU RICARD : Le stress a généralement une connotation négative, mais son côté positif, dans le cas d'une personne activement occupée à sauver sa peau, c'est cette réactivité immédiate, cette mobilisation des facultés les plus aiguës. On dit aussi du stress qu'il incite à la rumination, aux espoirs, aux peurs et aux attentes. Comment combiner un état élevé de vigilance avec un état d'esprit serein et détendu ? C'est possible, car, lorsqu'on repose dans une conscience vive et limpide du moment présent, les espoirs et les peurs, les ruminations et les attentes disparaissent d'eux-mêmes. C'est un état d'esprit très lucide, imprégné de sérénité. Aussi est-on en mesure de comprendre combien l'attention focalisée, par exemple, peut constituer un état des plus alertes, très responsable, dénué des caractéristiques négatives de ce que nous appelons généralement le stress.

ROBERT SAPOLSKY : C'est quelque chose qui fait appel à une dimension bien connue de l'endocrinologie. Les gens pensent que vous sécrétez des hormones du stress quand il y a du stress, et que vous ne les sécrétez plus lorsque le stress n'est plus là ; ou bien que vous en sécrétez seulement un petit peu. En temps normal, on serait à un « niveau de base », longtemps considéré comme quelque chose d'extrêmement ennuyeux. Ce qui apparaît clairement aujourd'hui, au contraire, c'est que ce « niveau de base » est un processus de préparation au stress très actif, focalisé et métaphoriquement vigoureux. Le jargon de l'endocrinologie dit qu'il a des effets permissifs : il permet à la réponse au stress d'être aussi optimale que possible. C'est une merveilleuse analogie endocrinienne de l'idée que la méditation, état paisible, n'est pas l'absence d'épreuve. Elle n'est pas l'absence de vigilance ni de dépense énergétique. On pourrait plutôt parler de focalisation de la vigilance en phase de préparation. Ce qui correspond absolument à la vision endocrinienne.

ALAN WALLACE : J'ai une question pour Robert. Dans l'éthique bouddhiste, si vous ressentez le désir de parler d'une façon injurieuse ou grossière, peut-être parce que quelqu'un vous a insulté ou offensé, ou même si vous envisagez de vous venger physiquement, on vous demande de vous retenir. Quand l'esprit est embrumé par l'affliction mentale, l'éthique bouddhiste dit : « Le moment n'est pas venu d'agir. Pas maintenant. Laissez passer, puis agissez lorsque l'esprit sera mieux équilibré. » Mais les rats dont vous nous avez parlé avaient moins de risques de développer un ulcère, après les chocs qu'ils avaient subis, si on leur donnait la possibilité de se soulager en mordant l'un de leurs congénères. Ou au moins en rongeant un bout de bois. Je me demande ce qu'il faut en déduire pour les êtres humains, quand nous sommes nous-mêmes meurtris par de très déplaisantes circonstances. D'un point de vue neurobiologique, serait-il bon pour nous d'aller mordre quelqu'un, ou tout au moins de mâcher un bout de bois ? Existe-t-il des stratégies alternatives qui nous permettraient de ne pas intérioriser la détresse, de ne pas attraper d'ulcère ni de nous rendre mentalement ou physiquement malades ? Comment ces deux perspectives peuvent-elles s'articuler, selon vous ?

ROBERT SAPOLSKY : Vous faites ici appel à l'une de nos caractéristiques les plus déprimantes, en tant que mammifères – une caractéristique qui se retrouve dans toutes sortes d'espèces. La meilleure façon de réduire la réponse au stress est de l'évacuer sur quelqu'un de plus petit et de plus faible. Il n'y a pas que chez les rats qu'on voit ce genre de chose, mais aussi en étudiant les primates non humains. Ainsi chez les babouins, cinquante pour cent des agressions correspondent à un transfert d'agressivité envers un troisième individu, un simple spectateur[50]. Un mâle qui a perdu un combat va partir en chasse d'un mâle plus jeune, qui lui-même s'en va aller mordre un plus jeune, qui lui-même ira s'en prendre à une femelle adulte… laquelle s'en ira gifler un bébé babouin. Après ça, tout le monde, ou presque, se sent mieux. Chez les humains, le phénomène équivalent s'observe en période de stress économique : on constate une hausse des taux de maltraitance à l'encontre des enfants et des femmes. C'est l'un des plus grands défis qui se posent à nous, dans la compréhension que nous avons de nous-mêmes en tant qu'organismes ayant à gérer des problèmes d'équilibre : comment parvenir à recouvrer cet équilibre de la façon la moins nuisible et la moins égoïste ?

RICHARD DAVIDSON : Robert, est-ce que vous pensez que sa capacité à réguler l'émotion et l'attention confère à l'espèce humaine des possibilités potentiellement uniques, différentes des autres espèces ? Dans une large mesure, l'entraînement mental que nous avons évoqué génère cette régulation, et les systèmes cérébraux sur lesquels elle repose.

ROBERT SAPOLSKY : Oui, et je crois que nous tenons la justification de notre présence ici aujourd'hui, tous autant que nous sommes : le modèle que vous avez présenté, en vertu duquel la méditation renforce la capacité du cortex frontal à réguler l'émotion.

MATTHIEU RICARD : L'esprit dispose aussi d'une caractéristique particulière, qui est la faculté de s'observer lui-même. Au lieu d'agir instinctivement, à la suite d'une provocation ou d'une sensation, nous pouvons laisser l'esprit s'observer afin que les émotions trop puissantes se dissolvent.

ROBERT SAPOLSKY : Je crois que votre usage du mot « instinctif » est très important. Les psychologues s'intéressent beaucoup au développement moral des enfants ; ils ont décrit toutes sortes de phases que ceux-ci traversent. Il semble que la phase empruntée par tous les individus, quand ils sont enfants, ne permette pas vraiment de prédire lequel d'entre eux sera capable, une fois adulte, de poser l'acte moral difficile – lequel d'entre eux se distinguera vraiment de la masse et fera ce qui est juste.

Au contraire, une étude montre que ceux qui agissent de la sorte sont des gens qui ont été élevés dans un environnement où l'action juste a été continuellement valorisée, tout au long de leur enfance : « Voilà ce que tu dois faire. » « Voilà ce que tu dois faire. » « Voilà ce que tu dois faire. » Cela finit par devenir automatique. Tout à l'heure, je ne plaisantais pas quand je disais que les humains ont inventé l'apprentissage de la propreté. À trente ans et davantage, nous n'en sommes plus à nous poser des questions du genre : « Qu'est-ce qui se passerait si je décidais soudain d'envoyer promener tout ce qu'on m'a appris sur la propreté ? » C'est quelque chose que nous avons complètement intégré.

On entend parfois aux infos l'histoire de quelqu'un qui a accompli un acte extraordinaire. Un type qui a plongé dans la rivière pour sauver un enfant, par exemple. Quand on l'interviewe, il ne raconte jamais qu'il a mûrement réfléchi à ce qui se passerait si nous vivions dans une société où les gens se dispenseraient d'agir ainsi les uns envers les autres. Il dit toujours : « Avant que j'aie eu le temps de le réaliser, j'étais dans l'eau. » La réaction a été automatique – non instinctuelle, mais semblable à une séquence aussi ancrée que l'instinct. Je crois que plus les choses s'imposent à nous comme un impératif, plus nous sommes capables de surmonter notre système limbique.

WOLF SINGER : Pour revenir à la question de la méditation, nous avons appris ce matin qu'elle était très éloignée de la relaxation, avec des réponses électrographiques associées à un état d'intense attention. L'intérieur du cerveau est alors fortement activé. Il est frappant que cela soit toujours connoté positivement, plutôt que négativement. Le cerveau, dès lors, se dirigerait par défaut vers des états positifs ; c'est étonnant, parce que nous savons que le cerveau repose sur deux systèmes, comme le yin et le yang, responsables l'un et l'autre des émotions positives et négatives. Mais, d'une certaine façon, tout ce que j'ai entendu jusqu'ici à propos du contenu des états méditatifs, ainsi que les expériences personnelles que j'ai pu en faire, se situe du côté agréable. Pourquoi en est-il ainsi ? Pourquoi n'arrive-t-il pas – ou bien arrive-t-il ? – qu'un état méditatif vous plonge par exemple dans une crise de panique, parce que vous aurez activé les mauvais centres de votre cerveau ? Pourquoi cela tombe-t-il toujours du bon côté ? Et est-ce vraiment le cas ? Ou non ?

MATTHIEU RICARD : En fait, c'est plutôt encourageant. Quand nous entrons dans une grande colère et infligeons à autrui quelque chose de blessant, nous nous reprenons quelques heures plus tard en disant : « Je n'étais pas moi-même », ou bien : « J'avais perdu mes esprits. » Notre intuition, alors, c'est que, même si nous avons agi ainsi, il s'agissait d'une forme de dérive. Inversement, lorsque vous accomplissez un acte très désintéressé et spontané d'amour bienveillant ou de générosité, d'une certaine façon vous sentez intuitivement que vous êtes là davantage en phase avec votre nature la plus profonde. En ce sens, nous pourrions soutenir qu'un état d'esprit non perturbé serait plus paisible et plus positif, alors que la haine et la jalousie sont des états d'esprit pénibles à vivre. Sa Sainteté dit souvent qu'au plus profond de nous la compassion et l'amour altruiste sont davantage en phase avec notre vraie nature que les émotions pénibles émanant de nos constructions mentales.

ESTHER STERNBERG : C'est en partie ce que j'ai essayé d'évoquer tout à l'heure, lorsque j'ai parlé de la courbe en U inversé. Mais le message à retenir de ce que j'ai entendu jusqu'à maintenant à propos de la méditation n'est pas tant qu'il s'agit d'un état positif ; plutôt qu'il s'agit d'un état très actif, et dans certains cas très difficile à atteindre. Peut-être pensons-nous de manière beaucoup trop simpliste, d'un point de vue neurobiologique, malgré tout ce que tu as accompli, Richie, et toutes les études complexes que tu as consacrées à la synchronisation, Wolf.

Il y a d'autres centres du stress dans le cerveau, différents. De même qu'il existe de nombreux centres cérébraux reliés à la conscience et à tous les signaux sensoriels que nous percevons, de nombreux centres cérébraux sont reliés à l'attention focalisée. Il existe aussi de nombreux centres cérébraux qui s'immiscent dans notre capacité à cultiver l'attention focalisée. Ce matin, Ajahn Amaro a parlé de rester assis en tailleur malgré les douleurs aux genoux et les pensées invasives qui nous empêchent de focaliser notre attention. Il existe une partie du cerveau, au plus profond du tronc cérébral, qu'on appelle le « noyau de Barrington » : ce noyau de Barrington reçoit de la part des viscères des informations qui interfèrent avec nos pensées. Il envoie des signaux au *locus cœruleus* puis au centre cérébral du stress, l'hypothalamus, parce que, lorsque les tripes envoient ce genre de signaux, il faut agir. Il nous faut vider nos tripes, pour ainsi dire, et cela prime dans la hiérarchie des priorités auxquelles le corps se doit de rester attentif. Nous recevons constamment des signaux adressés par nos organes et par le monde extérieur : il se joue une compétition hiérarchique parmi les signaux auxquels le cerveau est prié d'être attentif. Il semble que la méditation soit un processus très actif qui nous permet de forcer notre cerveau à prêter attention à autre chose qu'à ces signaux perturbateurs. Peut-être la synchronisation joue-t-elle un rôle dans la mise en relation de tous ces différents centres.

Sa Sainteté le Dalaï-Lama : C'est une question très complexe. De nombreux signaux cérébraux sont des signaux biologiques et corporels très urgents, et évidents. Quand vous avez besoin de vous soulager, par exemple, ou quand vous avez faim. Même si la capacité d'attention de l'individu peut faire une différence, ces signaux sont généralement très puissants.

La méditation, toutefois, opère au sein de ce que les bouddhistes appellent le domaine mental. Quand nous parlons d'exercer ou de perfectionner l'attention, nous parlons du domaine mental. La méditation opère davantage au niveau de la souffrance fortuite ou psychologique qu'au niveau de la douleur et de la souffrance physiques ou biologiques. Il est généralement très difficile à une activité mentale telle que la méditation d'éliminer complètement la souffrance au niveau physique. Cependant, il est parfois possible à un méditant de dépasser la douleur physique à la suite d'une activité mentale délibérée ou intentionnelle. Ce qui ne revient pas nécessairement à supprimer efficacement la douleur. La souffrance peut rester présente, mais, dans cette forme d'état d'esprit attentif, il peut être possible de la dépasser.

ESTHER STERNBERG : En fait, cela recoupe très bien la physiologie. Ces centres cérébraux les plus profonds qui reçoivent les signaux des viscères sont presque impossibles à maîtriser quand ils se manifestent très bruyamment, mais ils peuvent être contenus par les régions supérieures du cerveau lorsque l'urgence physique n'est pas si impérative. La philosophie bouddhiste fonctionne très bien avec ce que nous savons de la façon dont ces zones du tronc cérébral sont régulées par les régions supérieures du cerveau, par le cortex et le cerveau conscient.

RICHARD DAVIDSON : Je voudrais saisir cette occasion pour me tourner vers certaines questions du public. Plusieurs d'entre elles portent sur des enjeux très concrets. Par exemple : comment peut-on utiliser la méditation pour influencer ou traiter certains troubles psychiatriques ? Une autre question nous demande si la pratique de la méditation peut exercer un effet sur le stress posttraumatique, afin d'aider les victimes rescapées de guerres, tortures et autres grands désastres. Je voudrais élargir ce point et demander s'il existe des conditions particulières où la pratique de la méditation peut ne pas être recommandable, ou pourrait être potentiellement néfaste.

SA SAINTETÉ LE DALAÏ-LAMA : Compte tenu de la diversité des dispositions mentales des individus, il est très difficile de généraliser quant à l'efficacité de la méditation. En réalité, il faut juger au cas par cas. D'une manière générale, ma propre croyance est que la conception de l'existence de chaque individu semble faire une grande différence dans la façon dont il va répondre aux expériences traumatiques. Lors de l'un des précédents Dialogues Mind and Life, un certain étonnement s'est exprimé face à la rareté des symptômes posttraumatiques observés parmi les Tibétains qui avaient été exposés à des traumatismes. Je raconte souvent l'histoire de mon proche ami et collègue, ce moine du monastère de Namgyal qui passa plusieurs années dans une prison chinoise du Tibet. Un jour, il m'a dit que, pendant ses années de prison, il avait parfois ressenti un sens aigu de la peur. J'ai demandé à quoi se référait cette peur. Il a répondu que c'était la peur de perdre sa compassion envers les Chinois. Voilà un individu dont la conception de l'existence est pour le moins particulière ! Il semble que cette conception ait fait une différence dans la façon dont la personne en question a été capable de résister à l'incarcération et à la torture. En général, cela fonctionne mieux si on peut se préparer à l'avance et mettre en place une sorte de système de protection. Une fois que vous avez déjà fait l'expérience du traumatisme, il est très difficile de la corriger. Aussi, j'insiste toujours sur l'importance d'une éducation appropriée, dès la plus tendre enfance. Ensuite, quand les gens rencontrent des difficultés dans leur vie, une certaine forme de force intérieure peut empêcher les difficultés extérieures de trop les perturber. Voilà quelque chose qui est à notre portée. C'est faisable.

Je rencontre parfois des gens, même dans mon entourage, qui me disent ressentir une grande anxiété.

Ils cherchent de l'aide auprès de moi, y compris un soulagement. Mais, quand je demande quel est exactement leur problème, c'est un tout petit problème, pas sérieux du tout. Ces doléances sont dues, je crois, à un certain manque de force intérieure... et, à cet égard, j'ai moi-même beaucoup de doléances !

MATTHIEU RICARD : J'ai entendu parler un jour d'une étude menée sur des enfants vivant dans des communautés bouddhistes au Bangladesh, souvent victimes de tornades et d'inondations. Les chercheurs ont constaté chez eux, de manière significative, un niveau de stress posttraumatique moins haut que parmi les enfants élevés dans d'autres communautés. Cela, me semble-t-il, a quelque chose à voir avec la culture. Au contraire d'une culture très individualiste où chacun s'inquiète constamment de ce qui pourrait lui arriver, l'inquiétude diminuerait quand les préoccupations de chacun sont moins égocentrées. On se sent alors moins vulnérable et on prend confiance, assuré de disposer des ressources intérieures pour faire face à tout ce qui peut se présenter en chemin.

ESTHER STERNBERG : Cela rejoint le point soulevé par Robert à propos du contrôle. Si nous disposons de ce sens du contrôle par rapport au stress qui nous tombe dessus, que ce contrôle relève de nos ressources intérieures (ce qui est préférable) ou de sources extérieures, peut-être sommes-nous mieux à même de nous protéger de maladies telles que le syndrome de stress posttraumatique.

SA SAINTETÉ LE DALAÏ-LAMA : C'est très vrai.

RICHARD DAVIDSON : Voici une autre question du public à ce propos. « Les remarques de Robert Sapolsky sur les comportements réducteurs de stress s'étendent-elles à la conception des environnements sanitaires et thérapeutiques eux-mêmes ? Existe-t-il quelque enseignement bouddhiste portant sur l'environnement physique le plus favorable à la pleine conscience et à la compassion ? »

THUPTEN JINPA : Sa Sainteté s'en remet aux deux bouddhistes présents.

ALAN WALLACE : Le bouddhisme met l'accent avec force sur la création de communautés. On dit qu'un jour Ananda, l'assistant du Bouddha, très impressionné par l'importance de la communauté pour la pratique spirituelle individuelle de chacun, lui demanda : « Seigneur, on dirait que la moitié de la pratique, c'est le *sangha* » (le *sangha* est la communauté). Et le Bouddha répondit : « Ne dis pas cela, Ananda. Le *sangha* est la totalité de la pratique. »

Cette histoire souligne le fait que nous ne pratiquons pas dans l'isolement. L'insistance sur l'ego, le moi, l'individu, si forte dans la société occidentale, n'est pas un idéal dans la culture bouddhiste. Il est au contraire de la plus haute importance de cultiver et de perfectionner les environnements, en termes à la fois de communautés humaines et de relation harmonieuse avec l'environnement général de chacun. Ainsi, lorsqu'une menace se présente, qu'il s'agisse d'une invasion ennemie venue de l'extérieur ou d'un danger plus modeste associé par exemple à une calamité naturelle, avoir une relation harmonieuse avec les gens qui vous entourent et avec la biosphère générale vous prépare mieux à faire face au stress et à éviter le syndrome du stress post-traumatique. Vous pouvez réagir avec davantage de compassion, plus de sagesse et simplement faire face à la réalité. Pour parler de façon très anecdotique, j'ai été profondément impressionné lorsque je me suis installé à Dharamsala en 1971, douze ans seulement après l'arrivée de la plupart des Tibétains. À bien des égards, ils étaient toujours des réfugiés, et, cependant, j'ai découvert la communauté la plus harmonieuse, la plus joyeuse et la plus chaleureuse que j'aie jamais rencontrée – et je ne parle pas que des moines, des saints, des yogis et des grands maîtres. Ce n'était pas une utopie – je ne veux pas avoir l'air idéaliste ici –, mais je peux dire simplement, à partir de ma propre expérience, qu'il y avait dans cette communauté un sens de l'harmonie qui doit être, je crois, étroitement lié à la rareté du stress posttraumatique qu'on y constate. C'est en partie spirituel, mais aussi, je crois, d'ordre culturel.

RICHARD DAVIDSON : Alors l'environnement social, le *sangha,* fait office en quelque sorte de médecine préventive.

ALAN WALLACE : Oui.

ESTHER STERNBERG : L'environnement social peut être soit facilité, soit inhibé par l'environnement. Je suis actuellement engagée dans un projet avec l'American Institute of Architects et l'Academy of Neuroscience for Architecture, qui rassemble des architectes et des spécialistes des neurosciences pour déterminer si certains aspects de l'espace bâti déclenchent la réponse au stress ou peuvent au contraire aider à la réduire.

ALAN WALLACE : Il est formidable, à mon avis, qu'on puisse faire des recherches en ce sens. En même temps, je me souviens d'un de mes maîtres qui avait été, au Tibet, un aristocrate très riche. Il possédait alors de multiples propriétés. Bien sûr, à la suite de l'invasion chinoise, il a tout perdu. Il a fui en Inde avec son épouse et vécu dans une petite hutte que trois hommes avaient construite en un jour et qui lui a coûté cent dollars. Il était le plus grand professeur de médecine tibétaine, un homme extraordinairement érudit. J'ai eu le privilège d'apprendre avec lui l'entraînement de l'esprit. Il m'a dit qu'au Tibet, quand tout allait si bien pour lui, il accomplissait sa pratique spirituelle avec une certaine désinvolture, voire de l'autosatisfaction. Mais, quand il eut tout perdu – et un certain nombre de membres de sa famille ont été assassinés ou confrontés à la tragédie –, il trouva beaucoup plus de paix de l'esprit et de dévouement à sa pratique spirituelle. Il dégageait une impression de sérénité, de calme et de bonne humeur, alors que son environnement architectural, c'était un taudis.

RICHARD DAVIDSON : Wolf, sait-on à peu près quand la science sera capable de produire les moyens d'optimiser la pratique de la méditation ? Je crois que les scientifiques comme les contemplatifs gagneraient à s'intéresser à cette question.

WOLF SINGER : Nous avons été très surpris d'observer des corrélats électrographiques aussi clairs pour chaque état méditatif particulier. Cela nous a éclairés sur ce que le cerveau pouvait se faire à lui-même par l'intermédiaire de la concentration. Probablement les méditants ont-ils aussi perçu plus précisément ce qu'ils étaient vraiment en train de faire. Nous pouvons maintenant leur dire que, manifestement, ils ne focalisent pas leur attention sur des modalités sensorielles périphériques, comme nous le faisons tous, mais qu'ils renversent leur attention pour afficher et déclencher des représentations centrales à un niveau supérieur. Peut-être les techniques de bio*feedback* pourraient-elles nous permettre de découvrir une façon plus rapide d'apprendre ces pratiques, puisque nous possédons maintenant une signature identifiant certains états méditatifs. Et il y en a peut-être d'autres, porteurs d'autres signatures. Ce serait intéressant. Il serait bien utile de disposer d'une sorte de critère objectif qui nous aiderait à savoir dans quel état nous nous trouvons. Je sais par expérience qu'au début de l'entraînement on ne sait pas vraiment si l'on va dans la bonne direction. Nous savons qu'il est possible de générer des états cérébraux d'une façon tout à fait spécifique pour peu que l'on dispose d'un indicateur, d'un compteur mesurant la cohérence atteinte dans chaque bande de fréquence.

Je vais vous donner un exemple que je trouve assez incroyable. Au moyen de l'imagerie par résonance magnétique fonctionnelle, vous choisissez arbitrairement un point dans le cerveau. Cela peut être l'amygdale, une partie du cortex ou du thalamus – peu importe, en réalité. Là, vous mesurez l'activité, vous la portez à la connaissance du sujet et vous lui demandez d'essayer d'intensifier encore cette activité. Les sujets sont allongés devant vous et ils essaient. Au bout d'un moment, ils découvrent que ce qu'ils sont en train de faire est corrélé à ce que mesure le compteur. Après quelques sessions, ils sont devenus si forts à cet exercice qu'ils parviennent délibérément à augmenter le débit sanguin par l'intermédiaire de l'activité neuronale, dans des régions spécifiques et bien circonscrites de leur cerveau. C'est au point qu'ils peuvent contrôler les curseurs ou jouer à Pong avec un second patient allongé sur une autre table de scanner[51]. C'est incroyable.

Ce qui n'a pas encore été fait, c'est de demander à ces sujets ce qu'ils ressentent quand ils agissent ainsi. Avec l'intensification de l'activité de l'amygdale, on s'attendrait par exemple à voir surgir certaines émotions ou certaines modifications de l'état intérieur. Je crois que nous pourrions apprendre beaucoup de ces différents états, et en savoir plus sur la façon dont le cerveau parvient à s'autocontrôler à travers l'association de paramètres physiologiques et d'auto-évaluations.

MATTHIEU RICARD : À mon avis, étudier la méditation dans des circonstances variées nous en apprendrait beaucoup. Comme le dit un adage tibétain : « Il est très facile de méditer quand vous êtes assis au soleil avec l'estomac plein. » Pas plus tard qu'avant-hier, nous avons tenté de faire l'expérience du sursaut dans le laboratoire de Paul Ekman et de Robert Levenson, au département de psychologie de l'Université de Californie à Berkeley. Vous entendez le son d'un coup de feu dans vos oreilles, et, normalement, la réaction instinctive vous fait sursauter. Nous cherchions différentes stratégies de méditation susceptibles d'atténuer ces réactions impulsives. Il est apparu qu'un état de présence ouverte dans lequel l'esprit est aussi vaste que l'espace et le fait de savoir que la détonation sera ressentie comme un incident mineur pouvaient permettre de ne pas sursauter.

Mais nous avons quand même essayé de modifier les conditions de l'expérience en déclenchant différents états mentaux. Parmi eux, l'absorption dans les pensées : le souvenir d'un voyage et de ce qui s'était passé alors. Si la détonation survient quand votre esprit est complètement absorbé dans ses pensées et ses souvenirs, il se produit un sursaut maximal. En état de présence ouverte, lorsque vous vous trouvez très clairement dans le moment présent, avec intensité mais sans tension, il n'est pas nécessaire, en revanche, de vous ramener brutalement au moment présent. Donc vous ne sursautez pas. Évidemment, quand on vit dans un lieu retiré, on n'est pas exposé, en principe, à de telles situations. Grâce à des expériences de ce type, le chercheur en sciences cognitives et le méditant peuvent l'un et l'autre réaliser qu'être absorbé dans ses constructions mentales exacerbe la réaction de sursaut quand il se produit un événement soudain et menaçant.

ROBERT SAPOLSKY : La science peut également servir à reconquérir en douceur l'attention des sceptiques. J'ai passé beaucoup de temps avec Meyer Friedman, le cardiologue qui a découvert dans les années 1950 le lien entre un certain modèle de personnalité hostile, baptisé type A, et le risque de pathologie cardiaque[52]. Il était pour moi comme un père. Il me parlait toujours de ses patients du moment, et, si quelqu'un se portait bien, il disait : « Je suis tellement content que cette personne soit devenue si gentille. » Il ne disait pas : « Je suis tellement content que le cœur de cette personne se porte mieux. » Un jour, j'ai fini par lui demander : « D'accord, mais vous êtes là pour quoi au fond ? Pour prévenir les crises cardiaques ou pour sauver le monde ? » Il m'a répondu instantanément : « Pour sauver le monde. Si les gens doivent s'inquiéter au sujet de leurs valves cardiaques pour réussir à être gentils les uns avec les autres, ça me convient tout à fait. » Cet homme, par ailleurs, avait subi sa première attaque cardiaque à cinquante ans et recevait encore un patient en consultation une semaine avant de mourir, à quatre-vingt- onze ans. Il savait vraiment écouter, et mettait en pratique ce qu'il enseignait.

RICHARD DAVIDSON : Une autre question, souvent posée, concerne la réponse au placebo et la méditation. On sait que les interventions cliniques produisent souvent un effet placebo. La question est la suivante : y a-t-il un effet placebo dans la méditation ?

MATTHIEU RICARD : Le placebo, en méditation, c'est comme une sucette aromatisée à l'optimisme. Vous mangez quelque chose qui ne contient aucune substance active, or soudain vous voilà plein d'espoir, confiant que la guérison de votre maladie va s'en trouver facilitée. Des études ont confirmé que les placebos exerçaient sur la santé un effet positif. Mais nous ne sommes pas forcément obligés d'en passer par ce genre d'artifice. Nous pouvons modifier directement notre attitude et adopter une disposition d'esprit positive : l'effet sur le corps sera le même, et nous n'aurons pas eu besoin d'avaler une petite pilule bleue ou jaune qui ne contenait rien. Transformer son esprit est l'une des meilleures choses qu'on puisse faire pour modifier son niveau de stress et renforcer son système immunitaire. Il est beaucoup plus intelligent d'y parvenir à travers l'entraînement de l'esprit plutôt qu'en prenant un placebo.

ESTHER STERNBERG : Je suis d'accord. Vous avez parlé de « réhabiliter le placebo ». Le mot « placebo » véhicule tant de connotations négatives ! Il est en général accompagné de l'adverbe « juste », comme dans « juste un effet placebo ». Le fait est que l'effet placebo est très puissant, et cela ne se passe pas « juste » dans la tête. Cela renvoie à ce que Votre Sainteté a évoqué précédemment : ces processus mentaux supérieurs, parfois assez puissants pour inhiber les sensations corporelles perturbatrices. Comme vous l'avez dit, ils ne suppriment pas la douleur mais peuvent vraiment la réduire en renvoyant des signaux à travers la moelle épinière. Oui, il nous faut envisager le placebo d'une façon différente : comme un effet très puissant. Je ne possède pas l'expertise qui me permettrait de proclamer que la méditation est le plus parfait des placebos, mais j'ai l'idée que la capacité à focaliser son attention hors de la souffrance est un élément très important du placebo.

RICHARD DAVIDSON : L'un des points clés distinguant la réponse au placebo et la méditation, c'est que celle-ci intègre une dimension de pratique : l'acquisition d'une aptitude. Vous pouvez mettre en place une circonstance extérieure de manière à susciter une réponse de type placebo, mais les zones cérébrales alors recrutées différeront de celles que la pratique réelle va mobiliser et modifier. D'un point de vue neuroscientifique, j'attendrais une réponse au placebo beaucoup plus éphémère que les effets de la méditation, dès lors plus durables.

ESTHER STERNBERG : Il se pourrait toutefois que certaines dimensions du placebo et de la méditation se chevauchent. Ainsi, l'effet placebo fait intervenir une attente acquise. C'est du conditionnement : une forme d'apprentissage répété peut-être plus passive que la méditation, mais qui implique toujours une exposition répétée à quelque chose dont vous pensez retirer une guérison, voire, dans certains cas, une aggravation de votre état. Le placebo intègre lui aussi une part d'apprentissage, un acte pensé, même si nous n'en sommes pas toujours conscients.

SA SAINTETÉ LE DALAÏ-LAMA : Par simple curiosité... Est-ce que l'effet placebo peut également s'étendre à des maladies plus aiguës ?

RICHARD DAVIDSON : Sur ce point, les résultats sont controversés. Je ne pense pas que l'on dispose de données suffisamment claires. Certaines études plaident en faveur de la réponse de type placebo pour certaines pathologies aiguës. On retrouve par exemple certains indices substantiels suggérant qu'un placebo peut atténuer une réaction asthmatique aiguë[53].

Sa Sainteté le Dalaï-Lama : Dans certains cas, on peut aussi avoir affaire à des individus qui ne sont pas si malades que ça mais croient l'être gravement, et font l'expérience d'un effet placebo négatif.

Richard Davidson : Votre Sainteté, laissez-moi terminer avec une question posée par quelqu'un dans le public : « Les Américains, pour la plupart d'entre eux, sont devenus apathiques, ou se sont laissé submerger par l'omniprésence des images de violence à la télévision. Comment faire pour les aider à se réveiller afin d'encourager une modification de conscience qui aille dans le sens d'une manière d'être plus compassionnelle, un réveil qui leur permette d'éprouver la souffrance tout autant que la possible béatitude accompagnant la compassion ? »

Sa Sainteté le Dalaï-Lama : On peut espérer que ce genre de discussion pourra contribuer à la réalisation de cette ambition. Je crois qu'en général les gens qui négligent les choses positives telles que la compassion sont ceux qui y voient une affaire religieuse. Ceux qui ne portent pas un grand intérêt à la religion ou à la foi négligent aussi cette valeur. C'est pourquoi, en général, j'essaie de promouvoir la prise de conscience de l'utilité de telles choses à travers une approche séculière. Je crois que les découvertes scientifiques peuvent y contribuer puissamment. Il n'est plus question de Dieu ou du Bouddha, mais simplement de preuves expérimentales obtenues à partir d'êtres humains ordinaires. Je crois que c'est une très bonne chose.

La raison principale et la motivation ultime de notre dialogue, pendant plus de deux décennies, ont été d'aider, de servir l'humanité à travers la promotion de la conscience éveillée. Ce qui serait vraiment utile, ce serait d'essayer d'aider les gens à prendre conscience de la corrélation que la science et plus particulièrement la médecine sont en train de découvrir entre les états mentaux positifs et l'amélioration de l'état de santé comme du bien-être personnel. Vous avez évoqué le médecin qui avait lui-même été victime d'une crise cardiaque, et avait, par la suite, aidé de très nombreux patients ; il avait reconnu la corrélation entre l'extrême égocentrisme et la prédisposition aux maladies du cœur. Il y a là un témoignage scientifique puissamment convaincant, qui doit être partagé.

Une fois que vous avez mieux compris ce genre de choses, dont la légitimité scientifique est désormais renforcée, alors votre foi dans la valeur de ces qualités humaines s'accroît et vous aspirez sincèrement à les cultiver. Cette aspiration conduit à une existence plus joyeuse et plus heureuse.

SESSION 3

Méditation et santé mentale : recherche clinique 1

L'avènement de la réduction du stress basée sur la pleine conscience (MBSR) puis de la thérapie cognitive basée sur la pleine conscience (MBCT) a permis aux pratiques méditatives de donner des résultats prometteurs dans le traitement de l'angoisse et de la dépression. Cette session, animée par Jon Kabat-Zinn, passe en revue les preuves expérimentales d'efficacité de la MBCT dans la réduction des taux de rechute en cas de dépression chronique. Également débattue, la façon dont la pleine conscience peut agir au niveau cérébral pour réguler les processus de cognition, les affects et les comportements dépressifs. Les différentes composantes des pratiques et approches méditatives sont examinées du point de vue contemplatif, et les enjeux interculturels discutés en fonction du contenu, du contexte et de la façon dont ils sont susceptibles de contribuer à optimiser de manière synergique les interventions fondées sur la méditation dans des environnements occidentaux et orientaux.

JON KABAT-ZINN : Bonjour, Votre Sainteté, et bienvenue dans cette troisième session. Je crois que je me fais ici le porte-parole de chacun en vous disant combien nous sommes touchés que vous ayez consacré autant de votre temps à nos dialogues. Le seul fait d'être ici, tous ensemble dans cette salle, à explorer avec vous la nature de l'esprit et le potentiel d'équilibre mental de la famille humaine est une expérience extrêmement précieuse. Nous vous sommes tous infiniment reconnaissants de ce guidage, de ce pilotage, de votre présence même. J'espère que vous vous sentez un petit peu mieux aujourd'hui. Je sais qu'il est très stressant d'être le Dalaï-Lama ! Nous admirons tous l'endurance que vous manifestez, au service de ce monde parfois bien triste.

Le premier dialogue de notre journée portera sur la méditation et la santé mentale. Avant de commencer, je voudrais proposer quelques réflexions liminaires pour rattacher cette matinée à ce qui s'est dit hier, afin de garder tous à l'esprit que ce qui se déploie au cours de ce dialogue constitue en réalité une seule et unique conversation, poursuivie en continu. Je crois que c'est Ajahn Amaro qui a dit hier que ce que nous atteignons vraiment, lorsque nous entrons dans une compréhension plus profonde de la nature de l'esprit et de notre capacité naturelle à l'empathie et à la compassion, c'est l'équilibre mental, pur et simple. Allan Wallace et Matthieu Ricard ont également évoqué ce thème. Richard Davidson a achevé son intervention par une citation d'Albert Einstein qui commençait ainsi : « Un être humain est une partie du tout, que nous appelons "Univers", une partie limitée dans le temps et l'espace[54]. » La citation se poursuivait en comparant le sentiment de séparation à une sorte d'illusion d'optique de la conscience*. Vous serez peut-être intéressé d'apprendre, si l'on revient à l'ordre du jour de cette session – une exploration de la méditation et de la santé mentale – qu'Einstein a écrit ce texte non comme une tentative abstraite d'exprimer quelque chose à propos de la souffrance, mais en réponse à une lettre qu'un rabbin lui avait adressée afin de lui demander conseil. Einstein, tout comme Votre Sainteté, était une figure d'une telle sagesse et d'une si profonde bienveillance que les gens lui écrivaient des quatre coins du monde pour lui exposer leurs problèmes personnels. Ce rabbin lui demandait donc conseil sur la façon de parler à sa fille de dix-neuf ans de la mort de sa sœur, une « innocente et belle enfant de seize ans ». Ce fut en réponse à cette requête, qui portait sur rien de moins que la mort et l'ampleur d'un tel deuil, qu'Einstein, de toute son intelligence et de tout son cœur, écrivit : « Un être humain est une partie du tout, que nous appelons "Univers". » Le mot « tout » *(whole, en anglais – N.d.T.)* est à la racine du mot

---

* La citation complète est en page 94 *(Note de l'éditeur)*.

« santé » *(health, en anglais – N.d.T.)*, et ce matin nous sommes ici pour parler de la santé mentale. Le mot « tout » est aussi à la base du mot « guérison » (*healing, en anglais – N.d.T.)* et, comme le confirmera le père Thomas, du mot « saint » *(holy, en anglais – N.d.T.)*. Ces variations de sens forment, finalement, les pièces d'un même ensemble.

Hier nous avons passé beaucoup de temps à explorer la condition humaine de la souffrance. Aujourd'hui nous allons passer plus de temps encore sur le sujet. Il nous faut garder à l'esprit à quel point cette souffrance est profonde, et combien il est difficile de se libérer soi-même de la seconde flèche, la souffrance fortuite, si bien décrite par Ajahn Amaro ; combien il est plus difficile encore de composer avec la première flèche de la souffrance physique et avec la réalité des événements indésirables. Le niveau de souffrance sur lequel travaillent les cliniciens et les maîtres de méditation – ce niveau de souffrance sur lequel nous travaillons tous dans la mesure où nous avons un corps et sommes humains – est parfois inexprimable. La poétesse Naomi Shihab Nye, dans son poème intitulé « Kindness » *(La Bonté – N.d.T.)*, évoque l'énormité du moment où, saisissant le fil de tous vos chagrins, vous « découvrez la taille de l'étoffe » qu'ils tissent[55]. En d'autres termes, le moment où vous réalisez la pleine dimensionnalité de la condition humaine, de *dukkha*, de la première Noble Vérité. Aussi peut-être cette atmosphère influera-t-elle sur notre conversation, ce matin, à mesure que nous réfléchirons à la profondeur de la souffrance qui advient, dans une vie humaine, sous tant de formes différentes. Nous garderons également à l'esprit la beauté du métier de médecin, de psychiatre et de soignant, et leur dévouement dans l'accompagnement d'êtres qui ont perdu foi en leur propre capacité à apprendre, à évoluer, à guérir et à se transformer ; le dévouement qui permet de les aider à se reconnecter avec leurs capacités innées, de telle sorte qu'ils finissent par prendre conscience, peut-être, de leur complétude, malgré toutes les blessures et toutes les cicatrices.

En repensant à ce qui a été évoqué hier, j'ai constaté ce matin que mon esprit, d'instant en instant, passait de la cohérence à la « dé-cohérence » avec une incroyable rapidité. C'était comme si je pouvais observer avec Wolf Singer toutes les différentes parties du cerveau discutant les unes avec les autres, en simultané sur différentes fréquences. Tant de pistes fertiles ont été proposées par les divers orateurs… Wolf nous a parlé de cohérence et de synchronisation. Aujourd'hui, ce que nous allons entendre portera notamment sur ce qui se produit lorsqu'une note ou deux nous échappent au sein du système dynamique dont nous dépendons pour savoir qui nous sommes et sentir profondément où est notre place par rapport au monde.

Dans la remarquable intervention de Robert Sapolsky à propos des rats confrontés au stress et aux ulcères, nous avons tous réalisé à quel point il pouvait être salutaire de ronger un bout de bois après nous être fait insulter ; ou au moins de boxer son oreiller, plutôt que d'aller mordre un autre rat. La plupart des espèces ne poursuivent pas leur agression jusqu'au niveau du meurtre, même si cela arrive occasionnellement à certaines d'entre elles. En la matière, notre espèce, elle, a vraiment repoussé les limites. L'esprit humain peut devenir une source d'immense souffrance quand il demeure inexploré et attaché à sa petite vision personnelle, enlisé dans la cupidité, la haine et l'ignorance. La beauté d'être humain, c'est que nous ne sommes pas des rats, ni même des chimpanzés. Nous avons le potentiel nécessaire à la découverte des dimensions qui se cachent au sein de notre humanité originelle, à commencer par la claire conscience et la compassion, les plus importantes d'entre elles. Ce matin nous explorerons ces dimensions, et notamment leur aptitude potentielle à nous restaurer dans notre intégrité face aux affections, aux maladies mentales et aux flèches de la souffrance. Nous avons beaucoup de chance d'accueillir comme premier orateur le docteur Zindel Segal, titulaire de la chaire Morgan Firestone de psychothérapie à l'Université de Toronto, et directeur du département de thérapie comportementale et cognitive au Centre Addiction et Santé mentale de Toronto. Zindel est un spécialiste reconnu de la thérapie cognitive et des perturbations des processus mentaux au cours de la dépression.

ZINDEL SEGAL : *La thérapie cognitive basée sur la pleine conscience et la prévention de la rechute dépressive*

L'apparition de traitements efficaces contre les troubles de l'humeur a apporté un soulagement à de nombreux patients dépressifs, bien que la stabilisation d'un état amélioré et la prévention des rechutes demeurent des défis coriaces. L'application clinique de la pleine conscience éclaire les patients dépressifs sur les modalités mentales qui caractérisent souvent les troubles de l'humeur, tout en les invitant simultanément à développer une nouvelle relation à ces modalités. Les pensées en viennent à être regardées comme des événements de l'esprit, indépendants de leur contenu et de leur charge émotionnelle. Elles n'ont pas besoin d'être affrontées ou réparées mais peuvent subsister au sein d'une conscience amplifiée. Les fondements empiriques de plus en plus nombreux qui justifient cette approche évaluent à cinquante pour cent l'amélioration de la prévention des rechutes dans le cas de patients préalablement dépressifs.

Je suis très heureux ce matin, pour plusieurs raisons. Je suis heureux parce que mon ordinateur marche. Je suis heureux d'être ici en compagnie de nombreux amis et, surtout, je suis heureux d'avoir le privilège de pouvoir discuter avec Votre Sainteté des recherches que nous menons sur la dépression.

Mon intervention se polarisera aujourd'hui sur une application spécifique de notre travail : le recours à la pleine conscience et à la méditation pour aider les gens ayant souffert de dépression et empêcher celle-ci de revenir dans leurs vies. Je voudrais évoquer ce que nous entendons par le terme « dépression clinique », expliquer la manière dont nous la traitons et comment elle tend à revenir dans la vie des gens, même après leur guérison. Nous sommes convaincus que l'entraînement à la pleine conscience peut jouer un rôle très important pour empêcher la rechute de la dépression. Je voudrais également vous parler de quelques-unes de nos recherches visant à évaluer l'efficacité réelle de cette approche.

Le problème de la dépression couvre un champ des plus étendus. On a dit de la dépression qu'elle était le rhume ordinaire des troubles mentaux parce qu'elle figure, avec l'anxiété, parmi les désordres émotionnels les plus fréquemment rencontrés et signalés. La dépression, rien qu'aux États-Unis, touche environ dix pour cent de la population à un moment ou à un autre de la vie, soit près de trente millions de personnes[56]. L'Organisation mondiale de la santé prévoit que, d'ici cinq à dix ans, la dépression sera la pathologie la plus coûteuse d'un point de vue personnel autant qu'économique, seulement devancée par les cardiopathies[57]. C'est un très grand problème, dont l'impact sur nos sociétés est immense.

Il est important de comprendre que nous ne parlons pas ici de la gamme des émotions par lesquelles nous passons tous lorsque nous sommes tristes. La dépression clinique est un problème qui justifie une prise en charge médicale, parce qu'il interfère vraiment avec la vie des gens. Pour valider un diagnostic de dépression, plusieurs facteurs différents doivent être présents avec constance. Il faut que les personnes soient tristes chaque jour depuis au moins deux semaines, ou qu'elles aient perdu tout intérêt et tout plaisir pour leurs activités d'une façon qui interfère avec leur vie. Elles ont du mal à aller travailler, à s'occuper de leurs enfants et à faire face à leurs responsabilités. La dépression interfère aussi avec le sommeil, l'appétit et la concentration, ce qui prend un relief particulier lorsque nous essayons d'apprendre aux gens à se servir de la pleine conscience ou d'autres formes de pratiques méditatives. Les pensées morbides et suicidaires représentent souvent un très gros problème associé à la dépression.

Il y a une sorte de trajectoire, ou de chemin, qui mène à la dépression. Les personnes considérant qu'elles sont en train de devenir dépressives peuvent, si elles reçoivent un traitement, commencer à s'en relever par elles-mêmes. Si cette amélioration se prolonge,

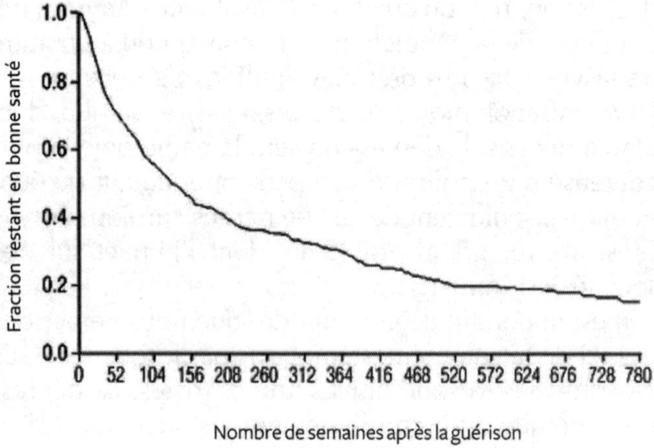

FIGURE 9. **Taux de rechute dépressive sur 15 ans**

Le risque de dépression perdure bien au-delà de la guérison[58].

elles peuvent guérir. Mais, même après un traitement, il subsiste toujours un risque conséquent de retour des symptômes. Les gens peuvent se sentir bien et puis retomber dans un petit épisode de dépression, ou développer très rapidement un nouvel épisode. C'est un peu comme si ça leur collait à la peau, si l'on peut dire. Et plus il leur est arrivé d'être dépressifs, plus ils ont de probabilités de rechuter.

On a fait des progrès dans le traitement de la dépression. La démarche la plus courante consiste à administrer des antidépresseurs. Jusqu'ici les traitements médicaux contre la dépression ont été très efficaces, et ils sont très faciles à dispenser largement. Mais il y aussi la psychothérapie, où les gens peuvent parler de leurs problèmes à quelqu'un : à travers ce processus de parole, ils apprennent à gérer leurs émotions et à s'autoréguler pour commencer à s'extirper de la dépression. La médication et la psychothérapie sont les approches les plus utilisées. L'une et l'autre rencontrent une efficacité comparable, ce qui signifie que les gens sont en mesure de s'aider eux-mêmes de différentes manières.

Lors d'une étude ayant suivi des patients sur une période de quinze ans et démarré à un moment où ils se sentaient bien, on a pu constater que, s'il leur arrivait de traverser une dépression, la maladie revenait toujours ultérieurement[59]. Aussi, même si vous avez été capable de bien vous porter pendant cinq ans, cela ne veut pas dire que vous êtes complètement débarrassé du problème. Pour qu'un traitement soit vraiment efficace, il faut donc qu'il aide les gens non seulement à aller bien, mais aussi à *rester* en bonne santé. Il y a là un paradoxe : il faut convaincre des gens qui se sentent bien de continuer à prendre soin d'eux-mêmes, alors que ce n'est pas toujours dans cette voie qu'ils ont envie de placer leur énergie, quand ils vont bien.

Nous avons néanmoins tenté d'apprendre aux patients à éviter la dépression, par la compréhension des facteurs prédisposant à la rechute. Nous avons déjà une certaine connaissance de ces facteurs. Ainsi, le nombre de périodes dépressives traversées est un indice prédictif très fort d'une éventuelle rechute. Si vous êtes né dans une famille où un parent, une tante, un oncle, une sœur ou un frère sont dépressifs, les probabilités de rechuter, si vous êtes vous-même dépressif, sont importantes. Les deuils majeurs représentent un autre déclencheur de dépression particulièrement puissant.

Ces trois facteurs dépassent vraiment les possibilités d'une surveillance professionnelle. Nous ne pouvons pas faire grand-chose pour éviter les deuils ou déterminer dans quelle famille une personne verra le jour. Mais il existe un facteur psychologique : nous pouvons aider les gens à apprendre à mieux gérer ce qui leur arrive. Entre ici en jeu la réactivité cognitive aux humeurs tristes : l'esprit des anciens dépressifs est particulièrement réactionnel ; on le constate sans ambiguïté quand ils se sentent temporairement tristes. Le psychologue et philosophe William James avait son idée sur la question : « Les pensées tendent, alors, à éveiller leurs associés les plus récents et les plus habituels... L'excitation de tractus particuliers... dans le cerveau, laisse derrière eux une sorte de tendresse... Aussi longtemps qu'elle dure, ces tractus ou ces modes sont susceptibles de voir leur activité réveillée par des causes qui en d'autres temps les auraient laissés en repos[60]. » Autrement dit, une fois que quelqu'un a connu un épisode dépressif, même s'il se sent bien, il faut très peu de temps avant qu'il ne retombe dans un mode de pensée évoquant la dépression.

Pour étudier la question, on peut tester ces patients au laboratoire dans deux états d'humeur différents, et observer chaque fois la façon dont l'esprit réagit. Des personnes sans passé dépressif et testées en état d'humeur normal ou conduites à un état temporairement triste (pendant cinq ou dix minutes) ne présenteront pas de modification significative de leur niveau de pensée dépressive. Celui-ci pourra même légèrement décroître quand nous les amènerons à éprouver de la tristesse. Alors qu'amener à un état de tristesse transitoire des personnes ayant déjà vécu un épisode de dépression augmentera très probablement chez elles ce niveau de pensée dépressive[61].

La façon dont les personnes guéries d'une dépression réagissent quand elles sont vraiment tristes permet de prédire la probabilité d'une rechute à échéance de dix-huit mois. C'est comme si la tristesse les renvoyait à une manière de se contempler elles-mêmes qui ressemble à la dépression.

Si nous pouvions éradiquer la tristesse de l'existence de ces personnes, peut-être ne retomberaient-elles pas en dépression. Mais, évidemment, c'est impossible. Alors nous essayons de les aider à travailler intelligemment avec la tristesse quand elle se présente. Je vais décrire certains des modes de pensée déclenchés par les humeurs tristes et caractérisant vraisemblablement un risque élevé de rechute : ces états d'esprit sont automatiques. Les patients n'ont qu'un faible contrôle intentionnel sur la façon dont ils sont ou non attentifs, et ces humeurs réapparaissent très rapidement. Ces états d'esprit sont souvent de l'ordre de l'évitement, ou de la répression ; ils s'en servent pour contenir les choses à distance ou hors de leur conscience. On constate beaucoup de rumination et une pensée largement centrée sur le moi et l'identité personnelle. Certaines des attitudes caractérisant ces états d'esprit se traduisent par des déclarations telles que : « Pour être heureux, je dois réussir et être riche », ou encore : « Admettre ses erreurs, c'est une marque de faiblesse », voire : « Si les autres me demandaient de les guider, je me sentirais important. »

Lorsque les gens sont tristes, ces modes de pensée leur fournissent une stratégie de comportement, une façon de diriger leur énergie. En même temps, ils les confrontent aussi au risque de retournement de situation, qui les laisse alors en proie à un sentiment d'accablement, complètement perdus. Quand les gens refont l'expérience de la tristesse, ils se demandent souvent, encore et encore : « Cette tristesse, qu'est-ce qu'elle m'apprend de moi ? Pourquoi m'arrive-t-elle à moi ? Comment puis-je y changer quelque chose ? » Il y a une forte focalisation sur le moi, et l'énergie ainsi utilisée est retranchée aux autres formes d'action, potentiellement plus appropriées.

Certaines personnes assimilent ce genre de rumination à une forme d'intelligence émotionnelle, mais cette perception est erronée. Ce sont les anciens dépressifs, bien plus que les gens n'ayant jamais été dépressifs, qui assignent à ce type de pensée des effets positifs. Lorsqu'une personne se trouvant en état de tristesse adopte la stratégie de la rumination, elle est en réalité moins efficace pour résoudre ses problèmes que quelqu'un qui rumine, certes, mais n'éprouve pas de tristesse[62].

Ces marques de vulnérabilité exprimées par les personnes au passé dépressif figurent parmi les objectifs du traitement que nous voulons proposer. Nous connaissons l'efficacité de la thérapie cognitive dans la prévention de la dépression. Une étude récente a suivi des personnes antérieurement dépressives et qui se sentaient bien depuis un an, pour observer si elles rechutaient[63]. Un placebo a été administré à un premier groupe, un médicament antidépresseur à un deuxième groupe, et le troisième groupe a été traité par la thérapie cognitive. Résultat : celle-ci s'est révélée exactement aussi efficace que la médecine, et toutes deux ont été plus efficaces que le placebo. Nous savons donc que la thérapie cognitive prévient la rechute.

Pour prévenir la rechute, la thérapie cognitive s'y prend notamment en enseignant aux gens comment identifier les types de pensées qui les traversent et comment évaluer leur capacité à modifier leur degré de croyance dans la réalité de ces pensées. Imaginez par exemple une pensée qui répéterait : « En tant que personne, je ne vaux rien », « Je ne suis bon à rien », ou encore : « Jamais je ne trouverai de travail. » Vous écrivez ces pensées sur un papier, vous examinez la situation qui les a conduites jusqu'à votre esprit ainsi que les émotions consciemment présentes, puis vous évaluez la réalité. Y a-t-il des raisons objectives qui devraient vous faire trouver du travail ? Y a-t-il des raisons objectives qui vous empêchent de trouver du travail ? Vous alternez ainsi les évaluations, tout en en discutant. C'est une approche très classique de la thérapie cognitive.

Le travail que mes collègues John Teasdale, Mark Williams et moi-même avons mené emploie les mêmes procédures, tout en sachant que la thérapie cognitive enseigne aux patients quelque chose qui diffère un peu de la seule identification, ou évaluation, des pensées. En fait, dans la thérapie cognitive, les patients dépressifs apprennent à répondre à leurs pensées et à leurs sentiments d'une façon pleinement consciente. En écrivant vos pensées, vous apprenez à vous débrancher d'un mode de pensée au profit d'un autre. Vous apprenez à vous décentrer de vos pensées et à commencer à considérer qu'elles ne sont pas nécessairement vraies, ni ne représentent nécessairement le moi. En les consignant par écrit, vous apprenez aussi à vous tourner vers les sentiments et émotions difficiles : on vous demande de dire : « Oui, c'est cela qui m'arrive. Je vais l'écrire. » Et vous travaillez de cette façon à modifier leur degré de crédibilité.

Les patients font ainsi l'apprentissage d'une méthode subtile qui leur permet de réagir à leurs pensées et sentiments quand ils sont dépressifs. Mais comment faire pour les patients qui ne sont pas, en ce moment, d'humeur dépressive ? Leur dépression est peut-être terminée, et pourtant ils auraient toujours besoin de faire l'apprentissage de cette même intelligence émotionnelle pour gérer les pensées chargées de jugement ou de désespoir susceptibles de les assaillir.

Mes collègues et moi-même avons donc développé la thérapie cognitive basée sur la pleine conscience. En fait, il s'agit d'une façon d'intégrer la thérapie cognitive et la réduction du stress basée sur la pleine conscience développée par Jon Kabat-Zinn et son équipe. Nous avons essayé de les associer afin que les gens, indépendamment de leur humeur, puissent tout de même trouver le moyen de réagir aux expériences émotionnelles qui exigent qu'on soit curieux vis-à-vis d'elles et qu'on sache passer d'une modalité d'esprit automatique à un mode intentionnel. Au lieu de se contenter d'y penser, les personnes peuvent ainsi en faire l'expérience directement. Elles peuvent apprendre à distinguer le moment où elles vont évaluer leur expérience, essayer de la résoudre et, à travers l'entretien de la pleine conscience, choisir d'y faire face par le non-agir et l'être. C'est l'approche décrite dans notre livre *La Thérapie cognitive basée sur la pleine conscience pour la dépression*[64], approche évaluée dans nos essais cliniques : il fallait vérifier s'il existait un réel bénéfice clinique associé à notre théorie.

La vocation de la thérapie cognitive basée sur la pleine conscience est d'aider les gens à devenir plus conscients. Un entraînement systématique les habitue à ramener leur attention au moment présent et à observer leur expérience d'instant en instant, plutôt qu'en fonction de ce que leur esprit leur raconte du futur ou

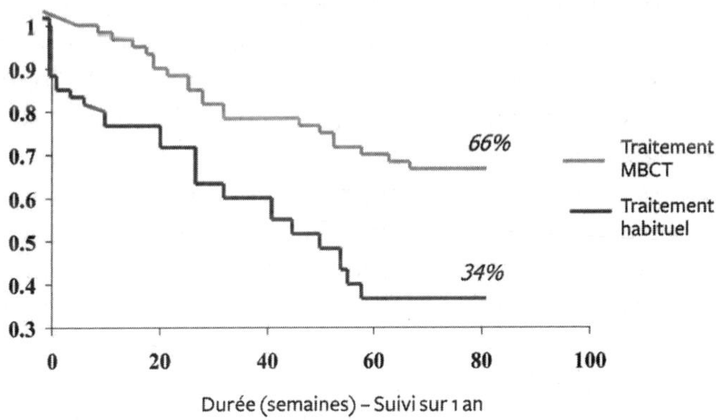

FIGURE 10. **Taux de rechute dépressive chez des patients après trois épisodes dépressifs ou plus**

L'entraînement à la méditation en pleine conscience réduit le risque de rechute dépressive de 50 %[65].

du passé. Ils peuvent ainsi commencer à considérer leurs corps comme un espace vers lequel tourner leur attention et à remarquer les changements qui interviennent dans le flux des sensations. Ils explorent événements agréables et désagréables à partir d'une seule et même perspective, et commencent à envisager pensées et sentiments comme des aléas mentaux qui ne sont pas nécessairement exacts ni n'exigent qu'on s'identifie intensément à eux.

Nous les invitons donc, dans le cadre d'un groupe, à pratiquer des exercices méditatifs formels tels que le balayage corporel, le yoga-stretch en pleine conscience et la pleine conscience en se servant de la respiration, du corps, des sons ou des pensées pour focaliser leur attention. Nous cultivons aussi l'ouverture attentionnelle de la claire conscience sans choix.

Chez eux ils continuent à pratiquer ces mêmes exercices de méditation en pleine conscience à l'aide d'enregistrements audio. Nous nous servons aussi des activités de la vie quotidienne pour aider les personnes à être pleinement conscientes dans chacun de leurs actes. Cela passe par le développement d'activités à leur portée, associées au plaisir ou au contrôle, et par une fine anticipation des éventuelles rechutes. Nous admettons sans ambiguïté que la participation à notre programme ne leur garantit pas de ne plus retomber malades. Faire face à cette éventualité et s'y préparer peut cependant limiter les effets d'une rechute. Un suivi et un dialogue continus nous permettent également d'étudier les micro-expériences et les symptômes dépressifs. Nous pouvons ainsi aider les patients à apprendre à construire une relation à ces événements qui diffère de celle que leur esprit pourrait avoir initialement conçue. Pendant leur journée de travail et leurs loisirs, nous encourageons les gens à utiliser toutes ces approches, de façon que ces stratégies et pratiques s'intègrent à leur vie quotidienne. Ce n'est pas quelque chose d'extraordinaire à pratiquer tous les week-ends à la maison pendant quarante minutes, mais une initiative qu'ils peuvent prendre à tout moment s'ils sont assez conscients.

Nous avons voulu savoir si ces traitements apportaient aux patients un bénéfice réel. Dans notre première étude, nous avons découvert que, parmi les patients n'étant pas sous antidépresseurs à cette époque, ceux qui participaient à notre programme réduisaient de cinquante pour cent leur risque de rechute, par rapport à ceux qui suivaient leur traitement habituel. Soixante-six pour cent des personnes engagées dans le groupe MBCT sont restées en bonne santé (trente-quatre pour cent poursuivant leur traitement habituel)[66].

À ce stade initial de l'étude, personne ne prenait de médicaments. S'ils le souhaitaient, les patients pouvaient toutefois revenir à leur traitement ; à la fin de l'étude, les gens suivant leur traitement habituel étaient plus nombreux à être revenus à leur médication que ceux qui suivaient la thérapie cognitive basée sur la pleine conscience. Les effets les plus prononcés se rencontraient chez les personnes ayant fait l'expérience d'au moins trois épisodes dépressifs majeurs. Plus la dépression était récurrente, et plus les personnes avaient souffert longtemps, plus ce traitement leur profitait, ce qui est intéressant à noter.

John Teasdale et Helen Ma ont réalisé une autre étude pour reproduire nos découvertes et ils ont trouvé des résultats similaires. Le groupe MBCT s'est trouvé mieux protégé des rechutes : soixante-quatre pour cent n'avaient pas rechuté après un an, contre seulement vingt-deux pour cent des gens suivant leur traitement habituel[67].

Pour la résumer, je dirais que notre approche avait pour objectif de réduire la rechute en aidant les patients à apprendre à se dégager d'une vision ruminante et réactive déclenchée par leurs humeurs tristes. Cette thérapie, à notre avis, apprend aux gens non pas à changer leurs pensées, mais plutôt à modifier leur relation à leurs pensées, de même que leur rapport à leurs sentiments et à leurs sensations. Cette approche convient idéalement aux personnes relevant d'une dépression : elles n'ont pas besoin d'être tristes pour en faire l'expérience ; elles peuvent l'appliquer à n'importe quel contenu mental car c'est vraiment le type de relation qu'elles essaient de développer. Les données que nous avons rassemblées indiquent que la protection vis-à-vis de la rechute dépressive s'accroît de cinquante pour cent parmi les personnes utilisant cette approche[68].

Jon Kabat-Zinn : Votre Sainteté, je voudrais maintenant présenter notre second orateur de la matinée, le docteur Helen Mayberg. Helen a travaillé à l'Université de Toronto et depuis quatre ans à l'Université Emory en Georgie. Neurologue, experte en neurosciences, Helen porte un très profond intérêt à la dépression. Je l'ai découverte en lisant dans le *New York Times* un article qui lui était consacré. Ce qu'elle a fait est si stupéfiant que j'en suis presque tombé de ma chaise lorsque je l'ai lu. Nous avons donc le très grand privilège de recevoir parmi nous aujourd'hui le docteur Mayberg.

HELEN MAYBERG : *Les chemins de la guérison : substrats neuronaux des interventions cognitives et basées sur la pleine conscience dans le traitement de la dépression*

*L'imagerie cérébrale fonctionnelle a établi que les traitements non pharmacologiques et pharmacologiques de la dépression exerçaient les uns comme les autres, quoique diversement, une action transformatrice sur le cerveau. Cet exposé prend appui sur des études réalisées au moyen de la tomographie par émission de positons (PET) et de l'imagerie par résonance magnétique fonctionnelle (*IRMf*). Ces études portaient sur les modifications du cerveau fonctionnel associées à une rémission après dépression, à la suite de différents traitements – avec examen particulièrement attentif des guérisons facilitées par la thérapie cognitive comportementale. Les différences entre les interventions cognitives et les interventions pharmacologiques sont discutées ici dans le contexte d'un* *modèle présumé de dépression, déterminé à l'aide de ces études par imagerie. Le possible retentissement de ce travail sur la compréhension de l'impact de la méditation en pleine conscience dans le traitement de la dépression sera abordé lors de cette intervention.*

Votre Sainteté, je suis très heureuse d'être en votre compagnie ce matin, ainsi qu'avec nombre de mes collègues qui m'ont aidée à comprendre que la dépression était davantage qu'une simple maladie cérébrale. Toutefois, la neurologue que je suis voudrait vous parler de la dépression envisagée du point de vue du cerveau. Ainsi pourrons-nous débattre de la façon dont la thérapie en pleine conscience, la thérapie cognitive et la médication affectent la santé cérébrale.

Quand j'étudie le cerveau, j'appréhende la dépression comme un état d'extrême déséquilibre entre le corps et l'esprit, et également le moi. À bien des égards, comme j'ai pu l'apprendre ici, la dépression majeure est vraiment une manifestation de la première Noble Vérité. C'est une forme de souffrance extrême. Le déséquilibre qui la caractérise peut être associé à certaines régions spécifiques du cerveau ; grâce aux techniques d'imagerie cérébrale, nous pouvons essayer de le localiser. Ici, je pense à la deuxième Noble Vérité : nous constatons que la souffrance a une origine et nous pouvons aller en chercher la cause.

Mon collègue Zindel Segal nous a dit qu'il existait différents traitements contre la dépression et qu'il était possible d'observer la façon dont ces différents traitements agissent au sein du cerveau pour restaurer l'équilibre du système esprit/corps. Comme dans le cas de la troisième Noble Vérité, la souffrance à laquelle font face les personnes atteintes de dépression sévère peut avoir une fin. Il nous est possible d'identifier les points de sortie de la souffrance. Il nous est possible de chercher à savoir où la méditation est susceptible d'intervenir au sein du cerveau pour faciliter la guérison de la dépression majeure et empêcher la récidive. Plus important encore, une fois l'équilibre restauré, il nous est possible de réfléchir aux moyens d'améliorer le bien-être du patient. Vous me pardonnerez d'usurper ainsi les Quatre Nobles Vérités pour parler de la maladie, mais je vois là vraiment un continuum.

Moi aussi, j'apprécie énormément William James, pour une raison légèrement différente. La façon dont il a défini la dépression a aidé la neurologue que je suis à se faire une idée de l'endroit où la dépression cérébrale pourrait siéger. Il a décrit cette intense douleur associée à la souffrance dépressive comme « une angoisse positive et active, une sorte de névralgie psychique totalement étrangère à la vie normale[69] ». Mais il a aussi dit autre chose : dans cet état de douleur actif, l'esprit fait mal, mais l'esprit est également engourdi, insensible. Comment est-ce possible ? Voilà qui suggère, une fois encore, l'idée d'un déséquilibre au sein du cerveau. L'esprit a mal, mais en même temps l'esprit est insensible. Comment est-ce possible, et sommes-nous capables de tirer cela au clair ?

Nous avons étudié dans mon laboratoire l'impact de différents traitements sur le cerveau en utilisant diverses méthodes d'imagerie. Au cours de l'une des séries d'études, nous réalisons des PET scans du cerveau de plusieurs patients malades et en déduisons une moyenne. Puis nous comparons ces scans avant et après différents traitements pour observer les modifications du cerveau. Nous avons procédé ainsi avec des patients placés sous traitement médicamenteux[70], sous thérapie comportementale et cognitive[71] et, très récemment, sous stimulation cérébrale profonde[72].

Nous voulions d'abord comprendre où se logeait la souffrance dans le cerveau. Non seulement la dépression extrême, mais aussi la tristesse ordinaire. Où donc est son siège ? Pour chercher dans cette direction, il existe une méthode qui consiste à revivre une expérience de tristesse passée, à refaire l'expérience de la souffrance et à passer un scanner au cours de cet état[73]. Qu'arrive-t-il au cerveau lorsqu'on ressent cette douleur ?

Lorsqu'une personne fait l'expérience de ce type de douleur mentale, nous observons que des régions cérébrales spécifiques entrent dans une activité intense. Plusieurs aires cérébrales sont ici impliquées, dont le cortex cingulaire subgénual (aire 25, la plus active). D'autres études ont révélé que ces régions étaient impliquées dans la réponse au stress chronique. Elles ont aussi partie liée avec la régulation de l'énergie, du sommeil, de l'appétit, de la libido et de diverses réactions hormonales et immunitaires. Comme l'indiquaient les résultats évoqués hier par Robert Sapolsky, on constate que certains systèmes cérébraux spécifiques s'activent non seulement en réaction au stress physique, mais aussi en réponse au stress émotionnel, par exemple quand on se sent abattu.

Même quand certaines régions du cerveau sont fortement activées, comme l'aire cingulaire 25, on observe aussi une désactivation ou une baisse d'intensité d'autres régions cérébrales, notamment celles qui ont la responsabilité de la cognition active. Comme si, avec la tristesse, le cerveau émotionnel s'allumait et si le cerveau intellectuel s'éteignait temporairement d'une façon parfaitement coordonnée. Comme l'a dit Wolf Singer hier, il en résulte de la cohérence : une réponse coordonnée à travers différentes régions. Tel qu'il est organisé, le cerveau sait qu'en cas d'événement survenant dans une région donnée d'autres régions vont réagir. Quand nous nous trouvons dans un état de douleur émotionnelle, celui-ci nous désengage de la pensée – à moins que nous disposions d'une stratégie particulière pour gérer ce genre de souffrance.

Je vais maintenant aborder l'étape suivante et passer de la souffrance saine, qui fait partie de la vie, à la souffrance malsaine de la dépression. La dépression est un état dans lequel on n'a pas de contrôle, quels que soient les efforts qu'on peut faire en ce sens. Dans le cerveau de certains patients dépressifs, l'état de dépression ressemble exactement à l'état de tristesse ordinaire et transitoire chez des gens en bonne santé. Chez d'autres patients, le tableau cérébral est légèrement différent. Cela peut s'expliquer par le fait que tous les patients dépressifs ne présentent pas les mêmes symptômes. Certains patients sont très lents et non réactifs à leur environnement. Ils ne peuvent pas s'impliquer. Chez d'autres patients, la partie pensante du cerveau est hyperactive, comme nous l'a expliqué Zindel. J'ai de nombreux patients qui ont juste mal. Ils n'ont pas même une pensée qui puisse les aider à sortir du trou. Nous constatons ainsi que le cerveau peut être très différent chez des gens différents ; ces disparités nous donnent une indication de la façon dont le cerveau se modifiera quand les gens iront mieux.

Comment le cerveau peut-il présenter ainsi différents états au titre d'un diagnostic psychiatrique unique, en l'espèce la dépression ? De fait, le cerveau répond aux épreuves négatives qui se présentent à lui, et, quand se produit un élément déclencheur particulier, l'équilibre du système se modifie. Le cerveau ne se contente pas d'attendre et de recevoir ; il réagit. Nous tentons de nous en sortir aussi bien que possible. Il se peut que le cerveau en vienne à « surcorriger », à compenser en essayant de trouver une échappatoire à la douleur. Mais parfois cette correction ne corrige rien du tout. C'est juste un excès d'activité mentale, qui ne ramène pas à l'équilibre. Dans cet état, de nombreux patients ne sont même pas capables de s'aider eux-mêmes.

Alors comment aider le cerveau à revenir à un état d'équilibre et à le conserver ? Nous parlons ici de « maladie », par opposition à la simple « souffrance », parce qu'elle ne peut pas s'autocorriger, même pas, peut-être, avec de l'entraînement. Aussi, nous essayons de savoir où agissent les traitements dans le cerveau : cela peut nous aider à trouver le moyen d'entraîner le cerveau à atteindre ce point par d'autres voies.

Il y a plus d'un seul chemin vers la guérison. Je vous donnerai l'exemple de deux méthodes par lesquelles il est possible de modifier le cerveau en utilisant des traitements standard contre la dépression. Dans la première étude, en collaboration avec Zindel Segal et Sidney Kennedy à Toronto, nous avons traité par thérapie cognitivo-comportementale des patients très dépressifs[74]. À mesure que les patients reviennent de leur état extrêmement dépressif, l'activité dans le cortex préfrontal – le cerveau pensant – s'affaiblit. C'est apparemment naturel, puisque la thérapie cognitive enseigne aux patients à moins ruminer. Nous observons aussi la désactivation des régions du cerveau très impliquées dans les processus d'autoréférence excessifs. Comme vous l'a dit Zindel, l'idée de la thérapie, c'est qu'il n'est pas seulement question de « moi ».

Il ne s'agit pas seulement de « ma » douleur. Je suis en mesure de l'extérioriser, de la placer dans une plus large perspective et de prêter une attention moins autocentrée à la sensation et à moi-même. Dans le même temps, et c'est intéressant, l'activité dans le cortex cingulaire antérieur s'élève. C'est une aire très importante pour l'empathie. Il est donc possible qu'en se focalisant moins sur soi-même et davantage sur les autres on puisse restaurer l'équilibre. Le traitement par la thérapie cognitive n'a pas été exactement conçu en ce sens, mais, au niveau cérébral, on voit en tout cas émerger un nouvel état d'équilibre.

Avec la médication, c'est une tout autre histoire. La médication peut agir sur les mêmes zones cérébrales mais elle les modifie différemment. Elle restaure l'équilibre au moyen d'une stratégie différente. L'activité dans certaines régions du cerveau est désactivée, notamment dans le cortex cingulaire subgénual (aire 25), zone associée à l'intense tristesse dans notre étude précédente. La désactivation du cortex cingulaire subgénual permettrait d'activer le cortex frontal et libérerait l'esprit pensant. Chose intéressante : à l'inverse de la thérapie cognitive, qui semble cibler uniquement le cortex médian frontal et le cortex cingulaire antérieur (zones cérébrales engagées dans la conscience de soi, la réflexion, l'attention aux autres, et donc moins impliquées dans l'égocentrisme), la médication agit seulement sur les régions servant de médiatrices entre la réponse au stress et l'état du corps (le tronc cérébral, les noyaux gris centraux, l'hippocampe et le cortex cingulaire subgénual)[75]. Dans ces zones cérébrales, l'activité décroît, ce qui, à notre avis, permet de réguler la condition douloureuse du corps. Alors, à son tour, l'esprit retrouve son équilibre. Cela vient appuyer ce que je disais plus tôt. Quand on souffre d'une façon normale, saine, l'activité augmente dans les composants corporels du cerveau tandis que le siège cérébral de la pensée – le cortex – est désactivé. Avec la médication, c'est exactement l'inverse qui se produit à mesure que l'on guérit. L'activité des éléments corporels diminue, et le cortex est libéré ; l'apathie disparaît.

Cette balance qui oscille dans un sens ou dans l'autre témoigne de l'étroite connexion de ces régions : en les étudiant de cette manière rudimentaire ou à travers la chorégraphie sophistiquée des différentes zones interagissant les unes avec les autres (que Wolf Singer a décrites), nous avons identifié les régions cérébrales sur lesquelles repose l'articulation de l'émotion et de la pensée.

Nous avons également quelques patients très dépressifs qui ne réagissent pas à la thérapie verbale, pas plus qu'à la médication ou au traitement de choc. Ils ont essayé tous les traitements disponibles. L'un de ces patients décrit son état de malade perpétuel comme « une agonie lancinante au creux de l'estomac ; un douloureux dégoût de soi-même qui consume toute votre énergie et rend impossible l'attention à quoi que ce soit d'autre ». Cette douleur est mentale, mais pour lui c'est comme si elle vivait dans son ventre, au point qu'il se tient physiquement l'estomac. En même temps, il se sent l'esprit vide. C'est très intéressant. D'un point de vue médical, il n'y a pas de problème du côté de son estomac ni de son cœur. Mais, pour de nombreux patients, la dépression devient un asservissement du corps, au point que l'esprit perd toute clarté. Tout ce qu'ils ont, c'est de la douleur, et le reste est totalement vide.

Nous avons constitué un groupe avec ces patients très atteints et avons pris avec eux une initiative tout à fait radicale. Nous pensons que la source du problème siège dans le cortex cingulaire subgénual, la région du cerveau qui s'active quand les gens, même en bonne santé, sont sujets à un accès de tristesse. Comme si ça s'embourbait. Alors nous pratiquons dans le crâne une petite incision et insérons une électrode ultrafine jusqu'à cette zone précise, une de chaque côté, pour essayer d'« éteindre » la douleur – le patient étant éveillé (au bloc opératoire). Après avoir relié les électrodes à une batterie nous stimulons, ou plutôt nous interrompons l'activité de cette zone cérébrale. L'idée est de couper le circuit électrique responsable du *feedback* – de la rétroaction négative – persistante[76]. Lorsque nous avons procédé à cette expérience avec le patient que j'ai décrit tout à l'heure, il nous a dit que la souffrance avait soudain paru s'éloigner. C'était très surprenant et extrêmement spectaculaire. Mais, par rapport à l'hypothèse de départ, il y a plus important encore : à mesure que se dissipait sa sensation de souffrance, sa pensée revenait à la vie et il s'intéressait de plus en plus à ce qui était en train de se passer autour de lui. Il était depuis trois heures au bloc opératoire avec nous, mais il a attendu le moment de la stimulation aiguë pour prendre conscience qu'il y avait autour de lui des choses auxquelles prêter attention. L'assujettissement de l'esprit au corps, provoqué par l'affrontement de différentes parties du cerveau, avait été corrigé. Un autre patient, en voie de guérison après avoir été traité pendant deux mois au moyen de cette stimulation, nous a dit : « Le changement le plus fondamental que je puisse observer, ce n'est pas l'impression de quelque chose qu'on aurait ajouté.

Non : quelque chose a été retiré. Le sentiment de tourbillon oppressant et angoissant était permanent, sous une forme ou une autre. Et maintenant il a disparu. »

Mais il ne s'agit pas d'un retour à la santé parfaite ; comme le second patient l'a décrit très clairement, « c'est comme si, au lieu de vous trouver au fond d'un précipice vertigineux, vous aviez posé le pied sur la paroi. Vous regardez autour de vous, et vous savez qu'il reste encore deux cent cinquante mètres à grimper avant d'arriver là où vous voulez aller. Mais au moins vous n'êtes plus dans le trou. Désormais c'est à vous de jouer ». C'est ainsi qu'il s'exprime, maintenant qu'il peut participer. Il n'est plus assailli et peut désormais faire le nécessaire pour recouvrer une meilleure santé.

Grâce aux études par imagerie et aux autres expériences neuroscientifiques, nous savons que les interactions entre ces différentes régions cérébrales ne sont pas fortuites. Nous connaissons leur mode de connexion anatomique et pouvons observer que la façon dont elles se modifient, comme en une danse destinée à restaurer l'équilibre, implique certains assemblages très spécifiques. Il semblerait que les zones cérébrales contrôlant la condition du corps doivent être en équilibre avec les zones contrôlant la pensée et la manière dont nous nous relions aux autres, au monde ou à nos sens. Mais ici, et c'est très important, il n'est pas seulement question du comportement du corps et de l'esprit, mais de la façon dont ils sont entraînés vers la conscience de soi et la lucidité. Des traitements différents déclenchent entre ces zones des combinaisons différentes.

Je voudrais souligner une chose : même si nous formons beaucoup de nos déductions à partir d'études réalisées sur l'animal, le rat n'est pas une personne. Ils ont beau présenter de nombreuses réactions et comportements organiques similaires aux nôtres, les rats ne sont pas « raccordés » comme les humains, surtout pour ce qui concerne la conscience de soi et la lucidité. De fait, les rats n'ont pas de zones cérébrales équivalentes à celles dont nous pensons qu'elles permettent aux gens de comprendre qui ils sont et quelle est leur relation au monde extérieur et à autrui. Les rats ont un lobe frontal mais ne disposent pas exactement des mêmes sous-parties ni des mêmes connexions que les humains. Voilà une occasion de comprendre ce qui nous rend humains. Occasion de comprendre par exemple pourquoi notre aptitude à la compassion est une étape sur le chemin de la guérison. Voilà qui nous aide aussi à connaître les limites de ce que nous pouvons faire et ne pas faire avec les rats. Ils nous sont très utiles pour comprendre bien des choses, mais pas toutes.

Je terminerai en revenant à la réflexion sur le siège de la pleine conscience. Nous sommes chaque jour confrontés à de nombreux défis. Zindel a évoqué les déclencheurs ordinaires susceptibles d'entraîner des récidives dépressives. Mais nous rencontrons également des défis susceptibles de déclencher la souffrance sans nécessairement nous conduire sur la voie de la maladie. Dans les deux cas, le cerveau peut très bien reprendre à son compte ces états de déséquilibre. Nous sommes fabriqués comme ça. La pleine conscience et les autres formes de méditation peuvent servir à empêcher un tel déséquilibre d'aller trop loin. Elles peuvent aussi aider à limiter le déséquilibre lui-même, en nous permettant de ressentir la souffrance tout en la tempérant. Et, en même temps, la pleine conscience et les autres formes de méditation peuvent faciliter la restauration de l'équilibre.

Plus important encore : au-delà même de ce retour à l'équilibre sur lequel, en tant que médecins, nous nous focalisons, notre véritable objectif est d'accroître le bien-être de nos patients, chaque fois que c'est possible, au-delà de la normale. Nous sommes déjà bien contents, évidemment, quand nous parvenons tout simplement à leur faire remonter la pente ; mais le plus souvent, malheureusement, nous n'allons même pas jusque-là. Nous devons nous contenter de résultats moins qu'optimaux parce que nous ne pouvons pas faire mieux. À une personne cancéreuse, nous devons nous contenter de faire gagner quelques années supplémentaires, et non espérer la guérir. Dans de nombreuses pathologies mentales et neurologiques, l'amélioration de la qualité de vie du patient suffit, et constitue la limite de ce que nous pouvons apporter ; alors que notre objectif, en réalité, est toujours plus élevé. Dans le cas de la dépression, notre but est la guérison de l'état dépressif, mais ensuite, une fois le patient rétabli, il faut espérer qu'il continuera à évoluer au-delà de ce qu'on pourrait appeler un état « normal ». Il faut espérer que nos traitements seront capables de susciter un solide bien-être, qui limitera la gravité des déséquilibres potentiels lorsque la souffrance refera son apparition.

DISCUSSION SUR LA SESSION 3

Outre Sa Sainteté le Dalaï-Lama, les intervenants, les interprètes et le modérateur, cette session accueille Jan Chozen Bays, Jack Kornfield et John Teasdale.

Jon Kabat-Zinn : L'extraordinaire témoignage que nous venons d'entendre atteste qu'il est possible, dans certains cas, de soulager une forme de souffrance jugée jusqu'alors complètement impossible à influencer. Nous commençons à comprendre certaines des dimensions les plus profondes du fonctionnement du cerveau, et le véritable rôle de certaines zones particulières dans différents états pathologiques et douloureux. Votre Sainteté, ce que vous avez entendu inspire-t-il quelque intuition de votre part, quant aux capacités de la pratique contemplative à nous conduire, comme l'a suggéré Helen, non seulement au point dont nous sommes partis, mais vers des états de bien-être plus élevés encore ?

Sa Sainteté le Dalaï-Lama : Les pratiques bouddhistes, à proprement parler, sont dirigées vers l'atteinte de ce que le bouddhisme appelle la libération. Les pratiques contemplatives bouddhistes peuvent exercer un effet dans le domaine de la santé parce que l'essentiel de notre souffrance, notamment la souffrance psychologique et émotionnelle, provient de la distorsion qui caractérise notre façon de nous relier au monde ; une distorsion dans notre manière de voir, et d'être. Bien des pratiques ont été pensées, vraiment, pour aider à surmonter ou à effacer ce type de distorsion et d'aveuglement. La pratique du bouddhisme et l'aspiration à la libération par l'engagement dans ces pratiques peuvent également conduire à la restauration de la santé, comme un effet secondaire. Mais, de la façon dont ces pratiques agissent précisément sur la santé, je n'ai aucune idée.

Jon Kabat-Zinn : Entamons ce dialogue matinal en demandant son avis au docteur John Teasdale, psychologue et chercheur à l'Université de Cambridge, au Royaume-Uni. John est l'un des spécialistes mondiaux de la modélisation cognitive de la rumination mentale, de la dépression et des troubles affectifs. Il a développé, avec Zindel Segal et Mark Williams, la thérapie cognitive basée sur la pleine conscience. John se prépare aussi à devenir instructeur de méditation *vipassana* dans la tradition du bouddhisme *theravâda*. Ainsi habite-t-il deux mondes, d'une manière authentiquement remarquable.

JOHN TEASDALE : Votre Sainteté, je voudrais aborder la question de la diffusion du traitement : comment dispenser efficacement la thérapie cognitive basée sur la pleine conscience aux nombreuses personnes susceptibles d'en retirer un bénéfice ? Les essais cliniques que nous avons menés montrent que ce traitement peut être d'un grand secours[77], mais sa diffusion potentielle auprès de millions d'individus nous oblige à nous demander comment préserver à la fois son efficacité et son intégrité. Notre réponse à ce défi reflétera largement notre compréhension du processus qui détermine les bénéfices manifestes de la thérapie cognitive basée sur la pleine conscience. Je voudrais évoquer deux visions complètement différentes de ce qui se passe.

La première idée, globalement, c'est que nous formons les gens à des techniques. Nous leur dispensons toute une batterie de compétences qui leur permettent de réguler leur attention : comment focaliser l'attention d'une manière particulière, comment maintenir cette focalisation puis se libérer des conduites qui n'apportent rien (comme la rumination mentale), et refocaliser son attention sur des supports plus neutres comme la respiration ou les sensations corporelles. Si nous partons de cette vision, qui décrit une technique d'entraînement à certaines aptitudes, nous ne devrions pas rencontrer trop de difficultés pour diffuser cette approche. C'est une tâche relativement simple, et nous pouvons nous servir à cette fin d'enregistrements de méditations guidées et d'autres supports disponibles.

Il existe cependant une autre approche, globalement différente : au-delà des bénéfices d'un tel entraînement, les patients modifient considérablement la façon dont ils comprennent la nature de leur souffrance. Le regard qu'ils portent sur les expériences désagréables et douloureuses se transforme, et cette transformation entraîne un changement dans leur manière de se relier à ces expériences. Ils apprennent à se relier à la tristesse et à la souffrance émotionnelle sans se laisser enliser autant qu'avant dans la souffrance fortuite évoquée précédemment. Vue sous cet angle, la méditation est davantage qu'un simple entraînement des compétences à la régulation de l'attention. Elle devient un moyen d'incarner et d'explorer cette approche différente et cette nouvelle manière d'entrer en relation.

Cette approche plus sophistiquée génère également des conséquences plus complexes en ce qui concerne la diffusion du traitement. Elle est aussi plus subtile, en ce sens qu'elle peut exiger de la part des instructeurs davantage de compétences et de compréhension : une grande partie des changements dont nous parlons surviennent en effet à un niveau implicite, influencés par la manière d'être globale de l'instructeur.

Quelles que soient nos opinions individuelles quant à la plus grande pertinence de l'une ou l'autre de ces deux approches, simple ou subtile, les opinions et les pensées ne sont pas des faits, comme nous le disons à nos patients. Si nous envisageons sérieusement une large diffusion de ces traitements, il nous faut pouvoir disposer d'éléments plus empiriques, à même de nous indiquer laquelle de ces deux approches est la plus appropriée.

Si l'on observe la tradition cognitivo-comportementale, dont est issue la thérapie cognitive basée sur la pleine conscience, on s'aperçoit qu'il existe de nombreuses stratégies susceptibles d'être utilisées pour identifier les mécanismes les plus efficaces dans le cadre d'un traitement. Ces stratégies pourraient nous aider à choisir entre les deux termes de cette alternative. Si nous parvenions à identifier plus clairement les mécanismes de transformation déterminants, nous pourrions mieux aider les instructeurs à être plus compétents encore, de façon à passer de l'intuitif et de l'implicite à l'explicite et au « bien décrit ».

Pour tenter de comprendre les mécanismes du traitement, les thérapeutes cognitivo-comportementaux ont adopté trois grandes stratégies de recherche. La première consiste à identifier le véritable processus qui détermine le changement et les variables qui en supportent les répercussions. Dans le cas de la thérapie cognitive basée sur la pleine conscience, nous pourrions observer les modifications cérébrales qui semblent annoncer et véhiculer ces répercussions, comme Helen l'a décrit si élégamment. Au niveau psychologique, nous disposons déjà de certains éléments qui nous permettent d'affirmer que la thérapie cognitive basée sur la pleine conscience agit à travers les effets qu'elle exerce sur l'amplification de la pleine conscience et l'accroissement de la compassion envers soi-même[78].

Deuxième stratégie : le « démontage », ou analyse factorielle. Pour l'essentiel, il s'agit de décomposer l'ensemble du système. Par exemple, de garder uniquement la part de la thérapie cognitive basée sur la pleine conscience qui forme les compétences. Le mécanisme complexe se trouve ainsi réduit aux seules techniques de régulation de l'attention ; nous pouvons alors observer si nous obtenons toujours les mêmes effets.

La troisième stratégie, en puissance, est la plus radicale. Nous essayons d'identifier les ingrédients efficaces qui composent ce système complexe, dont l'essentiel provient des procédures de méditation traditionnelles. Mais nous redémarrons de zéro, en postulant que les procédures traditionnelles, qui ont évolué pendant des millénaires dans un objectif précis, ne sont peut-être pas les véhicules les plus appropriés pour dispenser ce dont nous avons besoin aujourd'hui. Nous n'en sommes pas tout à fait à réinventer la roue, mais peut-être le pneu : il s'agit de prendre appui sur des moyens plus rationnels, plus concentrés et plus efficaces pour aboutir aux résultats poursuivis. C'est un peu comme si nous disions : d'accord, nous avons considérablement bénéficié de l'héritage des grandes traditions, mais peut-être le rôle de notre génération est-il de changer les choses, d'introduire ici de nouvelles technologies.

Sa Sainteté le Dalaï-Lama : Je me demande s'il est vraiment nécessaire de choisir un modèle en l'opposant à l'autre. La stratégie de la thérapie cognitive basée sur la pleine conscience peut être abordée différemment d'un patient à l'autre. Pour certaines personnes, le problème est beaucoup plus profond. Si l'orientation première d'un individu, la façon dont il comprend la vie et se relie aux autres, est dysfonctionnelle, alors il faut une méthode qui modifie cette manière basique de se relier au monde. Pour d'autres, le problème est davantage le fruit de la rumination – les habituels processus mentaux incontrôlés. On pourrait orienter l'approche, ici, d'une façon plus technique : vous enseigneriez simplement à la personne l'aptitude à se dégager de ces processus.

JOHN TEASDALE : Je crois que ce que vous dites est absolument central. La question qui se pose généralement au sein de la tradition cognitivo-comportementale est la suivante : quelle sera l'intervention la plus efficace pour quelle personne, et dans quel contexte ? Nous acceptons l'idée que des gens différents puissent avoir des besoins différents ; mais, si nous pouvions identifier le type d'individus pour lesquels une approche est plus appropriée que l'autre, et affiner les techniques qui leur sont destinées, nous serions beaucoup plus efficaces. L'autre possibilité, c'est l'approche graduelle : commencer par enseigner les techniques à tous, à charge pour ceux qui le peuvent d'en retirer un bénéfice. Dans un deuxième temps, intégrer les changements plus subtils en termes de compréhension et de relation au monde, pour les patients qui ont besoin de quelque chose de plus avancé.

SA SAINTETÉ LE DALAÏ-LAMA : La difficulté de la deuxième stratégie, plus complexe, c'est qu'elle suppose d'être sensible au type de contenu à proposer. Parce que ce que vous essayez de modifier, c'est la vision du monde fondamentale d'un individu. Si, par exemple, l'état d'esprit d'un individu repose sur un problème d'agrippement ou d'identification très forts à une certaine forme de permanence, alors il faut qu'il puisse mieux comprendre la nature transitoire des événements mentaux : ils vont et viennent. On peut voir ça comme une vérité universelle, sans dimension religieuse, et cela peut aider.

D'un autre côté, si l'agrippement d'un individu repose essentiellement sur un sens de l'ego très développé, alors ce qu'enseigne le bouddhisme à propos du non-ego peut lui être très profitable. Mais, si vous introduisez l'enseignement bouddhiste alors que la personne n'a pas d'intérêt pour le sujet, vous allez soulever de délicates questions sur la religion et la spiritualité.

Votre troisième stratégie soulève une question cruciale à propos de l'enseignement traditionnel des pratiques de méditation : faut-il les adapter au contexte d'aujourd'hui ? Dans la mesure où le dessein premier des pratiques de méditation bouddhiste traditionnelles consiste à surmonter les afflictions de l'esprit et à gérer les émotions destructrices comme la colère et l'hostilité, ces pratiques deux fois millénaires ne requièrent aucune modification, parce que le problème est toujours le même, et parce que la solution ou la thérapie est également la même. Toutefois nous sortons ici du cadre de notre discussion. Ce que nous essayons de faire ici, c'est d'identifier les aspects des pratiques méditatives traditionnelles pouvant être appliqués au secteur de la santé. La nouvelle recherche scientifique en matière de thérapie comportementale et cognitive peut vraiment aider à identifier les éléments susceptibles d'être le plus efficacement adaptés aux objectifs spécifiques de la santé.

JON KABAT-ZINN : Voici le moment idéal pour élargir la conversation à nos autres intervenants. Nous avons tenu à associer à ce panel des enseignants du *dharma* occidental issus des différentes traditions bouddhistes, dont deux merveilleux enseignants bien connus : Jan Chozen Bays et Jack Kornfield. Jan Chozen Bays est à la fois instructrice zen et pédiatre. Elle travaille également auprès de personnes affectées de stress posttraumatique à la suite des mauvais traitements de toute sorte subis dans leur enfance. Elle est donc très familière avec le champ de la souffrance qui s'exprime par la dépression. D'une certaine façon, les enseignants du *dharma* occidental agissent aussi en thérapeutes. Comme l'a rappelé Ajahn Amaro hier, on dit du Bouddha qu'il est le docteur du monde. Jan, je crois qu'il serait très intéressant d'évoquer ce que tu vis à travers ton enseignement, à la lumière des questions qu'a posées John Teasdale. Tu dois rencontrer de nombreuses personnes en proie à des problèmes de santé mentale, car tu travailles avec la population en général. Considères-tu que ton approche de la pratique méditative, dans ce contexte, est adéquate, ou sens-tu plutôt qu'il faudrait la modifier d'une façon ou d'une autre afin de toucher profondément au cœur de chaque être humain ?

JAN CHOZEN BAYS : J'ai constaté qu'une grande partie des gens qui en viennent à pratiquer le zen étaient dépressifs, et qu'ils utilisaient les longues retraites méditatives comme une sorte d'automédication. Au terme de la retraite, ils se sentent beaucoup mieux, mais, une fois rentrés chez eux, ils retombent dans la dépression. En tant que médecin, si je vois que des gens ont l'air dépressif, je leur recommande souvent d'essayer les traitements médicaux. Il se peut que l'idée d'essayer les médicaments les rende mal à l'aise, mais je leur explique que c'est comme le diabète : si votre pancréas manque d'insuline, ce n'est pas votre faute. Si votre cerveau rencontre une difficulté au sein de ses circuits électriques ou de sa chimie particulière, ce n'est pas votre faute. Aussi, quand ces gens prennent des médicaments, ils trouvent alors parfois l'énergie suffisante pour méditer. Ils recouvrent un peu d'espoir et de lucidité mentale. Ainsi le soulagement transitoire de leur souffrance par la médication peut-il les encourager à commencer à s'engager sur un chemin libérateur. Cette approche combinée de la médecine et de la méditation peut se montrer très efficace.

La dépression n'est pas un problème neuf. Dans les textes sacrés du canon pali*, Mara parle au Bouddha d'une voix que nous appelons critique intérieure. Le Bouddha est allongé et se détend après une longue journée de méditation. Mara survient et lui dit : « Tu es tellement paresseux ! Pourquoi ne travailles-tu pas plus durement à ta libération ? » Et le Bouddha répond : « Eh bien, je suis couché, et je médite. » Puis se produit la scène inverse : alors que le Bouddha est en train de travailler très intensément à sa méditation, Mara vient lui parler : « Tu travailles trop dur ! Tu devrais te reposer. Tu devrais apprécier ta vie telle qu'elle est. » Ces voix intérieures à l'être humain, ces voix critiques, dépréciatives et désespérantes sont vieilles comme le monde, et le Bouddha lui aussi en a fait l'expérience.

Cette critique intérieure, le bouddhisme l'appelle doute sceptique ; il y a là de quoi détruire la pratique spirituelle de n'importe qui. Toutes les traditions religieuses ont leur forme de critique intérieure. La critique intérieure catholique avertit : « Tu es peut-être en train de pécher et tu ne le sais même pas ! » La critique intérieure protestante exhorte : « Tu ne travailles pas assez dur. Travaille plus dur ! », jusqu'au moment où cela devient un problème. La critique inté-

---

* Recueil des écritures sacrées de l'école bouddhiste *theravâda* *(N. d. T.)*.

rieure juive morigène : « Ta mère n'est pas contente ! Tu es en train de commettre une faute. » Les gens me demandent ce que dit la critique intérieure bouddhiste. À mon avis, elle se borne à constater : « Cette pensée n'était pas des plus éclairées. Tout cela n'était pas très compassionnel. »

Il est très utile de prendre un certain recul par rapport à ces énergies autocritiques. Telle que je la vois, la dépression est l'enlisement dans la première Noble Vérité. Les gens sont bloqués dans leur souffrance et ne parviennent pas à atteindre la bonne nouvelle qui révèle l'existence d'un soulagement à la souffrance. Le Bouddha a défini l'enfer comme une souffrance physique et mentale sans espoir de soulagement. Quand l'espoir est perdu, alors les gens sont en enfer. Les traitements médicamenteux, la stimulation électrique ou la thérapie cognitive basée sur la pleine conscience donnent de l'espoir aux gens, aussi sont-ils en mesure d'avancer vers les deuxième, troisième et quatrième Nobles Vérités.

Je crois aussi que chacune des dimensions de l'esprit porte en elle une part de vérité, même si elle est devenue névrotique et nous rend malade. Il existe une curieuse étude qui a révélé que les pronostics des gens dépressifs, dans les jeux de hasard, étaient plus souvent exacts que ceux des autres joueurs. N'est-ce pas intéressant ? Si vous êtes pessimiste, vous êtes plus réaliste, au moins en termes de jeux de hasard… Comme dans la vie. Si nous pouvions extraire le noyau de vérité qui siège au cœur de la dépression et le purifier, nous trouverions toujours de la souffrance humaine. Devant elle, il nous faut être réaliste. Lui faire face avec une certaine patience. Dans leur endurance, les gens dépressifs sont souvent patients. Si ces deux qualités, réalisme et patience, arrivent à être perfectionnées, elles peuvent se montrer d'une grande utilité dans la pratique de la méditation et la vie quotidienne.

Je suis également très préoccupée par les médias. Je crois que l'organisme humain a été conçu pour tolérer un certain seuil de souffrance. Pendant des dizaines de milliers d'années, nous avons vécu dans de petites tribus, dans des villages peuplés peut-être de cent ou deux cents personnes. Mais maintenant, par l'intermédiaire des médias, nous sommes bombardés de souffrance humaine, en proportion bien plus massive. Pour vivre avec ça et mener une existence libre et heureuse, nous avons besoin d'extraordinaires soutiens, et d'une médecine extraordinaire. Je pense que le *bouddhadharma* offre cette forme d'aide extraordinaire, et qu'il est particulièrement nécessaire en cette époque.

JON KABAT-ZINN : Il nous faudrait peut-être écouter maintenant Jack Kornfield, instructeur de méditation très aimé et apprécié dans la tradition *theravâda*. Nous sommes enchantés de faire entendre ta voix et ta sagesse au sein de ce dialogue, Jack. Tu as accumulé une gigantesque expérience auprès de personnes venues au *dharma* pour une raison ou pour une autre, expérience qui s'étend au vaste domaine de la véritable santé mentale. D'après ton expérience, quel est le chemin qui y conduit, et quels sont les obstacles à y attendre ?

JACK KORNFIELD : Je suis psychologue clinicien, ainsi qu'instructeur de méditation et de *dharma*. C'est plus particulièrement à partir d'une perspective contemplative que j'espère pouvoir contribuer à notre conversation. Ces domaines, bien sûr, ne peuvent être distingués. Nombre des individus cherchant à être formés au *dharma* et à la contemplation sont également en butte à la nécessité de guérir d'un traumatisme, d'une dépression, de l'angoisse ou de la peur ; ces problèmes se font jour naturellement lors de leur formation à la méditation.

Les neurosciences ne cessent de gagner en sophistication. Nous ne parlons plus seulement du cerveau. Nous sommes désormais capables d'étudier les interactions de nombreuses structures, régions et propriétés du cerveau, de même que son activité. En parallèle, ce dont nous avons besoin dans cette conversation, c'est aussi de gagner en sophistication par rapport à la méditation. Je voudrais souligner que *la* « méditation » en tant que telle n'existe pas. Il existe de nombreux entraînements méditatifs de l'esprit, distincts les uns des autres. Je préfère le formuler ainsi, parce qu'il n'y a pas d'état méditatif unique. Il y a des dizaines d'entraînements à la pleine conscience – la pleine conscience du corps, des éléments physiques, des sens, des sentiments, des pensées, de l'identité et des relations ; des entraînements à la pleine conscience dirigée ou non dirigée, la conscience sans choix. Il existe des centaines de pratiques de concentration différentes : visualisations, mantras, développement des émotions positives, contemplations, etc. Pour que notre science puisse se développer, nous devons déterminer très clairement le type d'entraînement mental particulier auquel nous consacrons nos recherches, et décider si nous étudions les états qu'il produit ou ses caractéristiques à long terme.

La psychologie bouddhiste définit simplement la santé mentale comme la régression des états d'esprit maladifs et l'accroissement des états d'esprit sains. L'*abhidharma* identifie cinquante-deux états mentaux.

Certains correspondent à des qualités malsaines, parmi lesquelles la haine, l'avidité, la jalousie, la confusion, la rigidité, l'addiction et l'inquiétude. D'autres représentent les qualités qui définissent la santé humaine et dont la pleine conscience est la clé, escortée par la souplesse, la clarté, l'amour, le courage et le calme. L'entraînement psychologique bouddhiste, ou le traitement, si vous préférez, nous fait passer de ce qui n'est pas optimal – l'assujettissement à la confusion, à l'addiction, à la rigidité, etc. – à ce qui est normal. Il s'ensuit un accroissement plus marqué des états sains et, finalement, une santé mentale, un bien-être et une liberté intérieure extraordinaires. À nous d'étudier les modes d'entraînement spécifiques à chacune de ces différentes dispositions, et de réfléchir à la façon dont les êtres humains peuvent s'aider mutuellement à s'y former.

En plus de l'entraînement intérieur, un autre principe de la psychologie bouddhiste consiste à utiliser des pratiques collectives qui se transmettent d'un être à l'autre au sein d'un réseau relationnel de soutien. Mon amie écrivain Anne Lamott m'a dit un jour : « Mon esprit est semblable à un quartier mal famé. J'essaie de ne pas m'y aventurer toute seule. » La santé mentale ne peut s'atteindre dans l'isolement. La connexion avec le *sangha*, la communauté, et les dimensions collectives de la transformation humaine contribuent à rendre la santé mentale possible et durable.

Discutons maintenant de l'identification. Zindel a parlé de se libérer d'une trop forte identification avec les pensées et sentiments négatifs. La psychologie bouddhiste recense deux formes d'identification. La première confond l'expérience avec le moi : « mes pensées », « ma voiture », « mon pays ». L'autre, comme le remarque l'*abhidharma*, est une identification sociale comparative : « Je suis meilleur ou pire qu'Untel ». La création de l'identité est mystérieuse. Mais elle est essentielle à la compréhension de la liberté humaine. En tant que scientifiques, il sera important pour nous de chercher des moyens de déplacer l'identification. La psychologie bouddhiste abrite une batterie de pratiques conçues pour détacher cette identification du corps, des émotions, de la douleur et du conditionnement social. À mesure que se développera le champ nouveau des neurosciences contemplatives, il sera révolutionnaire d'étudier l'identification : d'observer comment nous construisons et pouvons modifier, déplacer et libérer cette identification avec le moi.

Si nous utilisons la psychologie bouddhiste à des fins thérapeutiques, il nous faut prendre en compte quatre dimensions principales, qui représentent les quatre piliers de la pleine conscience. La première est la pleine conscience du corps. Les traumas, la dépression et l'angoisse sont refoulés par le corps, et révélés lorsqu'on se penche sur lui. Quand les gens décrivent leur dépression ou un traumatisme, il m'arrive de leur demander : « Comment en faites-vous l'expérience dans votre corps ? » L'attention qu'ils vont prêter à leur corps peut alors commencer à libérer les mémoires et les émotions d'une façon pleinement consciente, susceptible de leur apporter transformation et soulagement. Ensuite l'attention thérapeutique doit parfois se focaliser sur le deuxième pilier de la pleine conscience : les sentiments agréables, désagréables et neutres. Quels sont ces sentiments ? Comment sont-ils vécus de l'intérieur ? Comment les gens se débrouillent-ils avec la vulnérabilité, le chagrin, la colère ou la peur, et comment peut-on modifier cet état de choses ? Il arrive que cette focalisation se fixe sur le troisième pilier de la pleine conscience : le processus mental des pensées, le discours cognitif et la relation de chacun à l'esprit narratif, par la contraction, l'identification, la croyance ou la libération. Le quatrième pilier est la pleine conscience du *dharma*, qui focalise l'attention sur les lois et principes de l'expérience. À ce niveau de pleine conscience nous observons les processus de conditionnement, d'impersonnalité, d'impermanence et de vacuité. Notre perspective s'élargit. Si nous continuons à étudier scientifiquement la pleine conscience, il nous faut déterminer avec lesquelles de ces différentes dimensions nous allons travailler. Il nous faut prendre conscience que cette guérison et cette transformation ne pourront fonctionner à plein si une seule de ces dimensions est négligée. Si vous vous occupez seulement du corps, ou seulement de la pensée cognitive, sans inclure les autres piliers, alors vous n'atteindrez pas vraiment à l'intégration ou à la libération.

Un autre principe essentiel de la vision bouddhiste met l'accent sur la qualité de l'intention ou de la motivation : elle est considérée comme la clé des résultats à attendre de notre expérience. La motivation peut se révéler très subtile : la psychologie bouddhiste mesure ainsi l'intention en millisecondes et même en microsecondes. Une attention bien entraînée est capable d'isoler l'intention et de percevoir sa relation aux processus mentaux parallèles de perception des sens, de reconnaissance, de mémoire, de cognition et de réaction. Il existe des moyens fort intéressants par lesquels nous pourrions commencer à étudier les modalités d'action de l'intention. Je voudrais bien, par exemple, voir une étude de neurobiologie examiner la même action accomplie avec différentes intentions. Ou se pencher sur les modifications du cerveau à mesure que nous entraînons et transformons nos intentions.

Wolf a évoqué l'oscillation et la synchronisation cérébrales. Il existe une pratique intérieure qui pourrait nous aider à comprendre cette dimension. Dans certains monastères se pratique un entraînement méditatif intensif qui nous apprend à faire l'expérience de notre monde en tant que vibration. Quand l'attention à ce niveau atteint une extrême acuité, et que l'esprit est concentré, le son est vécu comme une série de vibrations atteignant l'oreille puis le cœur. De même la vue et la pensée peuvent-elles également être vécues comme des vibrations. Vous pouvez aussi vous percevoir vous-même au moment où vous êtes sur le point de penser. C'est comme un petit renvoi qui veut sortir, une vibration anticipée signalant qu'une pensée s'apprête à émerger de l'inconscient ou de l'esprit. Il serait intéressant d'étudier des sujets qui ont appris à synchroniser délibérément leurs vibrations intérieures, ou à travailler, d'une façon ou d'une autre, avec la dimension vibratoire de la conscience.

Quand nous parlons de compassion ou d'amour réciproque, nous tendons à amalgamer ces différents états. Mais il y a de nombreuses formes de compassion – l'amour bienveillant, la joie, la gratitude, le pardon, l'équanimité – qui présentent toutes une profondeur spécifique et requièrent un mode d'entraînement approprié. Je voudrais voir une étude qui fasse cette distinction. Que se passe-t-il quand vous enseignez à des gens dépressifs une méditation de la joie, par comparaison avec l'enseignement d'une méditation sur l'amitié ou sur la pratique mentale de la gratitude ? Nous pourrions étudier ces différentes pratiques contemplatives et observer lesquelles sont les plus efficaces en différentes circonstances.

Le père Keating a parlé du silence. Dans la tradition bouddhiste, l'un de mes maîtres a décrit vingt et un niveaux de silence, dont le silence de l'obscurité, le silence lumineux lorsque le corps ou l'espace se remplit de lumière, et le silence avec et sans contenu. Une fois encore, on peut rapprocher cette description des états et propriétés du cerveau qu'il nous est désormais possible d'explorer, de différencier et qui ont beaucoup à nous apprendre. L'important, c'est qu'ils ouvrent à d'immenses possibilités intérieures. La psychologie occidentale s'est tellement polarisée sur la pathologie et la guérison de la maladie que nous avons négligé notre potentiel humain. J'aimerais voir des recherches aller plus loin, explorer les confins du bien-être mental et, au bout du compte, la nature de la conscience elle-même. La pratique contemplative a beaucoup à nous apprendre de la conscience. En méditation, l'identité peut se déplacer, si nous le voulons, du contenu de l'expérience à la conscience elle-même. Nous avons le pouvoir d'examiner la conscience et d'apprendre à détacher identité et conscience afin de parvenir à une sorte de liberté qui soit au-delà de tout état.

Grâce aux travaux de Zindel, de Jon, de Richie et des autres, nous pouvons déjà observer les beaux fruits de ces premières années de recherches. Elles ont jeté un pont entre les neurosciences et la sagesse contemplative bouddhiste. Je suis sûr que l'étude de ces autres dimensions de la tradition contemplative permettra d'ouvrir à des formes de compréhension de l'esprit humain et de la santé mentale aussi puissantes qu'inconnues à ce jour.

ALAN WALLACE : J'ai eu le très grand privilège de travailler pendant des années auprès du médecin personnel de Sa Sainteté, le docteur Yeshe Dhonden. En général au Tibet, et je crois que c'était aussi vrai dans l'Inde classique, quand les gens rencontraient des problèmes physiques ou des maladies mentales, leur traitement était d'abord de la responsabilité du médecin. Contre la dépression et diverses formes de déséquilibre mental, on prescrivait des préparations à base de plantes. En de nombreuses occasions, au cours des milliers d'heures passées à traduire les propos du docteur Yeshe Dhonden, j'ai constaté qu'aux gens qui venaient le consulter pour d'importants problèmes psychologiques il enjoignait de ne pas méditer, parce que la méditation pouvait exacerber les problèmes auxquels ils faisaient face.

Dans le contexte traditionnel, quand un patient se trouve en deçà de la norme sur le plan psychologique, le médecin s'appuie généralement sur la médecine tibétaine traditionnelle, ou la médecine ayurvédique dans l'Inde classique. Ainsi soigne-t-on à peu près tout ce dont nous avons discuté au cours de cette conférence. Je suis totalement d'accord avec Sa Sainteté : il est approprié d'adapter et d'utiliser les thérapies basées sur la pleine conscience sous des formes qui n'ont encore jamais été employées. Et, pour ce faire, nous avons besoin d'ingénuité, de créativité, de réflexion originale.

Mais je veux laisser de côté cette aire de créativité et de recherches minutieuses, et revenir à ton commentaire, Helen, lorsque tu as assimilé les parties du cerveau corrélées à la dépression aux substrats de la deuxième Noble Vérité. Je serais personnellement médusé si la souffrance qu'on est amené à rencontrer, sous quelque forme que ce soit, était dépourvue de corrélat neurophysiologique ; si aucun événement physique immédiatement antérieur n'avait déclenché l'expérience concrète de cette souffrance. Selon la perception bouddhiste, il se trouvera toujours une cause biologique pour générer la souffrance humaine, les joies humaines, etc. Mais il serait trompeur d'identifier cette cause avec la deuxième Noble Vérité – la source de souffrance. Dans certains cas, c'est tout à fait pertinent ; par exemple, en cas de blessures cérébrales ou de sévères déséquilibres chimiques. Très probablement, alors, changer ses attitudes, sa vision du monde ou pratiquer la méditation ne sera d'aucune utilité : il arrive que le déterminant physiologique l'emporte sur tout ce dont la thérapie verbale ou la méditation sont capables. En ce cas, c'est la physiologie, la cause la plus importante de cette souffrance, sous la forme clinique particulière qu'elle a prise.

Il existe une multitude d'autres formes de dépression ou de déséquilibre mental qui n'ont pas pour cause première un dommage cérébral. J'imagine qu'il y a probablement au Pakistan, en ce moment, des centaines de milliers de gens très dépressifs. Le tremblement de terre survenu cette année a été pour eux une terrible tragédie. Si l'on passait chacun d'entre eux au scanner cérébral, Wolf y localiserait le siège de la synchronicité : on pourrait déterminer ainsi la responsabilité particulière de certaines aires du cerveau. Mais affirmer que les victimes du séisme souffrent pour des raisons cérébrales serait on ne peut plus incohérent. Même s'il existe bien une cause à leur détresse, la meilleure chose qu'on puisse faire pour eux, en guise de traitement, c'est leur procurer de la nourriture, les aider à reconstruire leurs maisons, à affronter leur deuil après la perte de leurs proches, etc. Voilà un cas où la cause la plus importante de la dépression n'est pas à chercher du côté des schémas neuronaux mais parmi les facteurs environnementaux.

Dans certains cas, ce sont l'attitude d'un individu, l'idée qu'il se fait de lui-même ou sa vision du monde qui vont déclencher les mécanismes cérébraux. Ou encore la façon dont il a été élevé, le quartier où il habite. Je voudrais revenir à notre cher William James, qui est l'un de mes héros. Dans les années 1860, alors qu'il suivait sa formation médicale à Harvard – il a été docteur en médecine avant d'accomplir toutes les autres grandes choses de son existence –, James avait été conditionné à croire que le cerveau était le responsable exclusif de tout ce qui arrivait à l'esprit, et que l'esprit n'avait aucune influence « descendante » sur le cerveau. Ça le laissait absolument désemparé. Il avait l'impression, disait-il, de n'être pas un agent, en ce sens qu'il était « agi » mais non acteur. Il sombra dans une dépression profonde et persistante au cours de laquelle il tomba quasiment en catatonie, obnubilé par cette vision du monde qui réduisait toute son identité à la fonction cérébrale, à une époque où l'on ne connaissait presque rien de cette dernière. Aussi, quand il parle de la dépression, c'est sa propre expérience qu'il évoque. La seule manière qu'il trouva pour s'extirper de cette profonde dépression, ce fut de changer de vision du monde. En 1870, âgé de vingt-huit ans, il consigna dans son journal qu'après avoir lu un essai du philosophe français Charles Renouvier il était arrivé à la conviction que le libre arbitre n'était pas une illusion : il lui était possible d'avoir recours à sa volonté pour modifier son état mental.

Pas question d'être asservi à sa destinée biologique présumée, comme il avait été conduit à le croire du temps de ses études de médecine. « Mon premier acte de libre arbitre sera de croire dans le libre arbitre », écrit-il alors. À partir de ce moment, il s'emploiera activement à combattre son affliction par des moyens psychologiques[79].

HELEN MAYBERG : Permettez-moi de corriger un point de mon intervention. L'un des dangers, lorsqu'on étudie le bouddhisme en tant que novice, c'est qu'on est novice... Ma piètre tentative de relier la dépression et son traitement avec les Quatre Nobles Vérités était probablement une mauvaise idée. Mon usage des métaphores me pose souvent problème, et je crois que c'est ici le cas.

Ce qui vient d'être dit est fondamentalement vrai. Nous pourrions traiter la chose de manière philosophique : comment savons-nous ce que nous savons ? Quelle est la cause, et quel est l'effet ? Quel est l'œuf, et quelle est la poule ? L'esprit siège-t-il hors du cerveau ? Je ne crois pas, toutefois, être assez compétente pour me lancer dans cette discussion. En ma qualité de neurologue, je suis du genre concret. Pour faire ce métier, il faut l'être. J'ai essayé de montrer qu'il existait une corrélation neurologique avec un état mental particulier, je n'ai pas parlé de cause. J'ai eu tort d'assimiler cela à la deuxième Noble Vérité, qui est l'origine de la souffrance. Il y a dans le cerveau une empreinte qui nous envoie un signal.

« Dépression » est un terme problématique. Nous croyons tous connaître sa signification parce que nous le psalmodions à tout bout de champ : « Ah là là, je suis déprimée. J'ai filé mon bas. » En même temps, lorsque nous décrivons une psychopathologie sévère, nous présumons que le terme est assez descriptif pour nous permettre aussi de la définir. Nous passons à l'étape suivante, nous présumons que, puisque nous pouvons prendre une photo du cerveau et « voir » la dépression, c'est qu'elle est avérée.

Or une chose m'est apparue de plus en plus souvent, non seulement à partir de ces conversations, mais aussi de mon travail : lorsque le cerveau se trouve dans des états manifestement spécifiques (et le *Diagnostic and Statistical Manual of Mental Disorders*[80] confirme que ce sont les mêmes pathologies), peut-être notre définition de la psychopathologie est-elle trop large. Il nous faudrait redéfinir la nature de la souffrance pour comprendre en quoi elle est peut-être plus proche d'une condition du type *dukkha* que d'une maladie dotée d'une cause physiologique, aussi spécifique qu'une lésion cérébrale, par exemple.

Il ne s'agit pas de nier l'existence d'authentiques psychopathologies, ni de prétendre que les patients dont je m'occupe ne souffrent pas de maladies du cerveau. Je crois profondément que c'est le cas. Mais je vois aussi des patients qui, grâce à l'attention focalisée et en acquérant de nouvelles gammes de compétences, parviennent à se sortir de là, exactement comme William James le fit lorsqu'il décida de focaliser son attention non plus vers l'intérieur, mais vers l'extérieur. L'aptitude à focaliser son attention signifie déjà que votre cerveau est dans un état différent. Peut-être devrions-nous considérer cela comme autant de définitions différentes de la maladie. Ce que j'ai appris de vous tous, c'est que nous devrions peut-être commencer à faire ces distinctions plus clairement. Nous pourrons ainsi concentrer notre attention sur la meilleure re de nous comporter dans un monde où la ance existe à l'état naturel. Cela nous aidera à ne pas stigmatiser des gens qui n'ont pas, au départ, la capacité cérébrale pour seulement commencer ce genre de travail. Ce sont deux choses distinctes.

JON KABAT-ZINN : Voici une question du public adressée justement à Helen : « Est-ce que l'hétérogénéité des systèmes cérébraux qui sous-tend une "entité pathologique unique" comme la dépression, observée par imagerie fonctionnelle, permet de fixer des objectifs différents à la stimulation cérébrale profonde, par rapport aux thérapies cognitive ou chimique ? »

HELEN MAYBERG : J'espère que la personne qui a posé cette question est la même que celle qui examinera ma prochaine demande de subvention – que j'ai envoyée la semaine dernière ! Je crois qu'en médecine clinique nous perdons beaucoup de temps à nous battre les uns contre les autres pour faire prévaloir nos théories personnelles. Une fois que nous avons déterminé que l'hétérogénéité constatée dans les scanners cérébraux était bien réelle, qu'il ne s'agissait pas d'une supposition émise par un imbécile incapable d'analyser ses données, nous sommes en position de poser une tout autre question. L'hétérogénéité existe. Cela signifie que nos définitions de la dépression clinique ne sont probablement pas adéquates, ou tout au moins qu'elles ne sont plus assez spécifiques. On peut alors interroger les données pour savoir s'il est certain que les fluctuations constatées dans le cerveau prédisent quelles personnes répondront le mieux aux différents traitements. Il semble que cela soit en effet le cas[81].

Alors nous observons l'état du cerveau en réponse à un stimulus déclencheur. D'après mes recherches personnelles, cette région, l'aire 25 du cortex cingulaire antérieur, est le cœur du problème. La façon dont le reste du cerveau répond à un stimulus déclencheur, en fonction de votre expérience de vie antérieure, de vos gènes et de votre tempérament, est éloquente : le cerveau ne nous montre pas la maladie, mais ce qu'il tente de faire pour restaurer l'équilibre. Nous pouvons soutenir cet effort en utilisant différents enseignements et différentes sortes de traitements.

Prenons l'exemple de la cardiopathie. Nous savons tous qu'il ne faudrait pas fumer et qu'un taux élevé de cholestérol est un facteur de risque défavorable. Il faudrait faire de l'exercice. Il ne faudrait pas manger trop de cheese-burgers. Mais, quand vous faites une crise cardiaque, rien n'est plus simple que de diagnostiquer la mort de votre muscle cardiaque. À ce stade, vous n'en êtes plus à jongler avec les probabilités. On va plutôt pratiquer un examen spécifique pour déterminer la nature de votre problème et lui appliquer le traitement approprié. Si vous avez un vaisseau bouché, par exemple, il faudra désobstruer cet unique vaisseau. Quelqu'un qui aura cinq vaisseaux bouchés requerra un type de traitement différent. C'est le cœur lui-même qui nous dit comment il convient de le traiter. Bien sûr, vous êtes alors tout prêt à promettre de faire davantage d'exercice et de manger moins de cheese-burgers – mais seulement après avoir survécu et subi la chirurgie nécessaire. En cardiologie, il n'est pas difficile de faire un test qui permet de savoir précisément comment optimiser la récupération à court et à long terme. Il nous faut adopter la même approche pour le cerveau, puisque nous arrivons à un stade où la connaissance du signal cérébral devient d'un grand secours potentiel. L'état du cerveau est vraiment la réponse, non la cause. Le cerveau nous envoie un signal afin que nous puissions optimiser son retour à la normale. Nous sommes actuellement en train d'essayer de mener à bien toute une série d'expériences à ce sujet.

JACK KORNFIELD : Il faudrait en arriver à un processus diagnostique similaire, à la fois dans l'enseignement de la méditation et dans la thérapie fondée sur la prise de conscience. Quand les gens s'adressent à un instructeur, ils présentent des difficultés spécifiques et uniques, des traumas, des problèmes liés aux circonstances de leur vie ou des conflits avec leur esprit et leur personnalité. Un enseignement avisé requiert un subtil processus d'évaluation : il faut réussir à sentir, parmi les nombreuses pratiques disponibles, laquelle sera la plus utile à un individu donné. Prenons le cas d'une personne animée de puissantes pensées critiques et autocritiques : une partie de l'enseignement à la méditation va nécessairement consister à lui apprendre à travailler avec ces pensées. Si nous ne nous occupons pas de ce problème, la personne pourra toujours recourir à toutes sortes d'autres pratiques, mais ces schémas autocritiques ne cesseront pas de lui répéter : « Ce que tu fais n'est pas bien. » En conséquence, les autres pratiques dans lesquelles elle se sera engagée risquent d'être fort peu efficaces.

JAN CHOZEN BAYS : Je voudrais vous proposer de réfléchir à une approche que j'appellerai jeûne médiatique. Comme je l'ai dit, notre organisme n'a pas été conçu pour ingurgiter toute la souffrance de la planète. En tout cas ce n'est pas envisageable avant d'avoir entrepris la *bodhicitta** et certaines méthodes pra-

---

* *Bodhicitta* : « l'aspiration à atteindre l'éveil », « le cœur de l'esprit d'éveil » *(N.d.T.)*.

tiques susceptibles de nous aider à supporter tant de souffrance. Dans mon travail sur la maltraitance des enfants, j'ai réalisé que j'avais besoin, comme antidote à la souffrance accumulée, de réduire le nombre de mes heures de travail et d'accroître le temps dévolu à la méditation.

J'ai essayé le jeûne médiatique avec certains étudiants, et cela m'a beaucoup aidée. Avec tout ce que nos sens perçoivent et nous transmettent, nous pouvons aussi bien nourrir notre cerveau que l'agresser. Quand nous prenons sur nous tant de souffrance et de cruauté humaine, de même que lorsque nous enseignons à nos jeunes garçons à tuer, à enfreindre le principe fondamental de toute religion, nous causons un tort immense à l'organisme humain dans son intégralité. Au monastère je ne regarde pas la télévision, mais, quand je me retrouve dans des hôtels, je l'allume. Mon mari me dit toujours : « Éteins ça ! », mais, moi, ça m'aide à comprendre ce que les gens reçoivent. Toute la violence qui se déverse dans nos esprits et dans nos cœurs par l'intermédiaire de la télévision, c'est vraiment un régime épouvantable, surtout pour les enfants. Et puis enseigner à nos jeunes gens, à cette génération qui a entre vingt et trente ans, qui va hériter du monde, à tuer intentionnellement... Une fois que vous êtes capable de tuer un autre humain intentionnellement, ensuite, évidemment, vous pouvez mentir et voler, torturer des gens, détruire les biens d'autrui. La descente commence là. C'est pourquoi je crois au jeûne médiatique comme antidote : j'y vois un traitement potentiellement très puissant pour prendre soin de notre santé mentale, à titre collectif et individuel.

J'ai un autre souci. Nous parvenons remarquablement bien à traiter les états tels que la dépression grâce à nos découvertes en matière de médicaments, de thérapie cognitivo-comportementale et de stimulation cérébrale. Il est vraiment formidable que la médecine moderne en soit désormais capable. Il en résulte cependant une attente implicite : toutes les souffrances devraient pouvoir être soulagées par des moyens techniques et médicaux, ou biochimiques. Je crois qu'il nous faut faire une nette distinction entre le soulagement relatif de la souffrance et son soulagement définitif. Le soulagement relatif de la souffrance, à juste titre, est à la portée de la médecine, et sa valeur ne doit pas être sous-estimée. Elle est immense, en tant que telle, et aussi parce qu'elle peut, *in fine*, permettre aux gens de passer à ce que nous pourrions appeler le soulagement définitif de la souffrance, qui est la voie spirituelle.

HELEN MAYBERG : J'approuve sans réserve ces paroles. C'est grâce aux patients traités par stimulation cérébrale profonde que j'ai pu comprendre cela. La stimulation nous a permis de les aider à accéder à un stade où ils peuvent participer à la vie et atteindre à une forme de conscience qu'ils ne connaissaient pas auparavant. Je n'irais pas jusqu'à dire que la stimulation est la source de la conscience, mais elle conduit vers l'équilibre le reste du cerveau pensant, le cerveau réflexif ; les patients peuvent ainsi comprendre qu'il leur faut faire quelque chose, être actifs. Quand nous aidons nos patients à comprendre que nous sommes des guides sur un chemin, chargés de les aider à accéder à un certain stade avant de les confier à d'autres instructeurs pour poursuivre ce chemin et cette guidance, alors nous soulageons leur souffrance sur le plan médical en même temps que nous accroissons leur bien-être au niveau spirituel. Les patients ont besoin de nourrir l'espoir que nous sommes en mesure de les ramener à un état neutre.

JACK KORNFIELD : Je voudrais que le prochain DSM (*Diagnostic and Statistical Manual of Mental Disorders*) aille au-delà de la pathologie. Un chapitre entier devrait être dévolu au potentiel humain et au bien-être optimal. Il nous faudrait élargir notre vision, à titre individuel autant que collectif. Qu'est-ce qu'une société sage, et qu'est-ce qu'un individu sage au sein d'une société sage ? Il existe des possibilités de profonde paix intérieure, de joie, de créativité et de liberté – qui sont des facettes importantes de la santé mentale. Tout notre travail collectif va dans ce sens.

ZINDEL SEGAL : Pour rebondir sur ce qu'a dit Jack, je dirais que nous avons une nette tendance à considérer les problèmes émotionnels comme des épisodes. Quelque chose démarre, vous passez par un moment difficile, puis ça s'achève, et vous revenez à celui que vous étiez. Mais, si vous regardez la vraie trajectoire, au fil de la vie des gens, vous constatez qu'ils passent par de nombreux épisodes de ce type, des épisodes qui vont et viennent. Certaines personnes souffrant de dépression n'en sont jamais complètement sorties et continuent d'avoir des difficultés à bas bruit, en quelque sorte. Nous commençons seulement à considérer cela non pas comme une série d'épisodes, mais comme un problème chronique réclamant d'autres traitements que ceux qui seraient prescrits lors d'un unique épisode. Nous pouvons ainsi encourager les gens à prendre soin d'eux en continu, grâce à des méthodes comme l'entraînement mental, même quand ils sont asymptomatiques. Ou leur conseiller des changements de mode de vie, comme l'exercice, même s'ils n'ont pas nécessairement besoin de perdre du poids. Prendre la responsabilité de sa propre santé peut passer par ce genre de chose. L'entraînement à la méditation occupe ici une place très importante, ainsi que d'autres approches qui n'ont pas forcément besoin de la présence d'une maladie pour être bénéfiques.

JON KABAT-ZINN : Ce qui vient d'être dit renvoie à ce qu'évoquait Alan à propos du changement d'attitude. Notre vie entière peut changer grâce à l'exercice ou à un régime particulier, par exemple. Il ne s'agit pas de décider : « Maintenant je fais un régime », mais plutôt de considérer : « Voilà, c'est comme ça que je mange, et ce sont les choses que je choisis pour me nourrir. » Le même régime vaut pour tout ce qui nous tombe dans les yeux et les oreilles, tout ce qui passe par la télévision, les journaux et nos relations.

JOHN TEASDALE : J'observe une tension entre ce que nous sommes capables de faire en tant qu'instructeurs de méditation – quand nous avons le privilège de connaître personnellement certaines des personnes qui viennent à nous – et ce qu'il nous faudrait considérer d'un point de vue de la santé publique. Si nous admettons sérieusement que des millions de gens pourraient bénéficier de cette approche, alors il n'y a plus de privilège qui tienne. Comment travailler de façon créative avec cette tension ? Il y a une solution claire, c'est l'approche de Jon, avec la réduction du stress basée sur la pleine conscience : l'utilisation effective d'une approche universelle.

JON KABAT-ZINN : Avec de subtiles modifications en fonction de chaque personne.

JOHN TEASDALE : Oui, mais à la base, c'est ça le modèle. Il me semble que nous pourrions vivre avec cette tension de manière très fructueuse. En nous appuyant, en quelque sorte, sur la richesse et la sagesse qui se manifestent quand on enseigne à des individus ; puis en canalisant cette richesse et cette sagesse d'une façon qui pourrait être dispensée aux millions de gens qui en ont besoin.

JON KABAT-ZINN : La beauté de ce genre de dialogue, c'est notamment que nous commençons à réaliser qu'il faut de multiples approches pour traiter l'hétérogénéité intrinsèque de la maladie, ou certains états d'esprit et états cérébraux, même dans le contexte d'une seule maladie. Comme l'a suggéré Sa Sainteté, une caractéristique essentielle de notre espèce, c'est que nous sommes tous extrêmement différents et pourtant, en même temps, tellement semblables ! La question est posée : sommes-nous réellement capables de concevoir des interventions qui pourront être constamment affinées par les praticiens eux-mêmes et continuer à évoluer tout au long de la trajectoire d'un bien-être potentiel ? D'après mon expérience, la MBSR et la MBCT offrent cette possibilité et combinent ainsi le générique et le spécifique ; elles peuvent fonctionner à un niveau de santé publique, à grande échelle, et influer potentiellement sur la vie de millions d'individus. En tant que cliniciens et instructeurs, sommes-nous capables de développer des qualités de sensibilité au-delà de la normale, pour atteindre à une manière d'être et de voir plus profonde qui puisse résonner avec les dispositions similaires d'autres personnes, nos patients, par exemple ? Ce faisant, sommes-nous capables de reconnaître à la fois leur souffrance et leur génie, ou leur vraie nature ? Leur capacité à prendre conscience en eux-mêmes de quelque chose qui va déjà très bien, qui est déjà le tout ?

JAN CHOZEN BAYS : L'un des premiers livres consacrés à l'usage de médicaments contre la dépression s'appelait *Listening to Prozac*[82]. En lisant ce livre, j'ai été frappée par l'histoire d'une patiente qui avait été dépressive toute sa vie, avant de faire appel à la médecine. Elle avait fini par changer, jusqu'à dire au médecin : « C'est réellement moi. Maintenant je suis réellement moi. » Et j'ai pensé : comment le sait-elle ? Nombreuses sont les personnes qui ont cette expérience en méditation : « Ah, ça, c'est le vrai moi, le moi réel ! » Alors ça m'a rendu curieuse : si notre technologie progresse au point que les gens pourront modifier leur état d'esprit à l'aide d'un médicament, ou en tournant un bouton sur un stimulateur, que choisiront-ils ? Choisiront-ils d'être un peu tristes parce qu'ils y sont habitués ? Choisiront-ils un état neutre parce que c'est équilibré ? Ou choisiront-ils d'être heureux ? Une psychiatre m'a dit qu'elle permettait à ses patients de modifier à leur guise leur médication, et ils choisissaient d'être heureux. Voilà qui rejoint l'idée de Votre Sainteté : tout le monde cherche le bonheur.

INTERMÈDE PRÉCÉDANT LA SESSION 4

Entre les sessions du matin et du milieu d'après-midi, Sa Sainteté le Dalaï-Lama a rendu visite au président des États-Unis à la Maison Blanche. Au cours de cet intermède animé par Richard Davidson, Alan Wallace prononce une intervention éloquente et incisive dédiée à la science bouddhiste de l'épanouissement humain, axée sur trois thèmes principaux : l'épanouissement social en relation avec la société et l'environnement naturel, l'épanouissement psychologique par l'entretien de quatre dimensions d'équilibre mental, et enfin l'épanouissement spiri-

tuel par l'acquisition d'une connaissance expérientielle de la nature de la claire conscience elle-même. La réunion se consacre ensuite à répondre aux questions du public.

RICHARD DAVIDSON : Un formidable plaisir nous attend cet après-midi. Alan Wallace, qui est l'un des dirigeants de l'Institut Mind and Life, a été moine bouddhiste pendant plus de dix ans avant de retourner aux États-Unis et de passer un doctorat de théologie à l'Université de Stanford. Dès leur origine en 1987, Alan a joué un rôle central dans les Dialogues Mind and Life. Il fut aussi un collaborateur, un partenaire, un traducteur et une personne qui n'a cessé de nous inspirer, de nous motiver et de nous stimuler dans nos recherches. Lors de son expérience monastique en Inde, Alan a connu intimement les moines qui vivent dans les montagnes autour de Dharamsala, auxquels nous avons rendu visite lorsque nous avons entamé ce travail avec Francisco Varela il y a plus de dix ans. Sans la confiance que ces moines vouaient à Alan, considéré comme leur pair, nous n'aurions jamais pu commencer nos recherches. C'est donc en m'inclinant avec une profonde gratitude que je vous présente Alan, qui va nous parler de la science bouddhiste de l'épanouissement humain.

ALAN WALLACE : *La science bouddhiste de l'épanouissement*

Les pratiques de méditation traditionnelles, dans le bouddhisme, sont conçues non seulement pour soulager la souffrance et la souffrance temporaire, mais aussi pour entretenir le bien-être eudémonique, ou l'épanouissement humain. Cela prend la forme d'un processus intégratif qui comprend la transformation de la manière dont on observe la réalité, ainsi que des pratiques de méditation et l'entretien d'un mode de vie éthique et altruiste. Par de tels moyens se cultivent le bien-être social grâce à l'éthique, le bien-être psychologique grâce à la méditation et le bien-être spirituel grâce à la prise de conscience contemplative. Dans le monde moderne, la science est souvent présentée comme le seul moyen de parvenir à la connaissance du monde naturel. Bien que la science ait accompli de triomphales percées dans l'exploration du monde objectif de la matière et de l'énergie, les théories et pratiques de méditation bouddhistes ont beaucoup à apporter si nous souhaitons comprendre la nature et les possibilités de la conscience, et cultiver l'épanouissement humain.

Jusqu'ici, quand nous parlions de la science de la méditation, nous évoquions implicitement son étude scientifique : son impact sur le cerveau et la santé, les applications cliniques de telle ou telle forme de méditation, la pratique de la pleine conscience et ses multiples bienfaits dans une infinité de domaines. Mais nous pourrions également nous interroger sur les bouddhistes eux-mêmes. Comment utilisent-ils la méditation ? Il est clair, comme nous l'a montré ce dialogue, que la tradition bouddhiste ne s'en sert pas pour soulager la dépression clinique ou la détresse physique. C'est pourquoi je voudrais parler ici de la science bouddhiste de la méditation, que Sa Sainteté le Dalaï-Lama présente souvent comme la science bouddhiste de l'esprit. J'évoquerai notamment le rôle de cette science de l'esprit dans la production d'expériences de l'épanouissement humain toujours plus profondes.

Je parle là d'une tradition très spécifique. Le bouddhisme a deux mille cinq cents ans. Il a été assimilé par une multitude de cultures – en Corée, en Afghanistan, en Mongolie, en Asie du Sud-Est, etc. Il me serait impossible de m'exprimer au nom de cette multitude d'écoles, aussi centrerai-je spécifiquement cette évocation d'une science bouddhiste de la méditation sur la tradition de Nalanda, un courant du bouddhisme dont Sa Sainteté a souvent souligné l'adéquation au monde moderne. Nalanda était une grande université monastique qui connut son âge d'or il y a mille, mille cinq cents ans environ. Au ve siècle de notre ère, cette université très renommée accueillait près de dix mille moines étudiants, quelque mille enseignants et une bibliothèque centrale haute de onze étages. Au-delà du seul bouddhisme, cinq disciplines majeures et cinq autres, mineures, y étaient enseignées. On y étudiait ainsi de nombreuses traditions spirituelles, philosophiques, épistémologiques, la méditation et la poésie, les arts du spectacle... La liste en était longue. C'était une authentique université et un pôle d'attraction pour des étudiants venus de toute l'Asie.

Du VIIIe au XIIIe siècle environ, des générations de Tibétains ont fréquenté Nalanda et d'autres universités monastiques indiennes. Ils traversaient l'Himalaya pour venir étudier la civilisation bouddhiste indienne : non seulement une religion, une philosophie, ou un ensemble de méditations, mais vraiment une civilisation. Il leur fallut quelque cinq siècles pour la rapporter au Tibet. À peu près au moment où ils y étaient parvenus, il se produisit en Inde quelque chose comme un génocide, et ces monastères furent tous anéantis. Dès lors, c'est au Tibet que la tradition de Nalanda se perpétua et se développa au fil des siècles.

La récente tragédie tibétaine a constitué un grand pas en arrière, mais les mêmes monastères ont été reconstruits, certains en Inde, et d'autres, à ma grande joie, au Tibet même.

Je voudrais amorcer le cœur de cet exposé par une citation du Dalaï-Lama : « Je crois que le sens véritable de notre vie, c'est la recherche du bonheur. Que l'on ait foi dans une religion ou non, que l'on ait foi en cette religion-ci ou en celle-là, tous nous cherchons une vie meilleure. Aussi, je pense que le véritable mouvement de notre vie est orienté vers le bonheur[83]. »

Cette vision n'est pas exclusive au Dalaï-Lama. Elle est caractéristique de la tradition bouddhiste dans son ensemble, et on la retrouve également dans le christianisme et dans d'autres traditions spirituelles : le vrai sens de la vie, c'est la recherche du bonheur. C'est une pensée plutôt joyeuse. Mais se pose alors la question du genre de bonheur auquel on aspire. Quand Augustin, Thomas d'Aquin, le Bouddha, le Dalaï-Lama et tant de grands sages de l'histoire humaine disent du bonheur qu'il est le véritable sens de la vie, à quoi font-ils référence ? La pensée de la Grèce classique, le bouddhisme et la psychologie moderne se retrouvent sur un point : tous distinguent ce que la psychologie positive en est venue à appeler « plaisir hédoniste » ou « bien-être hédoniste ». La recherche du bonheur, en ce sens, peut se comprendre comme la recherche de stimuli agréables. Les choses qui nous rendent heureux en termes de plaisir hédoniste, ce sont les gens que nous aimons fréquenter, c'est un environnement, un métier, une couverture maladie, une certaine surface financière à la banque, le nombre d'enfants que nous avons, une bonne santé, parfois certaines drogues – des stimuli qui nous prodiguent ou nous restituent un certain état de plaisir, ou tout au moins un soulagement par rapport à la souffrance. C'est la recherche des stimuli agréables et l'évitement des stimuli désagréables.

La recherche du bonheur, en ce sens, renvoie à la période « chasseurs-cueilleurs » des civilisations, quand les gens vivaient en petits groupes et cherchaient leur nourriture en s'efforçant de trouver des choses qui leur procureraient du plaisir. Métaphoriquement, c'est une initiation à la recherche du bonheur : va dans le vaste monde et trouve ce qui te rend heureux ; puis accroche-toi à ce que tu as trouvé comme si ta vie en dépendait.

Je ne pense pas que c'est exactement à cela que se référaient le Dalaï-Lama ni aucun des grands sages de l'histoire humaine. Ce qu'ils avaient à l'esprit, c'est quelque chose que la psychologie moderne a appelé le « bien-être eudémonique », du terme grec *eudaimonia*, ou « épanouissement humain » : une façon d'être qui prodigue un sentiment croissant d'accomplissement et donne un sens à la vie. Je définirais la recherche du bien-être eudémonique comme la recherche intégrative du bonheur intérieur : un sens du bien-être qui jaillit de l'intérieur, du meilleur de votre cœur, de votre esprit, de votre conscience. La recherche intégrative du bonheur intérieur ne dépend pas des choses agréables qui vous arrivent. Elle s'inscrit dans la recherche de la vérité et la compréhension de la nature de la réalité. Elle s'inscrit dans la recherche des vertus auxquelles nous attachons tous de l'importance, qu'elles soient ou non religieuses ; des qualités comme la compassion, l'empathie, la générosité, et ainsi de suite.

Le bien-être eudémonique n'est pas à chercher à l'extérieur. Il ne suffit pas pour l'atteindre de trouver la bonne personne, le bon environnement, la bonne maison ou la bonne voiture. Il se cultive. C'est pourquoi j'ai employé l'analogie des sociétés de chasseurs-cueilleurs, lorsque d'importants groupes d'individus vivaient ensemble et cultivaient la terre alors qu'ils auraient pu se contenter de se servir dans la nature. C'est ainsi qu'un petit lopin de terre peut accueillir un plus grand nombre d'occupants.

En sanskrit, le mot même qui désigne la méditation, *bhavana,* signifie « cultiver ». Il n'y a là rien d'ésotérique, de mystique ou d'occulte. Méditer, c'est cultiver son cœur, son esprit. Le mot sanskrit et pali *citta,* ou *sem* en tibétain, signifie à la fois « cœur » et « esprit ». Lorsque vous cultivez la compassion, vous cultivez votre *citta*. Ce n'est pas une partie extérieure à votre être.

Le principe fondamental qui s'exprime ici, c'est qu'un sentiment de bien-être jaillissant de l'intérieur est l'indice d'un esprit équilibré, en bonne santé, enthousiaste – même si l'on est privé des stimuli agréables venus de l'extérieur, même si, tranquillement assis dans son coin, on est entouré de stimuli parfaitement neutres ; et même si l'on est encerclé par des stimuli désagréables.

Est-il possible de s'épanouir en des temps d'adversité ? Est-il possible de faire l'expérience d'un sentiment de bien-être eudémonique, un sentiment d'intelligence de la vie et d'accomplissement, même lorsqu'on est confronté à l'adversité ou à la maladie ? Nous avons entendu beaucoup de choses quant aux capacités de la méditation à soulager la maladie, et c'est en soi merveilleux. Mais que faire face à ces maladies qui s'enracinent ? Face aux maladies terminales, quand les médecins disent : « Nous ne pouvons pas vous aider. Vous êtes en train de mourir. » Sommes-nous capables de nous épanouir face à la mort ? En fonction du contexte, le terme sanskrit *dharma* a plusieurs significations. Mais, lorsque j'ai demandé à l'un de mes nombreux maîtres tibétains, il y a longtemps, le sens du mot *dharma*, il m'a répondu que le *dharma* était la culture d'un état de bien-être durable qui naît de l'intérieur, et le soulagement de la souffrance par la maîtrise des causes intérieures de la souffrance. C'est la recherche d'un bien-être authentique, eudémonique.

À l'époque de sa fondation il y a plus de quinze cents ans, Nalanda puisait déjà dans une tradition éprouvée. Le Bouddha a vécu il y a deux mille cinq cents ans, aussi Nalanda reposait-elle non seulement sur la réalisation, l'expérience et les enseignements du Bouddha lui-même, mais sur un millénaire jalonné de philosophes, contemplatifs et savants de toutes sortes. À cette époque la civilisation bouddhiste était déjà très ancienne, et pourtant il existait alors un héritage contemplatif d'une grande richesse, antérieur au Bouddha, notamment pour ce qui concerne l'entraînement de l'attention. Le Bouddha lui-même a puisé dans des pratiques qui s'étaient développées des générations avant lui. En la matière, la tradition de Nalanda repose donc sur un formidable héritage, empirique et pluridisciplinaire, mais entièrement tourné vers le *dharma*, la culture de l'authentique bonheur eudémonique ou, comme l'a appelé Sa Sainteté, la libération

Cette pratique richement étoffée et multidimensionnelle s'inscrit dans un cadre, constitué de trois composantes. L'une est la théorie, ou la vision du monde. Une théorie, c'est toujours une manière de regarder la réalité à partir d'une certaine perspective, qu'elle soit religieuse, philosophique ou scientifique. La position où vous vous tenez se trouve toujours à l'extérieur de votre théorie. La théorie bouddhiste, par exemple, c'est une manière de regarder la réalité qui procède d'une expérience contemplative allant toujours plus en profondeur, une expérience qui fait également progresser chacun dans l'exploration empirique de lui-même.

Une bonne part de la théorie bouddhiste paraît tout à fait étrangère à la vision du monde scientifique : il est donc très facile de la considérer comme une vision métaphysique. Par exemple, au moment de parler des applications cliniques de la méditation, nous dirons : « Laissons de côté les questions métaphysiques. » Mais le mot « métaphysique » est intéressant, non ? *Métaphysique*, c'est être au-delà du physique. Ni dans l'empirisme ni dans l'expérience. Cette formulation ne vient pas de nulle part. Elle repose sur les quatre cents années qui se sont écoulées depuis la révolution scientifique, laquelle, dans ses orientations, a d'abord été physique. Copernic n'a pas dirigé son attention vers lui-même en vue d'explorer le champ de la conscience : il s'est tourné vers l'extérieur et les phénomènes célestes. Pendant les trois premiers siècles de cette révolution, l'attention scientifique s'est focalisée presque entièrement sur l'extérieur.

L'étude scientifique de l'esprit n'a commencé que trois siècles environ après Copernic. De 1870, approximativement, à 1900, les scientifiques ont tenté de développer une approche empirique qui leur permette de comprendre les phénomènes mentaux ; ils l'ont baptisée introspection. Cela n'a pas été très efficace. Vers 1910, ils ont renoncé à essayer de traiter les phénomènes subjectifs – ils ont admis que ce n'était pas leur fort –, et le comportementalisme, ou béhaviorisme, a pris le relais. Le comportement, c'est physique ; il y a moyen de se débrouiller avec ça. Aujourd'hui nous avons la psychologie cognitive, qui mobilise de nombreuses méthodes très sophistiquées pour étudier l'esprit en passant par le comportement, et ces fameuses neurosciences qui interrogent les phénomènes mentaux à travers leurs corrélats neuronaux. Nous nous sommes donc essayés pendant trente ans à une approche scientifique de l'introspection, nous y avons été très mauvais et nous avons arrêté ; mais ça ne veut pas dire que personne n'a été capable de faire mieux.

Sur deux mille cinq cents ans, la tradition bouddhiste n'a jamais développé de théorie du cerveau. Et encore moins une science du cerveau. Il y a une bonne raison à cela. À mesure que vous aiguisez vos capacités d'attention et accumulez dix mille, voire quarante mille heures d'entraînement et d'introspection, à mesure que vous explorez une dimension de l'esprit après l'autre, que vous déterrez des couches successives du subconscient, il est une chose que vous ne trouvez pourtant jamais, apparemment : c'est le cerveau. Ce n'est pas en sondant votre subconscient en une introspection toujours plus profonde, ni en plongeant au cœur de la nature des processus mentaux, si subtile soit votre approche, que vous allez découvrir l'hippocampe, l'amygdale, la région limbique ou le cortex préfrontal. Ça ne surgit pas comme ça. Le bouddhisme propose des théories très élaborées, très sophistiquées sur la nature de l'esprit, et rien sur le cerveau. Et cependant les bouddhistes ont fini par exceller dans l'étude introspective sophistiquée, rigoureuse, hautement qualifiée, des phénomènes mentaux.

C'est pourquoi, d'un point de vue bouddhiste, Sa Sainteté et les bouddhistes traditionnels, y compris les moines ici présents, accueillent en toute bonne foi ce que les scientifiques ont à leur dire du cerveau. Je crois que cette confiance est tout à fait méritée, et je la partage. Mais, d'un point de vue bouddhiste, à moins de vouloir se lancer dans de nombreuses années d'une formation rigoureuse et soutenue en neurosciences jusqu'à ce que cette confiance se change en savoir, tout ce que nous avons entendu à propos du cerveau demeure extérieur à l'expérience. C'est « métamental » – tel serait l'équivalent occidental du mot tibétain qui dit « métaphysique ».

Après tout, qu'est-ce que la métaphysique ? C'est ce que la science n'a pas encore été capable d'étudier. Vers la fin du XIXe siècle, la nature des atomes était d'ordre métaphysique. Chimistes et physiciens avaient leurs théories, mais c'était de la métaphysique parce qu'il n'existait pas de tests empiriques permettant de déterminer si l'une, au moins, de ces théories était exacte. La technologie brillait par son absence. Aujourd'hui il est aisé pour nous, qui baignons dans la civilisation occidentale, de considérer la métaphysique comme une catégorie ontologique voltigeant dans l'atmosphère, on ne sait trop comment. La métaphysique des uns – la nôtre – est-elle nécessairement la métaphysique des autres ? Peut-être pas. Peut-être deux mille cinq cents ans d'enquêtes à la première personne ont-elles conduit à certaines découvertes qui donnent l'impression que la métaphysique, dans la tradition bouddhiste, est strictement empirique. Ces découvertes ne sont métaphysiques que dans la mesure où vous ne pouvez pas y avoir accès avec les outils de la technologie.

La théorie est la charpente qui naît de la pratique spirituelle de chacun, et la soutient. Ensuite vient la deuxième composante, la méditation elle-même. Elle est le fer de lance, l'instrument de mesure empirique d'une science bouddhiste qui lui serait consacrée. La méditation est constituée de pratiques destinées à transformer l'esprit, à explorer le monde de l'expérience et à explorer la nature de l'esprit et sa relation avec le corps et l'environnement. Troisième composante : la conduite. Certaines manières de vivre sont propices à la culture du cœur et de l'esprit, et lui viennent en appui. D'autres sont défavorables à la méditation. La théorie, la méditation et la conduite sont profondément entrelacées. Elles sont mutuellement interdépendantes, et toutes trois sont fondamentales.

Ainsi que l'a souligné Ajahn Amaro, l'essentiel de la pratique bouddhiste est constitué de trois volets : l'éthique, la pratique ou l'entraînement de l'esprit, et la sagesse. L'éthique est le pilier : une manière de vivre qui procure l'épanouissement social et environnemental, de telle sorte que nous puissions vivre en harmonie avec notre environnement naturel aussi bien qu'avec les populations humaines. Sans l'éthique il n'y a rien ; ou alors l'anarchie, le chaos et le malheur.

Reposant sur l'éthique, qui est le pilier, à mon sens, de toute pratique spirituelle et certainement de toute pratique bouddhiste, il y a tout un éventail de pratiques qui s'inscrivent dans la rubrique du *samadhi*, ou « attention focalisée ». Elles sont en rapport, d'une façon plus générale, avec l'équilibre mental, avec le développement d'exceptionnels niveaux de santé mentale, et donnent lieu à l'épanouissement psychologique. Ensuite, à partir de là, on utilisera cette attention exceptionnellement saine et équilibrée pour la focaliser sur la culture de la sagesse. C'est dans la culture de la sagesse que réside le stade plus profond d'*eudaimonia*, et dans ce royaume d'épanouissement spirituel nous trouvons la libération à laquelle Sa Sainteté a fait référence.

Ce n'est là qu'un tour d'horizon succinct. Chacune de ces trois dimensions peut être envisagée comme une science et appréhendée de manière strictement empirique, sans charge dogmatique ni système de croyance à adopter. Dans son livre *Sagesse ancienne, monde moderne – Éthique pour le nouveau millénaire*[84], Sa Sainteté a décrit avec une remarquable éloquence et beaucoup de profondeur une science bouddhiste de l'épanouissement social qui reposerait sur le comportement éthique. Quels sont les types de comportement propices à notre épanouissement environnemental, social, psychologique et spirituel, et à celui des autres ? Quels sont les types de comportement qui minent notre bien-être eudémonique et celui des autres ? Tout cela compose une science, et, sur le sujet, le bouddhisme a beaucoup à dire.

Il y a une science bouddhiste de l'épanouissement psychologique, une somme extraordinaire de matériau dédié à l'équilibre mental, avec des dizaines et des dizaines de pratiques méditatives. Il existe une formidable diversité de formes d'entraînement méditatif, les unes orientées vers l'exploration et l'investigation, les autres vers la transformation ou le retour à l'équilibre. L'une des dimensions de l'épanouissement psychologique est l'équilibre conatif, qui renvoie au désir et à l'intention. Comment cultivons-nous les désirs propices à notre bien-être personnel et à celui des autres ? Comment renonçons-nous graduellement, ou atténuons-nous, ces désirs, volontés, motivations quand ils sont destructeurs pour notre bien-être et celui des autres ? Il y a là une science en soi, qui requiert une métacognition, une claire conscience des formes de désirs et d'intentions qui surgissent dans nos esprits.

Ensuite vient le champ foisonnant de l'équilibre attentionnel – qui va du trouble du déficit de l'attention/hyperactivité (TDAH) jusqu'aux plus hauts niveaux de *samadhi*. La notion d'attention suscite un type de théorie et de pratique d'une extraordinaire richesse. Nous n'avons pratiquement rien de tel dans l'Occident moderne. Voilà une remarquable occasion de collaboration, comme le propose le projet Shamatha.

L'épanouissement psychologique comprend aussi l'équilibre cognitif. Nous arrive-t-il parfois de superposer sur la réalité nos propres projections, nos espoirs et nos peurs infondées, et de nous heurter à de multiples problèmes en voulant faire coïncider ces projections et la réalité ? Nous arrive-t-il parfois de manquer simplement à l'appel de la réalité ? Comme Jon aime à le dire, si vous ne pratiquez pas la pleine conscience (*mindfulness*), vous pratiquez la conscience creuse (*mindlessness*). Si la réalité vous assène un coup de poing dans le nez et que vous ne la voyez toujours pas, vous avez peut-être un problème de déficit cognitif. L'équilibre cognitif implique d'être présent à ce qui se passe, d'être capable de le distinguer de manière claire et nette.

Autre facette de l'épanouissement psychologique : l'équilibre affectif, lui aussi d'une immense richesse. Il ne s'agit pas ici d'entrer dans un état d'équilibre émotionnel stable et ronronnant, mais plutôt dans l'allégresse, la légèreté et l'élasticité de la santé émotionnelle. Il y a des moments de peine et des moments de joie, mais pas de place pour la névrose, la psychose ou la fixation dans des déséquilibres affectifs.

Enfin, nous avons la science bouddhiste de l'épanouissement spirituel, qui est la quintessence même du boud-dhisme. Les facultés d'attention suprêmement développées du *samadhi* servent à l'esprit de télescope ; elles deviennent l'instrument focalisé, stable, clair, net, malléable et souple qui permet d'être présent à une infinité de phénomènes – potentiellement à n'importe quel type de phénomène, mais plus spécifiquement aux phénomènes mentaux. Il nous faut donc d'abord développer l'instrument, le télescope de l'attention aiguisée. Ensuite nous servir de cette capacité pour explorer la nature même de la conscience, l'expérience phénoménale de la conscience et sa relation à l'univers dans son ensemble. Ce faisant, nous surmontons les obscurcissements, les afflictions et les déséquilibres de l'esprit, et cultivons également le plein potentiel de la conscience, buvant ainsi aux sources les plus profondes de notre propre épanouissement, avertis de la réalité dans la mesure où elle peut être connue, par expérience directe et par la culture de la vertu.

Lorsque j'observe ma propre civilisation, je suis frappé que notre monde moderne considère souvent ces trois recherches – la poursuite du bonheur, la recherche de la vérité par la compréhension de la réalité et la recherche de la vertu – comme dénuées de rapport les unes avec les autres. C'est là-dessus que mise l'industrie de la publicité. Elle vous vend le bonheur – *ne vous préoccupez pas de la vérité* –, et sa conclusion est limpide : *le bonheur n'a rien à voir avec la vertu*. La science a énormément à voir avec la vérité, mais elle s'occupe rarement des enjeux plus profonds de l'épanouissement humain ou de sa relation à l'éthique. Cela pourrait poser un problème. Quand je tente d'imaginer une vie qui ait du sens, ce sont ces trois qualités qui me paraissent avoir la portée la plus essentielle. Réussir à les intégrer est tout autant essentiel. Dans une très large mesure, elles se sont délitées, et le résultat, à mes yeux, est désastreux. Le XXe siècle a vu un accroissement exponentiel de la connaissance et de la puissance. Ce fut un siècle de gloire pour la science et la technologie, et un siècle désastreux en termes d'inhumanité infligée à l'homme par l'homme – et j'insiste sur le genre du mot « homme ». Désastreux aussi quant à la dégradation de notre environnement. Comment pouvons-nous savoir tant de choses, être si puissants, et cependant nous traiter mutuellement de manière si horrible, et ravager notre environnement ainsi que nous le faisons ?

Il y a des choses à soigner, ces temps-ci. Je vois cette époque de crise comme un temps d'immense opportunité pour une collaboration entre l'étude scientifique de la méditation et l'étude contemplative de l'esprit. En associant à la tradition scientifique les grandes traditions contemplatives du monde, pas seulement le bouddhisme – non pas en opposant un dogme à un autre, mais en mariant l'empirisme à l'empirisme –, nous parviendrons peut-être à aider à réintégrer, à réintroduire de la santé et de l'intégrité, en permettant au cerveau de notre communauté globale de fonctionner en synchronie pour traiter des problèmes qui n'ont plus rien de seulement local. Ce ne sont plus seulement les problèmes de l'Amérique ou les problèmes du Tibet. Pour nous soigner nous-mêmes en tant qu'individus, pour soigner notre pays, pour soigner notre planète, nous travaillerons ensemble à la convergence des sciences naturelles et des humanités, et de toutes les formes de polarités dont nous sommes, les uns et les autres, intensément conscients. Je crois qu'il y a là une grande promesse.

INTERMÈDE – DIALOGUE

Avant le démarrage de la session d'après-midi, un moment est consacré aux questions du public. Y répondent Ajahn Amaro, Richard Davidson, Jon Kabat-Zinn, le père Keating, Helen Mayberg, Matthieu Ricard, Zindel Segal et Wolf Singer.

JON KABAT-ZINN : Le temps est venu de répondre du mieux que nous le pourrons à quelques questions du public. En voici une : « Le neuro*feedback*, également connu sous le nom de bio*feedback* ou biorétroaction électro-encéphalographique, est un processus d'intervention puissant pour réguler les émotions. Quelqu'un peut-il en parler ? C'est aussi puissant que la méditation et cela accroît considérablement l'apaisement. » Wolf, puisque tu as évoqué la notion de *feedback* à propos de la synchronisation cérébrale, peut-être peux-tu te lancer le premier sur cette question globale, à partir de ce que nous savons du fonctionnement du cerveau.

WOLF SINGER : Comme je l'ai indiqué hier, il est possible de surréguler l'activité de régions cérébrales sélectionnées, bien que le sujet ne sache pas quelle zone a été choisie par l'opérateur. Il est donc possible d'activer intuitivement certaines régions du cerveau, par tâtonnements (en procédant par essais et erreurs). De la même manière, il est possible d'influencer le spectre fréquentiel de l'activité oscillatoire des électrodes dans des bandes de fréquence données. Par exemple, si l'on renvoie au sujet une certaine quantité de puissance dans la bande alpha autour de dix hertz, le sujet, par tâtonnements successifs, trouvera le moyen d'augmenter le pourcentage d'ondes alpha produites par unité de temps[85].

Le *feedback* alpha est corrélé aux états de sentiment intérieur. Le sujet se sent détendu. Pour autant que je le sache, l'expérience n'a pas été tentée dans des bandes de fréquence plus élevées, en partie pour des raisons techniques. Il serait séduisant d'imaginer pouvoir identifier ainsi, en une sorte de raccourci occidental à la méditation, les bonnes fréquences et les bonnes électrodes, et amener le sujet à apprendre à produire ces états cérébraux sans avoir à traverser de douloureuses pratiques méditatives !

Il est douteux que cela soit possible. Nous savons que l'apprentissage exige une attention focalisée et une interaction avec les systèmes de récompense internes. Lors d'expériences en IRM fonctionnelle au cours desquelles les sujets apprennent à activer des centres cérébraux déterminés, ce que nous aurions attendu ne s'est pas produit. Les sujets ne ressentent aucun sentiment d'aucune sorte, même s'ils activent des centres connus pour être intimement impliqués dans la production des émotions. La question reste donc ouverte.

MATTHIEU RICARD : Il existe aussi une forme d'auto-*feedback* introspectif. Quand une émotion nous vient à l'esprit, nous la laissons en général nous emporter, et il nous faut un moment pour en mesurer les effets. Mais vous pouvez obtenir un *feedback* immédiat si vous examinez très attentivement votre état d'esprit lorsque vous ressentez de la compassion ou quand la colère monte. Vous pouvez aussi observer très minutieusement les effets lancinants de la jalousie. D'une certaine façon, c'est de *feedback* qu'il s'agit lorsque vous en arrivez à observer une émotion avec lucidité, comme un phénomène : non en vous identifiant à elle, mais en distinguant clairement comment votre manière de l'appréhender en accroît ou en réduit l'effet.

RICHARD DAVIDSON : Parvenus à ce stade de notre développement scientifique, je crois qu'il est primordial de rester humbles quant à ce que nous savons et ce que nous ne savons pas. Avoir découvert certains corrélats neuronaux correspondant à certains aspects de pratiques méditatives particulières ne signifie pas que ces corrélats représentent nécessairement les facteurs modificateurs qui interviennent de façon déterminante dans la production de ces états. Il serait intéressant de réaliser des études de *feedback* neuronal et d'évaluer les résultats introspectifs correspondants ; je reste cependant modeste devant la complexité de ce que nous étudions. Les méthodes que nous utilisons sont beaucoup plus précises qu'il y a seulement dix ans, mais elles restent très approximatives. Il faudra encore beaucoup de recherche fondamentale avant que nous soyons capables d'identifier les signaux les plus étroitement associés à la durée de la pratique, capables aussi d'évaluer l'ampleur du changement d'un individu en termes chronologiques et qualitatifs. Ces questions ne sont toujours pas très claires, c'est pourquoi je pense que nous devrions rester prudents avant de nous hâter d'appliquer, prématurément, la technique du neuro*feedback*.

AJAHN AMARO : Le Bouddha s'appuyait sur un paradigme fondamental vis-à-vis de toute méthodologie : « Est-ce que cela réduit la souffrance, ou non ? » Indépendamment du contexte théorique, quelles en sont les conséquences ? C'est pourquoi l'un de mes axiomes fondamentaux, c'est : « Si ça marche, c'est le bon truc. » Je ne me suis jamais servi du bio*feedback* – extérieurement –, mais, s'il y a des gens qui estiment que la souffrance s'en trouve réellement diminuée, s'ils se sentent plus harmonieux ainsi ou que ça leur permet de mieux comprendre la vie, alors tout va bien. La qualité à laquelle Matthieu faisait référence s'appelle *vimamsa* en langue pali. C'est le quatrième élément de l'*iddhipada,* ou « les quatre bases du succès » : l'intérêt, l'énergie, la contemplation et le réexamen – le *feedback*. Ce type de réexamen, qui consiste à observer les résultats de ses actes, est considéré comme un élément crucial pour réussir n'importe quelle tâche. Sans *feedback,* qu'il soit intérieur ou s'exprime par de petites diodes lumineuses, impossible de connaître vraiment les résultats de ses actes.

RICHARD DAVIDSON : Les contemplatifs devraient être particulièrement bien placés pour répondre à la question suivante. « A-t-on déjà observé des effets néfastes de la méditation, par exemple la perte du sens de l'identité, d'une façon négative ? Quels sont les dangers potentiels de ce type de méditation ? Examiner notre esprit est une expérience qui peut parfois se révéler douloureuse. »

ALAN WALLACE : « Méditation » est un terme très vaste. Il s'agit seulement de faire un tour en compagnie de son esprit, de façon soutenue. Or l'esprit, de même que le système nerveux ou le cerveau, est d'une grande fragilité. Si vous méditez tout seul, en improvisant au fur et à mesure, vous aurez peut-être de la chance. Mais se livrer assidûment à n'importe quelle pratique méditative équivaut à se lancer dans une traversée au long cours. Si vous déviez du cap que vous vous étiez fixé d'un seul degré, vous pouvez dériver de plusieurs centaines de milles. Depuis trente-cinq ans que je me suis engagé là-dedans, j'ai rencontré de nombreuses personnes qui avaient dû faire face à de très graves problèmes psychologiques – psychose comprise. Cela se produisait en général quand elles ne pratiquaient pas sous la supervision d'un instructeur savant, fin et compatissant. Une relation d'ouverture et de confiance avec un instructeur, c'est un filet de sécurité important. Si l'on médite dix ou quinze minutes chaque jour, les risques sont faibles. Si vous montez jusqu'à dix ou douze heures par jour, il vous faudra une guidance très fine et beaucoup d'intelligence dans la pratique.

PÈRE KEATING : Je crois qu'il y a des risques dans tout, ou presque. Vous pouvez marcher dans la rue et recevoir une tuile sur la tête. La méditation, à mes yeux, n'est pas plus risquée que toute autre forme de vie. Je crois qu'il est plus risqué de ne pas méditer. C'est comme rouler sur une route semée de nids-de-poule : vous pouvez décider de vous ranger sur le bas-côté et attendre que la voirie ait remis la chaussée en état. Ou bien continuer à rouler de votre mieux et tenter d'éviter les nids-de-poule. La méditation est jalonnée d'erreurs, de migraines, de moments ennuyeux, d'impressions de ne pas avancer. Ce qui fait toute la différence, c'est de la pratiquer chaque jour, et même si possible deux fois par jour. Alors elle devient une thérapie divine qui exerce deux effets : d'abord elle affirme spontanément notre bonté primordiale ; elle s'attaque ainsi à ce tableau de déconsidération personnelle qui est épidémique dans la culture occidentale. Ensuite la méditation s'occupe de l'inconscient et de tout le fatras émotionnel refoulé pendant une vie entière. Ce matériau refoulé est stocké dans l'organisme et cause toutes sortes de problèmes.

Le plus grand pas que nous puissions faire dans la direction du bonheur, ce serait peut-être de prendre conscience que le bonheur et le plaisir sont deux choses distinctes. Il y a une immense différence entre les deux. Le plaisir est la gratification de nos besoins instinctifs. À l'état infantile nous le confondons avec le bonheur parce que nous n'avons pas encore de choix disponible en termes de possibilités mentales ou spirituelles. Lorsque nous permettons à l'inconscient et au matériau refoulé, aux anciens traumas émotionnels, aux comportements addictifs et aux motivations négatives de remonter jusqu'à la conscience et d'être ainsi évacués, nous avons accès à des informations d'une importance considérable. Le corps se sert du repos profond que lui offre la méditation comme d'une autorisation pour évacuer ce qui n'a aucune raison de rester stocké dans notre système nerveux ou dans nos muscles. C'est l'une des grandes sources de santé offertes par la méditation.

MATTHIEU RICARD : Une jeune personne m'a dit un jour : « Je ne veux pas regarder à l'intérieur de mon esprit parce que j'ai peur de ce que je pourrais y trouver. » J'en ai parlé à Sa Sainteté, qui a dit : « Mais c'est plus intéressant que d'aller au cinéma ! Il se passe tant de choses là-dedans. C'est si intéressant ! » Les gens hésitent souvent à explorer leur esprit, à explorer les mécanismes intérieurs du bonheur et de la souffrance. Ce qui est étonnant, c'est le peu de temps ou d'intérêt que nous consacrons à tenter de comprendre le fonctionnement de notre esprit, alors que nous traitons avec lui du matin au soir. C'est pourtant ce qui détermine la qualité de chaque instant de la vie. Nous consacrons tant d'efforts et de temps aux études, à trouver un boulot, à la beauté, à la forme, que sais-je encore, et si peu de temps à prendre soin de cet « enfant gâté », pourrait-on dire, de cet esprit qui nous cause tant de souci tout au long de la journée.

JON KABAT-ZINN : Voici une autre question du public : « Il est souvent difficile d'inciter des personnes très dépressives à méditer seules, lorsqu'on travaille en thérapie individuelle, par exemple. Le soutien social que représente le *sangha*, en MBCT, s'inscrit-il dans votre travail ? Est-ce là une explication, parmi d'autres, des bons résultats que vous obtenez ? » Voilà qui soulève une question que Jack Kornfield a mise en évidence ce matin : comment différents éléments participent au contexte dans lequel chacun explore sa propre expérience. Pour le dire autrement : comment créer les environnements de soutien appropriés à l'optimisation de toute expérience de méditation ?

ZINDEL SEGAL : C'est une très bonne question. Une fois encore, il nous faut distinguer entre les personnes très dépressives et celles qui sortent d'une dépression et paraissent en forme, même s'il leur arrive de ressentir des symptômes de dépression mineurs et si elles avancent toujours en terrain glissant. Ces thérapies sont très courtes : huit semaines de formation seulement avec pratique quotidienne, et c'est fini. Les gens déplorent l'absence d'une *sangha* laïque, qui serait accessible d'une manière à la fois pratique et très conventionnelle. C'est dur à trouver.

À l'hôpital, nous proposons une série de séances mensuelles, voire hebdomadaires. Mais la plupart des gens ne veulent pas retourner à l'hôpital. Ils préféreraient intégrer ce travail à une vision dynamique de leur état de santé. Ça me rappelle ces anciens centres communautaires de santé mentale où les gens pouvaient débarquer à l'improviste. Il nous faudrait quelque chose de ce type, qui permette aux participants de se sentir connectés et de profiter des soutiens qu'une communauté ainsi réunie peut prodiguer. À grande échelle, ça renvoie à ce que disait John Teasdale à propos d'une diffusion plus large de ce travail. Il faudrait trouver des solutions qui soient peu ou prou de cette nature.

HELEN MAYBERG : Sans même parler de méditation, à mesure que les patients se remettent d'une dépression et atteignent un stade où ils sont prêts à se frotter aux autres, la famille devient essentielle. Les patients, comme tout le monde, ont besoin de sentir qu'ils sont entourés de gens qui se soucient d'eux. Une partie de la guérison consiste à réaliser qu'on n'est pas seul. Cette perspective doit être renforcée, qu'elle soit facilitée par un instructeur de méditation ou par un médecin.

C'est tout autant le cas de nos patients traités par électrostimulation : bien que le traitement supprime le bruit et l'intensité de la maladie, il est clair que ce qui leur assure une vraie guérison et la possibilité de se relier de nouveau à leur communauté, c'est le *feedback* qui leur revient des autres. L'approche de la pleine conscience, en ce sens, est fantastique : vous n'avez pas besoin de penser à ce qui vous a rendu malade pour vous engager sur un chemin qui va renforcer, grâce à l'attention focalisée, votre progression vers la guérison.

MATTHIEU RICARD : Helen, la semaine dernière à Stanford, quand nous assistions tous deux à la conférence consacrée à la souffrance, tu as évoqué la notion de « connectivité », d'interdépendance, qui ferait son retour lorsque les patients commencent à aller mieux.

HELEN MAYBERG : Je crois qu'il s'agit de l'un des changements les plus spectaculaires auxquels il nous soit donné d'assister. Une de nos patientes était extrêmement consciente de l'ampleur de sa maladie. Ce n'est pas seulement qu'elle ne pouvait pas dormir, ou manger, ou travailler : lorsqu'elle tenait ses enfants contre elle, elle ne parvenait même pas à les sentir. D'après certains médecins, c'est quasi psychotique. En fait, la pire privation provoquée par la maladie est sa façon d'interférer avec notre capacité à nous connecter aux autres.

La conscience de sa connexion avec les médecins, dont cette patiente a fait l'expérience pendant la séance de stimulation cérébrale au bloc opératoire, a été très marquante pour elle, parce que le manque de connexion était un aspect particulièrement lourd de sa maladie. Il a été important de transmettre à sa famille qu'elle avait fait cette expérience-là et qu'elle avait été capable de l'exprimer à ce stade encore précoce de sa guérison. Tous les patients ne réalisent pas que c'est cela dont ils manquent. Cette patiente particulière m'a enseigné à quel point c'était lourd. Ce n'est pas seulement une histoire entre votre douleur et vous ; il s'agit aussi d'être libre d'interagir avec ceux qui vous entourent. C'est l'essence de ce que nous cherchons tous, malades ou bien portants.

MATTHIEU RICARD : Zindel, je sais que tu n'es pas complètement d'accord avec ça, mais quelqu'un a dit que l'incapacité à ressentir et à donner de l'amour, au cours d'une dépression profonde, constituait l'un des principaux obstacles à la guérison.

ZINDEL SEGAL : Je ne conteste pas que cela soit très vrai, sur un plan phénoménologique. La façon dont je le comprends, c'est que les gens ne savent pas s'ils méritent de recevoir l'amour des autres. Alors il peut leur arriver de s'éloigner, intérieurement, des gens qui disent du bien d'eux ou qui veulent même entrer en relation avec eux. C'est un très grand obstacle, en effet, qui les empêche de s'aimer suffisamment pour s'extirper de ce qu'ils sont en train de s'infliger à eux-mêmes.

MATTHIEU RICARD : C'est aussi en rapport avec l'identification en soi d'un potentiel de changement. Quand les gens n'ont pour eux-mêmes que de la détestation, le phénomène s'aggrave s'ils pensent qu'il n'y a pas de place pour le changement. Ce qui pourrait les aider, ce serait peut-être la prise de conscience qu'il existe, malgré tout, un potentiel de transformation.

SESSION 4

Méditation et santé physique : recherche clinique 2

La recherche scientifique a établi que de nombreuses maladies « physiques » étaient modulées par des processus psychologiques (émotions et événements de vie stressants). Dans le même temps, la recherche s'est attachée à étudier précisément les mécanismes qui sous-tendent ces interactions. À mesure que se développe la compréhension de ces mécanismes, l'utilisation de la méditation dans certaines pathologies physiques acquiert davantage de légitimité et s'enracine plus fermement au sein de la recherche scientifique contemporaine. Cette session, animée par Esther Sternberg, dresse un état de l'application des interventions fondées sur la méditation aux maladies cardio-vasculaires et aux pathologies impliquant l'un des composants de l'immunité primaire.

ESTHER STERNBERG : Les précédentes sessions ont permis d'évoquer les processus mentaux et cérébraux qui se produisent au cours de la méditation et des états de souffrance mentale tels que la dépression. Avec le docteur Sapolsky, nous avons commencé à parler du stress et de la façon dont les événements survenant dans le cerveau lorsque nous sommes menacés peuvent en arriver à affecter le corps et la santé physiologique. Cette session va nous permettre d'aller plus loin dans cette discussion. Nous allons nous pencher beaucoup plus profondément sur les hormones cérébrales du stress, qui sont libérées lorsque nous nous trouvons en danger et peuvent affecter le fonctionnement du cœur et du système immunitaire.

Nous avons le grand privilège d'avoir parmi nous deux experts en la matière : le docteur David Sheps et le docteur John Sheridan. David interviendra le premier. Président associé de la chaire de cardiologie du Collège de médecine de l'Université de Floride, il va nous parler de la façon dont le stress mental affecte le cœur.

DAVID SHEPS : *La réduction du stress basée sur la pleine conscience et les maladies cardio-vasculaires*

Le stress psychologique peut réduire considérablement l'afflux sanguin vers le cœur, et augmenter de façon spectaculaire le risque de mort subite cardiaque. Cet exposé décrit le protocole d'une étude alors en cours et financée par les Instituts nationaux de la santé américains (NIH). L'étude examine l'impact de la réduction du stress basée sur la pleine conscience sur les réponses de la circulation sanguine au stress mental chez des patients suivis par imagerie cardiaque, ainsi que son retentissement sur leur qualité de vie.*

Cette intervention va tenter d'évoquer la façon dont les états d'esprit négatifs, que nous regrouperons sous l'appellation de « stress psychologique », affectent le cœur. Je détaillerai notamment une étude actuellement en cours qui pourrait nous permettre, grâce à l'entraînement à la MBSR, d'inverser les effets délétères de cette réaction physiologique. Quand je pense aux répercussions du stress sur l'organisme, il me vient souvent à l'esprit un dessin humoristique où un patient, les cheveux dressés sur la tête, fait face à un médecin qui lui dit : « Je pense que votre problème est lié au stress. » En général, malheureusement, les médecins ne savent en rien, à moins de lui avoir posé la question, si leur patient est stressé ou non. La

* Note de l'éditeur : l'étude en question est arrivée à son terme. Toutefois, pour différentes raisons, les données n'ont pas encore été analysées, aussi ses résultats demeurent-ils inconnus à la date de publication.

plupart des patients n'arrivent pas avec les cheveux hérissés, aussi nous est-il parfois très difficile de nous faire une idée de leur stress éventuel. Et, si le stress, dans notre civilisation, est endémique, la maladie cardiaque ne l'est pas moins. Pour souligner l'ampleur du problème, souvenons-nous que douze millions de personnes, aux États-Unis, souffrent d'une maladie des artères coronaires, et que trois cent trente-cinq mille personnes en meurent chaque année brutalement. Ce sont les statistiques de 2005.

Une très importante étude épidémiologique de comparaison cas témoin consacrée à l'infarctus du myocarde (la crise cardiaque) a été réalisée dans cinquante-deux pays et publiée par la revue *Lancet*[86]. Baptisée « Étude INTERHEART », elle a révélé que le stress psychosocial était responsable de près de quarante pour cent du risque d'infarctus du myocarde. Il en est ainsi dans le monde entier, pour les hommes et les femmes, et tous les types d'individus. C'est donc un problème très sérieux.

Lorsqu'en laboratoire de cathétérisme cardiaque on injecte un produit de contraste dans les artères coronaires de patients atteints de coronaropathies, on observe un rétrécissement du vaisseau atteint. Quand on soumet le patient à un exercice d'arithmétique en lui demandant de soustraire séquentiellement sept en partant de cent, ce bref instant de stress mental interrompt totalement le débit sanguin[87].

Nous savons par des études épidémiologiques ou démographiques que le stress est néfaste à de nombreux individus. Lorsqu'une catastrophe comme un tremblement de terre ou une attaque de missiles déclenche une hausse du niveau de stress, on constate également dans la population une recrudescence du taux de crises cardiaques et de morts subites. Le constat est systématique. D'autres études révèlent qu'on observe d'autant plus de crises cardiaques qu'un individu traversera d'épisodes de colère.

Pour étudier cela en laboratoire, nous proposons soit une épreuve d'effort, soit un test de stress mental. Nous mesurons les différents marqueurs de la fonction cardiaque, à commencer par le volume du débit sanguin parvenant au cœur, ce que nous appelons la perfusion. Nous sommes ainsi en mesure de détecter si le patient ressent ou non une douleur thoracique, les anomalies de la mobilité de la paroi ou de la fonction de pompage. Nous pouvons également effectuer un électrocardiogramme.

L'un des types de stresseurs que nous utilisons au laboratoire est le test de parole en public. Tout en contrôlant la tension artérielle du patient et en réalisant un électrocardiogramme, nous lui demandons de penser à la manière dont il réagirait à une situation négative dans sa vie quotidienne, par exemple la maltraitance d'un proche parent dans une maison de retraite. Le patient a deux minutes pour préparer son exposé et trois minutes pour le prononcer. Nous filmons l'intervention. Nous le perfusons également avec un produit inoffensif qui s'accumule dans le cœur en fonction du débit sanguin.

Cet exercice de parole en public provoque une ischémie, c'est-à-dire un apport insuffisant de sang au cœur, chez trente à cinquante pour cent des patients souffrant de coronaropathie avérée[88]. Il s'agit en général d'une ischémie silencieuse, non associée à une douleur thoracique. Le patient lui-même ignore que c'est en train de se produire. Cette ischémie survient à un seuil de fréquence cardiaque plus bas que les épreuves d'effort habituelles, et il arrive même souvent que l'électrocardiogramme ne la détecte pas. De nombreux mécanismes sont susceptibles d'expliquer cet événement. L'un est la diminution du débit sanguin dans les gros vaisseaux coronaires. Un autre est la diminution du débit sanguin dans les plus petits vaisseaux, microscopiques. Un troisième est l'augmentation du besoin en oxygène provoquée par les élévations importantes de la pression sanguine, ce qui arrive très fréquemment.

Il y a plusieurs années, sur la base d'un protocole semblable, nous avons réalisé une étude financée par les NIH, l'étude dite « Investigations psychophysiologiques de l'ischémie du myocarde[89] ». Cette étude se penchait sur des patients, hommes et femmes, porteurs de coronaropathies établies et de résultats anormaux aux épreuves d'effort. Nous avons mesuré la réponse de la cavité de pompage du ventricule gauche, ou mobilité de la paroi, comme indicateur de l'ischémie provoquée par le stress, puis nous avons entrepris un suivi cardiaque de ces patients pendant cinq ans après le test. Les patients ayant présenté une fonction cardiaque anormale lors du test de parole en public avaient trois fois plus de risques de mourir dans les cinq ans que les patients dont la fonction cardiaque était restée normale ou chez qui aucune trace d'ischémie n'avait été décelée au cours du test.

Le stress mental peut donc entraîner une ischémie cardiaque, et ce n'est pas sain. Alors que faire ? Avec le soutien de l'Institut national du cœur, du poumon et du sang, nous avons conçu une étude utilisant la réduction du stress basée sur la pleine conscience pour diminuer le stress mental des patients porteurs de cette pathologie. Nos cent cinquante patients ont été affectés à trois types de traitement : la MBSR, les soins habituels et un contrôle éducatif. Dans ce dernier cas, les patients rencontrent un instructeur aux mêmes heures que le groupe de MBSR, mais, au lieu de les former à la MBSR, on les éduque aux facteurs de risques, entre autres choses.

Nous avons choisi la MBSR parce que c'est une approche largement utilisée pour la réduction du stress. Elle est très bien standardisée, et de précédentes études ont montré que les résultats positifs des participants tendaient à persister, après coup, pendant un bon moment. Par ailleurs, les instructeurs ont été formés d'une façon standard, aussi, si cette étude donne de bons résultats, elle pourra être généralisée. Quand elle sera terminée, nous espérons être capables de répondre à trois questions : d'abord, est-ce que l'entraînement à la méditation en pleine conscience par l'intermédiaire de la MBSR améliore la réponse cardiaque au stress, dans le cas de l'ischémie liée au stress ? Ensuite, constate-t-on une amélioration dans la réponse de la fréquence cardiaque au stress de la vie quotidienne ? Et, enfin, la MBSR exerce-t-elle un effet positif sur la santé mentale et la qualité de vie en général ? Nous en sommes à ce jour à mi-chemin de l'étude. Nous ne disposons encore d'aucun résultat, mais espérons recueillir d'intéressantes informations d'ici quelques années.

ESTHER STERNBERG : Nous allons maintenant entendre le docteur John Sheridan, l'un des pionniers de la psycho-neuro-immunologie, directeur associé de l'Institut pour la recherche en médecine comportementale à l'Université de l'Ohio. Il évoquera les effets du stress sur le système immunitaire et traitera la question afférente : le stress peut-il nous rendre malades ?

JOHN SHERIDAN : *Recherches sur l'interaction neuro-immunitaire*

Diverses formes de stress affectent des systèmes cérébraux spécifiques. Les altérations ainsi générées au sein de ces circuits peuvent entraîner des modifications profondes de la fonction immunitaire. Cet exposé présente un panorama de la recherche moderne consacrée à l'impact des différentes formes de stress sur les processus immunitaires spécifiques et les mécanismes à travers lesquels se produisent ces effets. Ces recherches peuvent contribuer à éclairer les mécanismes par lesquels la méditation est susceptible d'influencer les maladies du système immunitaire.

En ma qualité de scientifique, je n'ai pas l'habitude de monter sur scène sans avoir avec moi mes données pour me protéger. Mais il m'a été demandé de préparer une intervention d'ordre plus conceptuel à propos des recherches qui ont été les miennes ces quinze dernières années : comment le système immunitaire protège l'organisme, et comment le stress et les facteurs neuronaux affectent la fonction immunitaire.

J'aborderai trois points principaux. Mon travail se déploie dans l'univers du corps humain, et se concentre sur le système immunitaire. Mais le système immunitaire est lui-même régi par le cerveau. Ces dernières années, nous nous sommes également aperçus que le corps renvoyait de l'information au cerveau : la communication est donc bidirectionnelle. Le cerveau parle au corps, et le corps répond au cerveau. C'est très important à savoir lorsque l'on a affaire à des agressions infectieuses.

Deuxième point abordé : la façon dont le stress influence le système immunitaire par l'intermédiaire du cerveau et, par voie de conséquence, le possible accroissement de la vulnérabilité aux agressions infectieuses. Prenons un exemple. Quand on a devant soi une date butoir, une *deadline* à respecter, on peut en arriver à négliger le temps normalement dévolu à la méditation ou à l'exercice physique ; on peut aussi sacrifier une partie de son temps de sommeil. Que se passe-t-il une fois que cette *deadline* est passée, et que nous l'avons respectée ? Eh bien, il arrive qu'on s'écroule, suite à une maladie quelconque, souvent une infection, quelle qu'elle soit.

Troisième point : tous les facteurs de stress ne sont pas équivalents. Certains exercent des effets négatifs, d'autres des effets positifs. Mon expérience personnelle, par rapport à tel facteur de stress, peut différer de la vôtre vis-à-vis du même facteur de stress. Toutes sortes d'éléments entrent en jeu, mais ce que je voudrais savoir, au final, c'est comment la perception qu'un individu se fait de son environnement influence son système immunitaire, et par voie de conséquence sa vulnérabilité à la maladie.

L'immunologiste que je suis a envie de savoir comment les infections bactériennes et virales ou les lésions tissulaires induisent une inflammation et une réponse immunitaire, et comment cette réponse met fin à la multiplication de l'agent pathogène et résout l'infection. Ce processus prend quelques jours. Avec les années, nous sommes arrivés à comprendre que de nombreux facteurs – environnementaux, comportementaux et psychosociaux – pouvaient influer sur la façon dont le système immunitaire répondait à l'infection. Nous appelons cette discipline « psycho-neuro-immunologie ». Elle explore les interactions entre le comportement, la fonction endocrinienne et le système immunitaire.

Nous savons que le stress peut avoir des répercussions sur la maladie, et nous connaissons certains des mécanismes et circuits qui sont alors activés. Nous savons aussi que le stress module le système immunitaire, et nous voulons en comprendre les mécanismes. Dans une étude que nous avons réalisée auprès d'humains et de souris, nous avons cherché à identifier les cellules du système immunitaire qui subissaient une influence. Nous voulions aussi savoir quelles substances issues des systèmes nerveux et endocrinien exerçaient cette influence, lorsque l'on est soumis au stress.

Le système immunitaire parle au cerveau. Ainsi, quand vous souffrez d'une infection, les macrophages se rendent jusqu'au point d'infection et expriment toute une série de nouveaux gènes pour produire de nouvelles protéines nommées cytokines qui sont, à la base, des hormones. Ces cytokines gagnent le système sanguin, lequel les transporte jusqu'au cerveau où elles sont alors en mesure d'influencer le comportement. Robert Sapolsky a évoqué hier la façon dont les réactions au stress étaient indispensables à la survie. Le comportement que nous qualifions de pathologique fait partie de ce processus. Le comportement pathologique est suscité par la production des cytokines, qui sont fabriquées localement dans le corps mais se déplacent jusqu'au cerveau.

Ces cytokines agissent dans des régions cérébrales spécifiques. Parmi elles, les régions impliquées dans la réponse au stress. La communication bidirectionnelle se produit lorsque le cerveau reconnaît ces signaux et active l'axe hypothalamo-hypophyso-surrénalien (axe HHS, ou axe hormonal du stress). L'axe HHS représente une partie importante du système neuro-endocrinien qui régule de nombreux processus physiologiques comme la digestion, le métabolisme, l'immunité et la réponse au stress. En bout de chaîne, en réponse au stress, l'axe HHS libère de l'hormone adrénocorticotrope (ACTH), laquelle provoque la libération de glucocorticoïdes, comme le cortisol. Les glucocorticoïdes sont des stéroïdes, c'est-à-dire de puissantes molécules de régulation. La réponse glucocorticoïde joue un rôle très important dans la conservation de la santé. Ce type de communication bidirectionnelle – du corps au cerveau et du cerveau au corps – modifie le modèle de la réponse glucocorticoïde : il s'ensuit un retentissement considérable sur l'expression des gènes au sein des cellules de l'immunité. Il y a dans tout cela une dimension adaptative, mais ces processus peuvent néanmoins se trouver spectaculairement altérés par un stress chronique, continu, qui persisterait plusieurs jours, voire plusieurs semaines.

Robert Sapolsky a dit que le stress aigu était stimulant. Il l'a assimilé à un processus d'activation susceptible de contribuer à la survie. De fait, dans de nombreux cas, le stress aigu renforce le système immunitaire. Mais, quand le stress est chronique, il tend à supprimer l'immunité. Dans deux études réalisées avec des humains, nous avons cherché à savoir si une réponse immunitaire pouvait être influencée par le stress chronique. Avec mes collègues de l'Université de l'Ohio Janice Kiecolt-Glaser, Ronald Glaser et d'autres, nous avons examiné le stress provoqué par la situation d'aidant. Dans cette étude, les aidants, dont l'épouse souffre de la maladie d'Alzheimer, ont soixante-huit ans en moyenne. Ils consacrent à leur épouse une sollicitude incroyablement stressante, vingt-quatre heures sur vingt-quatre, sept jours sur sept, depuis trois ans[90]. Nous nous sommes demandé si ces individus répondraient à une vaccination de la même façon qu'un groupe contrôle apparié. Nous avons constaté que soixante-dix pour cent des individus du groupe contrôle répondaient au vaccin en quadruplant leurs titres d'anticorps, une protection suffisante pour neutraliser le virus. Mais, dans le groupe d'aidants, seuls près de trente-cinq pour cent des individus ont répondu de façon comparable, soit une réduction de cinquante pour cent par rapport au groupe contrôle.

Pour résumer, il semble que le stress chronique influe réellement sur la capacité à répondre à un vaccin. Nous avons fait l'expérience avec l'hépatite A[91], l'hépatite B[92] et un vaccin contre la pneumonie à streptocoque[93]. Si cette observation se maintient, on peut en déduire que ces individus présentent un risque accru de contracter une maladie infectieuse.

J'ai eu la chance, il y a quelques années, de rencontrer Richie Davidson et Jon Kabat-Zinn. Ils m'ont demandé de m'engager auprès d'eux dans une étude utilisant le même protocole pour observer si la méditation en pleine conscience pouvait influer sur la réactivité à un vaccin. Nous avons constaté des progrès incrémentaux modestes mais statistiquement significatifs dans les réponses des anticorps au sein d'une population à laquelle avait été prodiguée une formation à la MBSR[94]. Il faudrait vraiment renouveler et élargir cette étude, mais elle indique déjà que, dans le cadre d'une vaccination, la méditation peut influencer positivement la communication périphérie-cerveau.

Mon problème, en tant qu'immunologiste, c'est que je suis très limité quant aux sites que je suis en mesure de tester. Je peux vous prélever du sang et, si vous l'acceptez, un petit morceau de tissu sur votre peau. Mais je ne peux pas aller beaucoup plus loin que ça. Le vrai *challenge*, dans l'étude de l'infection virale ou bactérienne, c'est d'aller regarder l'ensemble du système immunitaire, non seulement la réponse à l'exposition à un vaccin. Observer la totalité du système immunitaire est beaucoup plus compliqué, et, avec des humains, c'est impossible : nous ne pouvons pas infecter des individus. Alors nous avons développé plusieurs modèles animaux combinant des infections virales ou bactériennes bien connues avec plusieurs modèles de stress différents. Ces modèles tiennent compte du fait que tous les stresseurs n'affectent pas le système immunitaire de la même façon. Nous pouvons choisir la façon dont nous modulons le système immunitaire d'un animal par l'application d'un stresseur spécifique, puis simplement chercher à savoir si cet animal est plus ou moins vulnérable à l'infection. On comprend pourquoi nous sommes obligés de nous servir d'animaux : nous devons leur faire subir des épreuves en conditions réelles.

Un exemple : le simple stress de confinement. Nous plaçons des souris dans un tube, isolées de leurs congénères, pendant une nuit, puis nous les relâchons. Au bout de deux nuits nous les infectons avec un virus grippal et observons l'activité de leurs cellules tueuses naturelles. Les cellules tueuses naturelles (NK) représentent un composant essentiel de notre résistance génétiquement héritée à la maladie. Elles jouent un rôle très important pour contenir l'infection dans ses deux ou trois premiers jours. Après que nous avons infecté les animaux, l'activité des cellules tueuses naturelles est un bon indicateur de leur réponse à l'infection. Résultat : deux jours de stress seulement, au cours de l'infection, suffisent à supprimer l'activité des cellules tueuses naturelles.

Mais travailler avec des animaux nous permet d'aller plus loin : nous pouvons chercher à identifier, entre cerveau et corps, les circuits qui envoient les signaux supprimant cette réponse à l'infection. Nous pouvons traiter les animaux de façon pharmacologique, afin de bloquer les glucocorticoïdes ou les autres signaux comme les opioïdes ou les catécholamines. Les catécholamines, libérées par le système nerveux sympathique (SNS) en réponse au stress, sont connues comme les hormones de « combat ou fuite » (*en anglais « fight-or-flight » – N.d.T.*). Dans ce cas, nous utilisons un modèle de stress de contrainte dans lequel l'activation de l'axe hypothalamo-hypophyso-surrénalien conduit à la production d'opioïdes.

Les opioïdes sont des hormones impliquées dans la perception et la suppression de la douleur, mais elles suppriment aussi la réponse des cellules tueuses naturelles. Si nous bloquons les récepteurs opioïdes, nous pouvons restaurer une réponse complète des cellules tueuses naturelles et restaurer la santé de l'animal. Nous avons observé que la suppression par le stress de la réponse des cellules tueuses naturelles aggravait l'infection grippale. D'après ce modèle, la suppression par le stress de la résistance innée aggrave la maladie[95]. Il s'ensuit que le stress peut, d'une façon générale, induire une fragilisation en présence de micro-organismes infectieux aussi nombreux que différents.

Globalement, tout le monde s'accorde à dire que le stress est mauvais, même s'il est parfois nécessaire à la survie. Aussi, je voudrais maintenant vous montrer un modèle qui repose sur l'interaction sociale : le stress y conduit à un résultat bénéfique et accroît effectivement la résistance à la maladie. Les souris, comme tous les mammifères vivant en groupe, établissent une hiérarchie, dont découle une famille stable. Si nous incorporons à cette famille un intrus mâle et imposant (comme si votre président ou votre doyen faisait irruption dans votre bureau – je prends cet exemple pour ceux d'entre vous qui êtes universitaires), le nouveau venu va bouleverser l'homéostasie de la cage. Si vous procédez ainsi de façon aléatoire et sur plusieurs nuits, la perturbation va devenir très stressante. Les animaux répondent en activant toutes les hormones du stress. Ils modifient aussi leur comportement. Après une seule nuit d'un tel stress, vous êtes en mesure d'évaluer les changements de comportement et d'observer une élévation de l'angoisse. Outre les modifications comportementales, vous constatez un changement endocrinien qui se traduit par des niveaux très élevés de glucocorticoïdes. Les glucocorticoïdes représentent normalement la substance naturelle la plus immunosuppressive ; son action est aussi extrêmement efficace dans la suppression d'une grande partie de l'expression génique. Dans ce cas, toutefois, le niveau élevé de glucocorticoïdes ne réussit pas à supprimer le facteur de nécrose tumorale et l'interleukine-1, la cytokine impliquée dans la réponse inflammatoire. Chez les animaux ainsi testés, nous constatons que le comportement en état de stress social augmente la réponse inflammatoire.

Nous les avons ensuite soumis à plus rude épreuve encore avec la bactérie *E. Coli* et avons mesuré le nombre de bactéries en circulation. Les souris du groupe témoin se débarrassent lentement mais sûrement de la bactérie – au bout de quelques heures –, alors que le groupe confronté au stress social présente une augmentation de la clairance de la bactérie. L'interaction des stress rend ces animaux plus résistants à l'infection bactérienne[96]. Il s'avère donc que ce stresseur social particulier peut accroître la résistance à l'infection bactérienne. Il ne nous est pas possible, cependant, d'extrapoler facilement d'une espèce à l'autre : je ne vais pas projeter cette constatation de la souris à l'humain. Mais toutes les possibilités sont ouvertes.

Pour terminer, je dirais que, dans les modèles humains et animaux, la communication bidirectionnelle entre le cerveau et le système immunitaire est significative, en termes de santé. Tous les types de stress n'affectent pas cette communication de la même manière, ni même dans une direction similaire. Certains types de stress peuvent être réellement bénéfiques. La route est encore longue, toutefois, avant que nous soyons capables de comprendre les interactions complexes qui entrent ici en jeu.

DIALOGUE SUR LA SESSION 4

Outre Sa Sainteté le Dalaï-Lama, les intervenants, les interprètes et le modérateur, cette session accueille Jan Chozen Bays, Richard Davidson, Joan Halifax et Margaret Kemeny.

Esther Sternberg : Merci, John et David, pour cette discussion sur la façon dont les hormones et molécules libérées lorsque nous sommes exposés à toutes sortes de menaces affectent l'organisme, le cœur et le système immunitaire. John nous a parlé des glucocorticoïdes, les hormones du stress qui réduisent la capacité des cellules immunitaires à combattre l'infection. David a évoqué la manière dont les effets du stress pouvaient obstruer les artères coronaires, diminuer le débit sanguin vers le cœur et accroître le risque de mortalité. Un facteur de stress aussi anodin qu'une soustraction ou une prise de parole en public peut avoir de profondes répercussions sur la santé.

Pendant le déjeuner, nous avons eu une discussion très animée : nous étions nombreux à stresser quant à savoir si nous devions employer le mot « stress » dans nos échanges avec vous, Votre Sainteté. Si j'ai bien compris, il n'y a pas de mot tibétain pour dire le stress dans l'acception qui est la nôtre. À mon avis, cela soulève une question très importante. La tradition occidentale nous enracine en effet dans une pensée objective et concrète, qui définit la santé comme l'absence de maladie, exclusivement. Comme si tout était relié à un mécanisme, à la façon dont les choses fonctionnent. C'est merveilleux, et c'est d'ailleurs ainsi que la science a progressé. Mais comment dialoguer avec vous si nous n'employons pas les mêmes termes pour dire les choses ? Je voudrais donc vous demander votre avis à ce sujet. La médecine occidentale répertorie de nombreuses formes de stress différents, des stress sociaux comme des stress physiques. Quelle idée vous faites-vous du stress ? Existe-t-il, dans votre tradition, une telle chose que le stress ?

SA SAINTETÉ LE DALAÏ-LAMA : Le mot « stress », tel qu'il est employé au sens clinique, n'a pas de traduction tibétaine littérale…

THUPTEN JINPA : Hier, pendant les interventions, nous avons discrètement essayé de trouver le plus proche équivalent tibétain du terme anglais « stress », mais il ne semble pas y en avoir.

ESTHER STERNBERG : Je crois que c'est un point très important, parce que, si nous devons dialoguer, la première chose à faire, c'est de prendre conscience que nous parlons des langues très différentes, non seulement par rapport à l'anglais ou au tibétain, mais par rapport à notre contexte conceptuel. Nous persistons à ramener la conversation aux applications cliniques – c'est l'intitulé même de cette réunion – et au traitement de la maladie. Cependant, ce que nous sommes tous en train d'apprendre, grâce à vous, c'est que tel n'est pas l'objectif de votre tradition. Je voudrais vous demander d'approfondir cette question : quel est, à vos yeux, l'objectif de la méditation ?

SA SAINTETÉ LE DALAÏ-LAMA : L'objectif de la pratique spirituelle dans le contexte traditionnel du bouddhisme a été bien résumé par Ajahn Amaro quand il a évoqué les trois étapes fondamentales de l'entraînement : la discipline éthique, la culture de la concentration, qui est la pratique de la méditation, et, sur cette base, la culture de la clairvoyance. Au stade initial, notre comportement impulsif est pour partie destructeur et préjudiciable : nous avons donc besoin de trouver une méthode qui nous empêche de nous engager dans ces actes impulsifs et destructeurs. C'est au cours de ce premier stade de la formation que nous adoptons, de notre plein gré, un ensemble de préceptes ou un code de vie, qui est l'entraînement à la discipline éthique.

Puisque ces comportements impulsifs et destructeurs procèdent en réalité d'un état d'esprit agité et indiscipliné, il nous faut trouver un moyen de leur faire face directement. Mais notre état d'esprit normal est si dissipé et si décentré que l'esprit ne peut pas instantanément faire face aux problèmes mentaux. C'est pourquoi il faut tout d'abord cultiver un certain niveau de stabilité mentale, une capacité à se concentrer. C'est là qu'intervient le deuxième entraînement à la concentration ou à la méditation.

Sur cette base, une fois atteint un certain degré de stabilité, alors nous sommes capables de faire appel à notre esprit, fortifié par l'attention focalisée, pour gérer les émotions destructrices et les schémas de pensée habituels. L'antidote qui vient à bout des tendances négatives et destructrices de l'esprit, c'est la clairvoyance.

ESTHER STERNBERG : Je vais essayer d'extrapoler et de transposer cela à cette session, dont l'objectif est de comprendre dans quelle mesure nous pouvons emprunter ces pratiques, si bien développées par votre tradition, pour les appliquer au problème que nous appelons stress. En vous écoutant, il me semble comprendre que nous parlons du stress comme de quelque chose qui nous arrive. Alors que la méditation, telle que vous l'évoquez, est quelque chose que vous pratiquez de façon active, pour vous former.

SA SAINTETÉ LE DALAÏ-LAMA : Il nous faut comprendre ici la vision bouddhiste de l'éthique, dans son essence même. La discipline éthique se définit par la résistance non seulement aux actions *immédiatement* nuisibles aux autres, mais aussi aux actes *potentiellement* nuisibles. Lorsque vous vous engagez dans un entraînement de cette nature, au cœur de la discipline éthique, vous répondez vraiment à l'environnement. Vous vous abstenez de faire du mal aux autres et vous essayez de vivre une vie plus attentive. L'état d'inattention est l'un des plus propices à l'apparition de toutes sortes de comportements destructeurs.

Dans l'entraînement de la concentration, et particulièrement dans le troisième entraînement, celui de la clairvoyance, la pratique se fait très spécifiquement bouddhiste. En matière de clairvoyance, chaque tradition spirituelle peut avoir un contenu qui lui est propre. Pour certaines personnes, bien sûr, l'approche monothéiste, avec l'idée d'un Créateur, est beaucoup plus efficace. Pour le bouddhisme et pour la plupart des systèmes de pensée traditionnels indiens, l'idée de Créateur n'existe pas. Chaque tradition spirituelle se déploie sur un champ très spécifique.

Ce que nous essayons de faire ici, comme nous l'avons évoqué hier, c'est de nous concentrer sur la compassion universelle ou sur des valeurs universelles. Si l'objectif de ce dialogue n'avait trait qu'à certains champs particuliers, cela serait très compliqué. Ça ne servirait à rien.

ESTHER STERNBERG : De notre côté, nous nous compliquons trop la vie, peut-être.

SA SAINTETÉ LE DALAÏ-LAMA : Quand on écoute les explications neuroscientifiques, on réalise que le cerveau n'est pas seul à intervenir, et qu'il y a tant de parties du cerveau différentes, qui portent toutes des noms si nombreux, si compliqués et si sophistiqués…

RICHARD DAVIDSON : Exactement comme l'*abhidharma**.

SA SAINTETÉ LE DALAÏ-LAMA : Peut-être la terminologie bouddhiste, dans le domaine psychologique, est-elle plus fournie. La science moderne s'occupe principalement de physique ou de choses extérieures. C'est nécessaire. La science est très, très importante. Mais

* *Abhidarma* : la « triple corbeille » rassemblant les textes sacrés du bouddhisme *theravâda (N.d.T.)*.

il y a aussi l'expérience et le sentiment. La pensée de l'Inde ancienne se consacrait beaucoup à l'émotion et à l'esprit. C'est également utile. Aussi devrions-nous combiner ces deux visions, jusqu'à un certain point. Ensuite, il y a la prochaine vie, ou le nirvana ! Ça, c'est un peu une spécialité bouddhiste. L'existence du paradis ou de l'enfer, c'est une affaire de théologiens. Ça ne nous regarde pas. Je crois qu'il est préférable d'adopter en la matière une politique de non-ingérence !

ESTHER STERNBERG : C'est une ligne difficile à suivre. Je vais demander à Margaret Kemeny de prendre la responsabilité de traiter cette question et de la ramener à un point de connexion dont nous disposons déjà, et qui concerne le moi. Le stress a partie liée avec les menaces visant le moi, et avec la façon dont ces menaces peuvent affecter l'intégrité physique. Margaret Kemeny est professeur de psychiatrie et directrice du Programme de psychologie de la santé à l'Université de Californie, à San Francisco. Elle est l'une des pionnières de la psycho-neuro-immunologie.

MARGARET KEMENY : Votre Sainteté, je voudrais légèrement recentrer le débat, et j'espère vivement que vous trouverez intérêt à nous parler de la conception bouddhiste du moi, ainsi que de la conception bouddhiste du moi social. Tel que je le comprends, il semble que les deux conceptions puissent être distinguées l'une de l'autre. Ça m'intéresserait de connaître la position bouddhiste à propos du moi : de nombreux éléments nous indiquent en effet, désormais, que les situations menaçant le sens du moi ou de l'identité peuvent activer les hormones du stress et certains processus immunologiques susceptibles d'exercer un effet négatif sur la santé en cas d'activation chronique, comme l'a dit John Sheridan. Les menaces ciblant le sens du moi semblent faire office, pour ces systèmes, d'activateurs fiables et puissants.

Si vous placez des gens dans une situation où ils exécutent une tâche difficile et sont évalués par d'autres, ces systèmes biologiques peuvent s'en trouver stimulés et générer des émotions d'angoisse et de détresse. Il peut en résulter, pour les individus concernés, un sentiment négatif vis-à-vis d'eux-mêmes, et l'impression que les autres réagissent négativement à leur encontre. Il y a là une source possible de complexes : sentiments d'embarras, de honte, d'humiliation.

Mais ce qui est intéressant, c'est que tout le monde ne présente pas ces modifications biologiques négatives. Les gens qui éprouvent, dans un tel contexte, un sentiment négatif à leur propre endroit, qui se sentent gênés ou humiliés, ou se vivent eux-mêmes comme insuffisants, sont ceux qui présentent cette modification biologique. Dans notre culture, je crois que ce qui nous rend peut-être plus vulnérables à ces menaces contre notre sens du moi, c'est la prééminence que nous accordons à l'individu plutôt qu'au groupe ou au collectif. Je m'interroge à propos de la vision bouddhiste du moi et je me demande si elle pourrait nous aider à en savoir plus sur cette vulnérabilité. Les scientifiques pourraient ainsi comprendre en quoi la méditation et les pratiques contemplatives sont susceptibles d'atténuer les fragilités des gens dans ce genre de situations. Parvenir à une meilleure compréhension de la conception bouddhiste du moi nous serait d'une immense utilité.

SA SAINTETÉ LE DALAÏ-LAMA : Le concept philosophique de non-ego, que vous trouverez dans le bouddhisme, lui est très exclusif. Si l'on accorde une telle primauté à la compréhension du non-ego, c'est parce qu'il est indispensable d'admettre que les différents problèmes liés aux états d'esprit indisciplinés s'ancrent dans un attachement erroné au moi. La façon dont le bouddhiste comprend le mécanisme par lequel nous créons toutes les souffrances de notre esprit et les problèmes que nous rencontrons est tout à fait complexe. Ce qu'il faut comprendre, c'est que nos problèmes procèdent réellement des souffrances de l'esprit, d'où cet état indiscipliné et agité. Au sein de l'éventail de ces différentes souffrances, certaines sont d'ordre plus affectif, comme l'attachement et l'hostilité. Elles peuvent être dirigées vers un objet spécifique. Elles passent par une manière particulière de se relier aux objets.

Ces souffrances siègent aux niveaux de conscience grossière les plus manifestes, mais d'autres afflictions sont probablement beaucoup plus profondément enracinées. On les qualifie de dysfonctionnelles : elles appartiennent à une catégorie intellectuelle plutôt qu'à une catégorie plus réactive ou affective. On retrouve ici en filigrane la fausse croyance dans le moi, ou l'attachement à l'ego. C'est pour cette raison que l'on insiste tant sur la compréhension du non-ego – sur le fait qu'il n'y a pas de moi postulé comme éternel ou absolu.

Le Bouddha évoque la façon dont prend forme le processus de maîtrise de ces souffrances : non pas comme une situation d'éveil au non-ego, un moment où tout se désagrégerait, en quelque sorte. C'est plutôt au terme d'un processus beaucoup plus long, progressif, réunissant de nombreux facteurs différents, qu'il est possible de surmonter graduellement à la fois les souffrances intellectuelles, acquises, et les souffrances plus naturelles, profondément incrustées. Même quelqu'un qui parviendrait à la prise de conscience du non-ego pourrait encore faire l'expérience de ces souffrances, jusqu'à un certain point.

Quand nous parlons de l'enseignement du non-ego, nous ne rejetons pas la réalité du moi et des autres. Même ceux qui sont parvenus à la prise de conscience du non-ego font l'expérience de cette distinction entre moi et les autres. Dès lors, vous nourrissez des pensées, des sentiments, et ainsi de suite. Un grand érudit et pratiquant que nous connaissons très bien, et qui avait atteint, en fait, une profonde conscience de l'*anatta*, ou du non-ego, m'a dit un jour que, lorsqu'il essayait de méditer sur la mort – ce que nous appelons la méditation sur le niveau grossier de l'impermanence –, il en éprouvait toujours un stress immense.

MARGARET KEMENY : Sa Sainteté vient d'employer le mot « stress », nous sommes d'accord ?

ALAN WALLACE : Le mot exact utilisé par Sa Sainteté, qui a été traduit par « stress », fait référence à l'énergie du cœur lorsqu'elle n'est plus équilibrée. Un petit commentaire s'impose, car ce terme renvoie à la médecine tibétaine traditionnelle, ancrée dans l'*ayurveda*. La médecine tibétaine traditionnelle distingue trois humeurs : le vent, la bile et le flegme. Depuis une perspective médicale occidentale, tout cela paraît complètement métaphysique. Vu du côté de la médecine tibétaine, il n'y a là rien de métaphysique : ces humeurs représentent la teneur immédiate de l'expérience. Elles sont directement diagnostiquées au moyen du pouls et de l'analyse d'urine.

Plusieurs formes de ces humeurs ou énergies peuvent être distinguées à partir d'une perspective en première personne et par des médecins hautement formés. Il y a au sein du corps un type d'énergie particulier, très étroitement lié au cœur : il siège au centre du thorax mais il est également relié au cœur physique. Le grand stress, qu'il soit imposé de l'extérieur, par un traumatisme, ou de l'intérieur, par une trop grande débauche d'effort mental – étudier trop intensément, par exemple, ou méditer sur un sujet générateur d'angoisse existentielle –, peut engendrer un déséquilibre de cette énergie du cœur. Les manifestations qui se produisent alors comprennent l'anxiété, la dépression, la nervosité, l'irritabilité, l'insomnie ou la perte d'appétit. Autrement dit, le stress.

Esther Sternberg : Nous parlons donc vraiment de la même chose, mais nous recourons à une terminologie différente.

Sa Sainteté le Dalaï-Lama : C'est exact. Chacun fait la même expérience, qu'il soit bouddhiste ou non-bouddhiste, chrétien ou non-croyant. Le corps humain fait partout la même expérience.

Esther Sternberg : Un autre domaine dans lequel nous faisons tous la même expérience, c'est celui de la compassion. Nous avons vraiment tous pour objectif de devenir des êtres humains plus empathiques, plus compatissants. Nous ne cessons de ramener le débat sur ce point et de nous demander comment la culture de la compassion est susceptible de profiter à la santé – encore que ce genre d'extrapolation ne s'inscrive pas dans la tradition bouddhiste. Je voudrais savoir si un guérisseur à qui on apprendrait à méditer de cette manière pourrait acquérir de la compassion et se trouver ainsi plus apte à aider ses malades. Et puis la compassion est-elle capable d'atténuer les événements stressants qui se produisent dans le cerveau ?

Sa Sainteté le Dalaï-Lama : Tout à fait, oui. Certains de mes amis croient que l'éthique morale doit se fonder sur une sorte de foi religieuse, mais la perception bouddhiste, dans ses grandes lignes, est une sorte d'humanisme. Le point de départ du bouddhisme, c'est vraiment la nature de la réalité et le fait même d'exister – la condition humaine. Ainsi la vision bouddhiste insiste-t-elle sur l'affection, sur la compassion, sur le sens de la sollicitude et le sens de l'attention. Les êtres humains sont des mammifères dont la survie, au début de leur existence, dépend entièrement de la sollicitude des autres, et il en va de même de nombreuses autres espèces animales, dans une certaine mesure. Cette nature qui est la nôtre nous conduit à rassembler mentalement ces éléments de sollicitude et d'attention, et à les nommer « affection ». Sans cela, comment pourrions-nous survivre ? La religion n'a rien à voir là-dedans.

Nous avons donc un potentiel, et nous essayons maintenant de l'alimenter. En tant qu'êtres humains, nous sommes assez intelligents pour comprendre que cette affection et cette compassion sont utiles, et que nous avons la capacité à les alimenter. Il existe chez les autres animaux des dispositions mentales similaires qui les lient mutuellement au début de leur vie, lorsque c'est nécessaire. Quand arrive le moment où la sollicitude portée de l'un à l'autre n'est plus nécessaire, alors cette affection disparaît. Tandis que les êtres humains, parce qu'ils sont intelligents, peuvent entretenir et même accroître cette affection. C'est pourquoi je crois que les concepts bouddhistes fondés sur la nature humaine sont plus faciles à accepter pour des non-croyants.

Le point de départ du bouddhisme, c'est vraiment la réalité et l'existence de la condition humaine. Dès lors, une grande partie de l'approche spirituelle bouddhiste vise à traiter des problèmes relatifs à ce fait d'exister.

Du point de vue bouddhiste, la moralité ou l'éthique n'exigent pas nécessairement de s'appuyer sur la foi religieuse. Ce qui permet peut-être d'adapter plus facilement certaines facettes de la pratique contemplative bouddhiste à quelques domaines de la santé.

ESTHER STERNBERG : Je vous remercie de ces paroles parce que je crois qu'en définitive l'objectif de la médecine clinique et l'objectif des soignants, c'est d'être compatissants vis-à-vis de leurs patients. Nous avons parlé brièvement hier de l'effet placebo. L'interaction empathique entre médecin et patient exerce un effet très puissant que nous avons peut-être perdu de vue dans certaines de nos approches médicales modernes. Nous ne pouvons nous passer des bases de la science et de la technologie, où tant de progrès ont été réalisés, mais il ne faudrait pas oublier cette compassion.

SA SAINTETÉ LE DALAÏ-LAMA : Même la médecine moderne en convient désormais. Dans une précédente intervention, Jon Kabat-Zinn a évoqué le serment d'Hippocrate, qui est l'implicite reconnaissance de cet ancrage dans la compassion.

ESTHER STERNBERG : Je voudrais demander son avis à Joan Halifax, puisqu'il s'agit là de son champ d'expertise. Joan est abbesse et responsable des enseignements à l'Upaya Zen Center de Santa Fe, au Nouveau-Mexique, qu'elle a fondé en 1990. Elle travaille avec des patients en fin de vie. Je voudrais que Joan nous donne son avis quant aux applications de cette approche compatissante pour prévenir le stress et adoucir le processus de fin de vie, telles qu'elle en fait l'expérience.

JOAN HALIFAX : Assumer la réalité de notre mortalité en tant qu'êtres humains représente, je crois, une dimension essentielle de notre approche de cliniciens.

La vérité de l'indétermination, du déracinement et de l'impermanence doit être contemplée dans toute sa profondeur. Mais la formation des cliniciens doit également intégrer une vision de la santé qui ne soit pas seulement liée à l'esprit ou au corps, mais aussi à la spiritualité, au champ social et à l'environnement.

Autre dimension importante de notre approche : la formation mentale des cliniciens en matière d'équilibre attentionnel et émotionnel, de métacognition, de résilience ; sans oublier l'empathie, la compassion, l'équanimité et l'altruisme, autant de saines dispositions mentales. Ces qualités mentales, quand elles sont entretenues et développées, permettent aux cliniciens d'accomplir leur travail avec davantage de compétence ; elles peuvent prévenir des pathologies comme le syndrome d'épuisement professionnel ou « burnout », les traumatismes secondaires, la détresse morale et l'hostilité horizontale aussi bien que verticale – difficultés que les cliniciens peuvent rencontrer lorsqu'ils prennent soin d'autrui ou exercent au sein d'institutions médicales. C'est l'une des questions essentielles qu'il nous faut examiner : comment éduquer les cliniciens à cet équilibre attentionnel et émotionnel ? La méditation est une avenue qui peut mener à la prévention de la souffrance. L'éducation à la pertinence de l'empathie, de la compassion, de l'équanimité et de l'altruisme peut jouer un rôle important dans l'interaction des cliniciens avec leurs patients, ainsi que pour leur propre bien-être mental et leur « maturation ».

Sa Sainteté le Dalaï-Lama : Reconnaître et accepter sa propre mortalité, c'est vraiment tout à fait crucial. Accepter que la mort est inévitable et fait partie de la vie la rend beaucoup plus facile lorsqu'elle survient réellement. Quand la mort atteint brutalement quelqu'un qui se trouve dans une complète absence de réflexion, la perturbation mentale est alors beaucoup plus forte. D'un autre côté, si l'on pense trop à la mort, comme le moine tibétain que j'ai évoqué plus tôt, et que cela conduit au stress, c'est une extrémité tout aussi stérile.

JOAN HALIFAX : Cela peut dépendre de l'âge qu'on a.

SA SAINTETÉ LE DALAÏ-LAMA : J'ai parfois l'impression que les scientifiques modernes abordent le moindre domaine particulier avec une extrême précision, en essayant de trouver chaque fois une réponse absolue et objective. C'est impossible ! Vous aurez beau explorer toujours plus profondément les particules les plus microscopiques, leur existence même dépend des autres particules et varie d'un instant à l'autre ; vous ne pourrez rien trouver d'absolu, rien de permanent. Ainsi en va-t-il de la matière ou de l'énergie sous sa forme grossière, et l'esprit est encore plus subtil. Il est très difficile de comprendre un phénomène dans un contexte isolé, surtout un phénomène mental, sans prendre en compte sa relation à de nombreux autres facteurs. Il faut vraiment adopter une vision plus complète ou plus intégrée, plutôt que d'essayer de trouver une position absolue.

ESTHER STERNBERG : Je suis si contente que vous disiez cela : l'un des objectifs que nous poursuivons désormais au sein de la médecine académique, c'est d'essayer de trouver une approche exhaustive et intégrative. Non seulement une intégration entre différentes disciplines, comme nous avons pu l'évoquer à propos des neurosciences, de la psychiatrie, de la psychologie, de l'immunologie et de la cardiologie, mais une intégration de l'être tout entier, une intégration de l'individu au sein du vaste monde. L'individu et le vaste monde ne sont pas séparés l'un de l'autre. Ils forment un tout intégré.

SA SAINTETÉ LE DALAÏ-LAMA : Même pour faire l'expérience d'un événement mental, il faut une base physique, d'une nature ou d'une autre. Il y a donc interdépendance.

ESTHER STERNBERG : Libre à nous, scientifiques, de couper les cheveux en quatre, tant que nous conservons notre compassion, notre joie et notre enthousiasme face à la découverte, qui nous sont communs à tous. Je crois que cette spiritualité réside en chacun de nos cœurs et qu'il nous est possible de combiner ces deux visions du monde. Jan Chozen Bays a raconté précédemment avoir travaillé auprès d'enfants maltraités et de victimes de stress posttraumatiques. Je me demande si Jan pourrait nous parler de l'intérêt de la méditation et de la compassion dans ce genre de situation particulièrement douloureuse.

JAN CHOZEN BAYS : Quand nous travaillons au quotidien avec la maladie et la souffrance humaines, nous avons besoin, pour nous-mêmes, d'un antidote. Il ne peut s'agir que d'un antidote spirituel, d'une médecine spirituelle. Ainsi, la méditation pratiquée au quotidien aide à purifier le cœur et l'esprit. Travaillant sur la maltraitance des enfants et entendant de terribles histoires de souffrance, il me faut méditer chaque jour si je veux être capable de purifier mon cœur et mon esprit avant de rencontrer une autre famille le lendemain. C'est une absolue nécessité. Il me faut aussi comprendre que le parent auquel je m'adresse, celui qui a abusé d'un enfant, lequel est maintenant blessé ou mort, a probablement été abusé lui-même quand il était enfant. Le cycle du *samsara* va perdurer. Si je suis capable de voir ces parents comme des enfants abusés qui n'ont jamais reçu le moindre outil spirituel susceptible de les aider à sortir de leur propre souffrance, alors mon cœur peut leur rester ouvert.

Même si vous ne disposez que de dix minutes pour voir un patient et être complètement présent avec cette personne, il est utile, ensuite, de vous purifier le cœur et l'esprit pendant quelques instants avant de passer au patient suivant. Ça devient donc une pratique de quelques minutes, à intervalles réguliers, et non quelque chose d'extraordinaire que nous accomplirions par exemple dans le cadre d'une retraite, deux fois par an. C'est quelque chose qui doit s'accomplir en continu.

La claire conscience de notre propre vacuité est également importante. Quand une famille est en colère après moi, ce qui arrive souvent, je peux me percevoir moi-même comme transparente ou vide. Alors ce qui vient vers moi me traverse et repart par la porte. Je n'y parviens pas toujours à la perfection, mais c'est un moyen formidable pour m'aider dans mon travail.

SA SAINTETÉ LE DALAÏ-LAMA : C'est très bien.

JAN CHOZEN BAYS : J'aurais souhaité poser une question à Votre Sainteté. J'ai deux vies, ma vie médicale d'un côté, et de l'autre ma vie dans l'enseignement et la pratique zen. Mon esprit « médical » bascule vite dans le scepticisme lorsque quelqu'un m'assure que tel ou tel remède est en mesure de tout guérir de A à Z. J'ai l'impression d'entendre un charlatan vanter sa poudre de perlimpinpin. Ces derniers jours, on nous a dit que la réduction du stress basée sur la pleine conscience pouvait tout guérir, depuis l'asthme jusqu'à la cardiopathie et au psoriasis. La part médicale, en moi, reste un peu sceptique ; elle trouve ça trop simpliste, elle pense que plus nous allons approfondir le sujet, moins les choses seront simples. Mais la part de moi qui enseigne et pratique le zen voit bien que, lorsque les gens commencent à pratiquer, c'est comme s'ils avaient pris des vitamines, ou en tout cas quelque chose d'essentiel à leur santé. Il se pourrait que la pratique de la méditation prodigue quelque chose d'aussi absolument essentiel que le sommeil, la nourriture ou le fait d'être aimé. Je me demande ce que Votre Sainteté en pense.

SA SAINTETÉ LE DALAÏ-LAMA : Les textes bouddhistes évoquent les *arahants*, qui ont atteint la complète libération du cycle de l'existence. Ce sont des maîtres parvenus à un niveau spirituel très élevé ; il y a déjà longtemps qu'ils ont poussé jusqu'à la perfection les quatre piliers de la pleine conscience. Mais ils demeurent vulnérables à la maladie, à la vieillesse et à la mort. Aussi, je pense que certains maîtres spirituels vont trop loin lorsqu'ils prétendent que, si vous pratiquez leur méditation, alors tout ira très bien ! Les problèmes de l'esprit sont très complexes, aussi l'antidote également doit-il être exhaustif. La pleine conscience n'est qu'une partie de tout cela. Ce n'est pas facile.

JOAN HALIFAX : Sa Sainteté évoque quelque chose de vraiment essentiel : en plus de pratiquer la méditation, il ne faut pas négliger l'élément éthique, ou l'expérience de l'investigation profonde.

ESTHER STERNBERG : Cette conversation a pointé certaines similitudes et disparités très intéressantes entre la vision du monde bouddhiste, la médecine clinique et la science. Dans le champ scientifique, par définition, il nous faut être objectif, comme vous l'avez souligné magnifiquement dans votre livre le plus récent, *Tout l'univers dans un atome : science et bouddhisme, une invitation au dialogue*[97]. Si nous voulons le comprendre, il nous faut décomposer le problème jusqu'à ses composantes les plus infimes.

SA SAINTETÉ LE DALAÏ-LAMA : C'est exact.

ESTHER STERNBERG : En médecine clinique, il nous faut adopter une vision plus large. Je crois qu'il existe une plus grande synergie entre le bouddhisme et la médecine clinique qu'entre le bouddhisme et la science. Ça ne veut pas dire que nous ne pouvons pas combiner la science avec la médecine clinique, et cela ne signifie pas non plus, comme vous l'avez précisé avec éloquence dans votre livre, que nous ne pourrions pas également combiner la science à d'autres visions du monde. En fait, en ces temps d'idées mondialisées, le métissage de toutes ces traditions avec ce que nous a appris la science moderne est essentiel à une plus large compréhension du monde.

RICHARD DAVIDSON : Votre Sainteté, une question à propos de l'interaction corps/esprit a été posée de plusieurs façons par des membres du public, ainsi que par les participants lorsque nous en avons discuté au cours du déjeuner. De nombreuses pratiques de méditation invitent à focaliser son attention sur des zones particulières du corps. D'autres pratiques de méditation évoquent l'attention spontanée aux processus corporels. Au regard de la perception bouddhiste, quand nous plaçons notre conscience dans une région du corps particulière, cette région corporelle s'en trouve-t-elle modifiée, d'une façon ou d'une autre ?

SA SAINTETÉ LE DALAÏ-LAMA : Cela dépend du degré de maîtrise de l'individu dans l'application de l'attention soutenue. Si l'individu a un très haut niveau de stabilité, ou d'attention focalisée, on suppose qu'il pourrait également se produire un changement sur le plan physique. On trouve ainsi des discussions à ce sujet dans certains des textes évoquant la théorie bouddhiste de l'énergie : un effet physiologique est-il envisageable, et de quelle manière, si un méditant confirmé parvenu à la maîtrise de l'attention soutenue réussit à maintenir cette concentration d'énergie sur un point particulier du corps pendant plus de quatre heures, inébranlablement ? Une ou deux heures de méditation sur une zone particulière, ça ne marchera pas.

RICHARD DAVIDSON : Il va nous falloir encore de nombreuses années de pratique.

SA SAINTETÉ LE DALAÏ-LAMA : À mon avis, la méditation analytique est plus utile. Le simple fait d'analyser la douleur. Par exemple, quand vous faites l'expérience d'un traumatisme, cette expérience a déjà eu lieu. J'ai mentionné au début que de nombreux problèmes étaient dus, pour l'essentiel, à l'ignorance. À l'ignorance se greffe une attitude irréaliste. Et l'attitude irréaliste génère d'innombrables problèmes mentaux. Acceptez la réalité, et abordez-la de façon plus réaliste. Si quelque chose peut être fait, il est inutile de s'inquiéter. Si cela ne peut pas être fait, il est inutile de s'inquiéter. Terminé. L'une des sources de tous les problèmes, c'est l'entêtement à se cramponner à une sorte de permanence durable. Une autre en est l'extrême égocentrisme. Pour chacune de ces affections mentales, nous avons besoin d'approches distinctes, et d'antidotes distincts capables de transformer et de former l'esprit. C'est mon point de vue. Pour atteindre plus efficacement à l'intelligence, je préfère un sommeil profond à la méditation !

ESTHER STERNBERG : Ce sommeil profond, je crois que vous le méritez !

SA SAINTETÉ LE DALAÏ-LAMA : Merci !

SESSION 5

Intégration et réflexions finales

Dans cette session animée par Bennett Shapiro, les orateurs réfléchissent aux principales thématiques traitées au cours des interventions et dialogues des sessions précédentes. La première intervention se penche sur le rôle que la méditation et, plus largement, les approches intégratives pourraient jouer dans l'évolution des soins de santé. La seconde intervention propose une vue panoramique de la nature de l'esprit et du moi, des limites inhérentes aux perceptions humaines de ces représentations et de l'immense potentiel que recèle le rapprochement des traditions contemplatives et scientifiques.

BENNETT SHAPIRO : Cette réunion a été, pour chacun d'entre nous, aussi intéressante que stimulante. Je voudrais développer un certain nombre de réflexions que m'ont inspirées ces journées, mais il me faut commencer par une clause de non-responsabilité : je ne suis pas un spécialiste des neurosciences, ni un psychologue. Je suis un médecin qui a fait carrière en biochimie et en biologie moléculaire. Pendant de nombreuses années j'ai été professeur de biochimie puis j'ai intégré le monde de la recherche pharmaceutique dans l'espoir de mettre au point des traitements innovants capables de remédier aux maladies graves. C'est ce que j'ai fait ces quinze dernières années, en partie au sein d'un grand laboratoire et en partie dans le secteur de la biotechnologie.

J'ai donc travaillé au cœur de la biologie réductionniste, qui a tellement transformé la façon dont nous observons le vivant. Quand j'ai commencé ma carrière, je n'aurais jamais imaginé que nous parviendrions au niveau de connaissance qui est aujourd'hui le nôtre par rapport à la nature de la vie et à l'interdépendance de tous les organismes vivants. Ces connaissances procèdent de l'approche analytique approfondie qui a été adoptée au cours du dernier demi-siècle et quelque, lorsque les techniques et les concepts issus de la physique et de la chimie ont été appliqués à la biologie. La combinaison d'idées et de technologies d'une telle puissance a conduit à une authentique révolution dans notre compréhension de la nature de la vie et dans notre capacité à découvrir des thérapies novatrices pour aider à soulager la souffrance.

Aucun domaine n'a bénéficié de l'introduction de la physique et de la chimie dans la biologie autant que les neurosciences. En fait, c'est la discipline tout entière qui s'en est trouvée transformée. Nous comprenons maintenant beaucoup mieux la façon dont fonctionnent les cellules nerveuses, leur intégration et la dimension chimique de leurs activités. La progression en la matière a été incroyable. Cependant, nous n'avons pas accompli les mêmes progrès dans la compréhension de l'esprit. Malgré notre profonde connaissance de la nature du cerveau, notre progression dans la compréhension de l'esprit a été très lente. Les initiatives occidentales pour étudier l'esprit ont été battues en brèche pour plusieurs raisons, parmi lesquelles l'élan considérable du béhaviorisme. Quand il est devenu clair, à la fin du XIXe siècle, que les individus avaient du mal à rendre compte de leurs états intérieurs, la psychologie s'est déplacée vers l'observation du comportement extérieur, envisagé comme un indice de ce qui se passe à l'intérieur. De fait, pendant la première moitié du XXe siècle, les états mentaux intérieurs sont restés presque entièrement ignorés. Quelques théories de l'esprit sont bien apparues, comme celles de Freud et d'autres, mais le courant dominant de la recherche psychologique s'est attaché aux comportements, chez les animaux comme chez les humains. Ce ne fut qu'au cours des vingt ou vingt-cinq dernières années qu'il est devenu légitime de parler de la conscience, laquelle est au cœur de notre être même.

Alors la question est posée : dans ce domaine, comment progressons-nous ? Nous avons besoin de faire appel à une technologie performante et à de nouveaux acquis. Pour éclaircir certaines questions spécifiques liées à l'esprit humain, la plupart des méthodes que nous utilisions nous amenaient en effet à nous pencher sur des patients victimes d'attaques cérébrales (ou de lésions) : nous déterminions ce qui avait été perdu et déduisions de leur pensée et de leur comportement le rôle de ces parties du cerveau. Ou alors nous observions des étudiants de première année et leur posions quantité de questions dans des laboratoires de psychologie disséminés aux quatre coins du monde : dans les départements de psychologie, nous avons réalisé toutes les expériences possibles avec ces panels de jeunes gens pour essayer d'en déduire le potentiel de l'esprit humain.

Or, quand je repense à mes années de jeune étudiant, je ne crois pas que j'avais alors atteint le niveau le plus élevé du potentiel de l'esprit humain. Je ne crois pas que la plupart d'entre nous considéreraient que nos esprits, à la fin des années d'adolescence, représentaient exactement l'acmé du potentiel humain. D'où une question légitime : dans quelle direction se tourner si l'on espère comprendre le potentiel de l'esprit ? Nous sommes tous d'accord sur un point : d'une façon ou d'une autre, il va nous falloir modifier, en tendant vers le mieux, ce que nos esprits, ces puissants instruments, sont capables d'infliger à notre santé et à notre planète. Mais où allons-nous trouver les moyens de comprendre le véritable potentiel de l'esprit humain ?

À mes yeux, il n'est pas incohérent de se tourner vers des gens possédant une immense expertise de la question. D'un point de vue scientifique, cela apparaît même comme la plus raisonnable des options. Pour toute autre discipline étudiée, nous procéderions largement à l'identique. Au spécialiste en biologie réductionniste que je suis, il semble donc des plus judicieux de se pencher sur une culture qui a consacré des milliers d'années à développer la connaissance du mental : c'est le cas des dimensions contemplatives du bouddhisme ou du christianisme. Il est tout aussi raisonnable d'interroger le point de vue de ceux qui ont passé des dizaines d'heures en méditation et ont eu recours à leurs propres techniques, rigoureuses, pour explorer l'esprit de différentes et nombreuses manières – manières qu'ils peuvent décrire et qui sont, assurent-ils, reproductibles. L'expérience de ces personnes équivaut à quatre ou cinq doctorats, à une formation médicale embrassant de nombreuses années de formation et de pratique spécialisées. Si l'un de vous devait se faire opérer du cœur, il est peu probable qu'il fasse appel à un étudiant de première année. Je n'ai rien contre les étudiants de première année – j'ai moi-même été l'un d'eux et j'ai élevé des adolescents –, mais je crois qu'il convient ici d'être réaliste. Si nous nous interrogeons sur quelque chose d'aussi sérieux que le potentiel de l'esprit humain, il me semble simplement raisonnable d'aller consulter des gens qui ont étudié la question.

Il n'est donc pas surprenant que la direction éclairée de la Société des neurosciences ait invité Sa Sainteté à intervenir, lors de la réunion nationale qui s'est tenue ici à Washington, il y a quelques jours. Sérieusement, dans quelle autre direction voulez-vous vous tourner si vous êtes vraiment déterminé à relever les défis qui se posent aux neurosciences en matière de compréhension de l'esprit ? *A priori*, tout cela est d'une logique aussi parfaite qu'irréfutable : les contemplatifs ont à leur actif de nombreuses années d'expérience passées à explorer l'esprit de l'intérieur. Pourquoi ne pas aller leur demander ? En plus, si nous pouvions nous faire une idée plus précise de l'esprit et de ses interactions, en plus de tout ce que nous savons déjà de la réalité physique, nous pourrions aider la médecine à traiter certains des défis auxquels elle est confrontée, et nous atteler à d'autres questions douloureuses qui pèsent sur notre société.

L'occasion est juste immense. C'est la même opportunité qui s'est présentée dans les années 1930, lorsque les physiciens et les chimistes ont commencé à prendre la biologie de plus en plus au sérieux. Le progrès humain fondé sur l'innovation technologique a toujours largement reposé sur l'introduction d'idées nouvelles dans des disciplines bien établies. C'est ainsi que la connaissance réalise des bonds en avant spectaculaires.

En l'espèce, une occasion nous est ici présentée, grâce à Sa Sainteté, grâce à l'Institut Mind and Life et à tous ceux que ce domaine intéresse : l'occasion de nous pencher d'une manière entièrement différente sur des problèmes que nous avons jusqu'alors abordés avec les outils de la science occidentale. C'est l'occasion de poser des questions, de coopérer et d'aborder ces problèmes avec plus de clairvoyance. Pour les cinquante années à venir, ce dialogue pourrait produire sur nos spécialités respectives le même genre d'impact, profondément transformateur, que la physique et la chimie, en leur temps, sur notre compréhension de la biologie. Nous proposons à deux disciplines intellectuelles majeures d'interagir l'une avec l'autre, et nous ne savons pas où cela va nous mener.

L'occasion est merveilleuse, mais les difficultés existent, et elles sont importantes. La première a trait à l'attitude : la tendance de certains médecins à rejeter tout lien mécanique entre l'esprit et la maladie physique. Il existe aujourd'hui une revue importante qui fait autorité, nommée *Psychosomatic Medicine*, mais, du temps de mes études de médecine, beaucoup de médecins voyaient dans la maladie psychosomatique moins une maladie qu'une forme de malhonnêteté intellectuelle de la part du patient. Venant d'un praticien, c'est une conception très étrange.

Il faudra modifier certaines attitudes et cela prendra du temps. Que peut bien avoir à dire un moine tibétain à des chercheurs en neurosciences ? Plusieurs personnes ont soulevé cette question, en faisant allusion au discours de Sa Sainteté devant la Société des neurosciences. Il est clair que ces attitudes reviennent chaque fois qu'apparaît une idée révolutionnaire. Vous trouverez toujours des gens pour préférer ne pas même envisager l'idée d'une possible révolution dans notre compréhension des choses.

Il y a aussi des difficultés opérationnelles. Je suis étranger à la plupart des disciplines ici représentées mais je sais pas mal de choses sur les nouveaux médicaments. Laissez-moi vous raconter ce que nous traversons lorsque nous essayons de découvrir un médicament innovant, quand nous nous employons à prouver qu'il exerce réellement une action sur ses destinataires – parce qu'il importe d'être absolument certain que toute nouvelle thérapeutique prescrite est efficace et sûre. Quand nous réalisons de complexes essais cliniques, nous utilisons des placebos qui coïncident exactement par la forme, le goût et toutes les propriétés visibles avec le médicament en cours de test. Nous procédons ainsi parce que, lors de ces essais cliniques, l'effet placebo, qui est un substitut au pouvoir de l'esprit, peut être énorme. Et même plus fort encore quand nous testons des traitements antidouleur. Il est même souvent si fort lors des tests d'antidépresseurs que le médicament lui-même ne donne pas de résultats différents du placebo. Et, même dans les essais sur la tension artérielle, la polyarthrite rhumatoïde ou la rétention urinaire, on constate un substantiel effet placebo. Dans de nombreuses études cliniques, sur un effet total de cinquante pour cent, l'effet placebo peut représenter à lui seul vingt à trente pour cent. Les échantillons avec lesquels nous travaillons sont entièrement randomisés, afin de nous assurer que l'environnement et les caractéristiques des individus sont les mêmes pour ceux qui reçoivent le placebo et pour les autres. Nous utilisons une technique en triple aveugle : le patient ne sait pas s'il reçoit le principe actif (le médicament), le médecin non plus, et la personne qui manipule les données codifiées, pas davantage. Toute subjectivité est impossible. Malgré son caractère très artificiel, nous considérons que ce modèle est le meilleur.

Quand on réfléchit aux difficultés de l'application d'un tel modèle à l'étude de la méditation, on comprend les défis auxquels sont confrontés nos collègues lors des expériences qu'ils vous ont présentées. Il est clairement très difficile de trouver un groupe placebo qui donne des résultats identiques. Une période d'attente peut permettre de distinguer les groupes traités et les groupes non traités, mais il est très difficile de randomiser parce que la plupart des gens qui se portent volontaires pour ces essais sont passionnés par la méditation ou ont déjà médité par le passé. Nous en sommes toujours à une phase de développement de techniques permettant de rendre compte des états intérieurs, et elles ont encore besoin d'être optimisées. Nous étudions l'utilisation de biomarqueurs et de techniques d'imagerie afin de nous aider à orienter notre réflexion dans ce domaine.

Il est clair que ces investigations en sont à un stade très précoce. Il est irréaliste d'envisager que toutes les techniques soient portées à la perfection au cours des premières années d'exploration d'un tel domaine. Mais le courage et l'enthousiasme des gens concernés laissent à penser qu'il y a là un immense potentiel. Au cours de ces Dialogues, nous avons pu relever de nombreux indices de la puissance à laquelle peut arriver l'esprit quand on l'explore soigneusement dans différents contextes. Nous avons évoqué la valeur ajoutée que représentent, pour de telles investigations, les contemplatifs expérimentés. Nous avons également commencé à constater, à partir des premières expériences de Richard Davidson et d'autres laboratoires, que le potentiel de l'esprit, du cerveau et du corps humain était plus vaste encore que les premières études ne l'avaient suggéré.

Le troisième enjeu à prendre en compte, c'est l'éthique. Aujourd'hui nous convenons tous, me semble-t-il, que l'entraînement mental est une technique extrêmement puissante. En tout cas, moi, je le pense. On voit le résultat (les dégâts) lorsque l'esprit s'engage dans la mauvaise direction. Il n'y a pas d'arme plus puissante que l'esprit humain. C'est là où nous avons de la chance, beaucoup de chance ! Nous devrions nous interrompre un instant et réfléchir au fait que ces disciplines impliquant des dizaines de milliers d'heures de pratique méditative ont été développées dans le cadre de traditions religieuses fondées sur une motivation morale. Ce n'est pas un problème : c'est une bénédiction. Car on pourrait tout aussi bien imaginer un usage inapproprié de ces techniques. Je voudrais juste vous rappeler que tout le projet de la réduction du stress basée sur la pleine conscience est fondé sur cette même assise éthique, parce que les gens qui le développent ont reconnu l'importance de cette dimension du processus. Mais il serait tout aussi possible de développer le même genre de techniques d'entraînement de l'esprit sans le moindre souci éthique – éventualité extrêmement déplaisante, s'il en est.

Au fil des étapes initiales d'une discipline comme celle-ci, il est utile de prendre en compte les problèmes susceptibles de surgir d'une approche plus sophistiquée : nous devons nous assurer qu'à mesure de notre progression nous resterons liés non seulement par les critères d'excellence scientifique les plus exigeants, mais aussi par les critères supérieurs d'éthique et de moralité qui ont conditionné, pendant des milliers d'années, le développement des ces techniques méditatives. C'est notre responsabilité, et notre défi, dès lors que nous allons de l'avant.

Je crois que nous sommes en train d'assister à la naissance d'une démarche qui peut transformer non seulement la médecine et la santé, mais aussi une bonne partie de la souffrance humaine, de façon extrêmement puissante – pour autant que nous continuerons à développer cette approche à bon escient. Et c'est pourquoi je me dois d'adresser ma plus profonde gratitude personnelle à Sa Sainteté, à la mémoire de Francisco Varela ainsi qu'à Adam Engle et aux autres de nos collègues qui accompagnent depuis tant d'années l'Institut Mind and Life : le dialogue qu'ils ont initié est porteur d'un immense potentiel de soulagement de la souffrance humaine.

Nous allons entendre ce matin les points de vue de deux personnes extrêmement éminentes. Notre premier orateur sera Ralph Snyderman, l'une des personnalités médicales et l'un des éducateurs les plus remarquables des États-Unis. Professeur de médecine et chercheur, il a dirigé le département de la santé de l'Université Duke, en Caroline du Nord, pendant de nombreuses années. Il demeure activement engagé dans toutes les dimensions de la santé. Nous sommes très heureux, Ralph, que vous puissiez passer un peu de temps avec nous.

RALPH SNYDERMAN : *La méditation et l'avenir des soins de santé. Vers une médecine intégrative*

À mesure que de nouvelles techniques et des connaissances plus étendues viennent s'agréger à la façon dont elle est exercée, la médecine, dans de nombreux domaines, évolue inexorablement vers une approche plus intégrative. Cet exposé étudie comment les pistes abordées au cours des Dialogues Mind and Life XIII pourraient contribuer à cette évolution des soins de santé, de la formation et de la recherche médicale, envisagée du double point de vue de l'application clinique et des sciences fondamentales. Cette intervention examine également l'action potentielle de cette démarche intégrée en faveur de la création d'approches institutionnelles de la santé et du bien-être plus rationnelles, et d'une participation plus active des individus à l'entretien de leur propre santé.

Votre Sainteté, c'est un réel plaisir et un moment important pour chacun de nous, rassemblés ici après avoir emprunté des chemins différents, que de nous trouver ainsi auprès de vous. Chacun de ces chemins a ses particularités et sa valeur. Cependant, si nous sommes tous ensemble ici, en ce moment dans cette salle, c'est parce que nous voulons améliorer la condition humaine, réduire la souffrance humaine et libérer les gens de la détresse.

Mon itinéraire particulier a été celui d'un médecin. Ma vocation fut de soigner les souffrances du corps. Ce que j'ai découvert à travers mes quarante années d'exercice de la médecine, nanti des pleins pouvoirs de la science et de la technologie occidentales, poursuivant des recherches dans de nombreuses disciplines médicales, c'est que le pouvoir et les instruments de la science et de la technologie, si considérables soient-ils, sont en eux-mêmes insuffisants à réduire la souffrance et à accroître le bien-être communs.

C'est pour cette raison qu'avec de nombreux collègues et, me semble-t-il, beaucoup de gens présents dans cette salle je viens vers vous et vos collègues afin d'apprendre de cette sagesse acquise au fil de deux mille ans de contemplation introspective, et de tenter d'identifier les applications susceptibles d'améliorer la condition humaine. Les réunions Mind and Life, auxquelles nous devons tant, en témoignent : à vous entendre, la connaissance et la puissance remarquables auxquelles est parvenue la tradition bouddhiste peuvent aussi tirer avantage d'une compréhension plus approfondie de la science elle-même. C'est normal. Alors que pouvons-nous apprendre les uns des autres, et comment ces deux approches peuvent-elles réciproquement se renforcer ?

Cette réunion Mind and Life particulière perpétue un voyage jalonné déjà de treize réunions. Celle-ci doit nous permettre d'identifier ce que nous avons appris et ce que nous pouvons apprendre de l'entraînement mental et de la pleine conscience, pour comprendre mieux encore l'importance du cerveau pour la santé – non seulement la santé mentale, mais aussi la santé physique. Où cela peut-il nous mener ? Sommes-nous en mesure d'utiliser les outils et connaissances ici rassemblés pour aller de l'avant et rendre l'avenir meilleur ?

Au cours de cette réunion, nous avons déjà beaucoup appris en discutant de découvertes qui procédaient de deux approches radicalement différentes de la compréhension de l'esprit. Nous avons appris que la focalisation et l'entraînement de l'esprit pouvaient exercer un impact très puissant sur la structure et la fonction cérébrales. Nous avons aussi appris que, si nous mettions ce savoir en pratique, peut-être pourrions-nous réaliser certaines choses susceptibles d'améliorer la condition humaine. Nous avons appris que l'entraînement mental et la méditation pouvaient modifier la structure du cerveau ; qu'ils pouvaient modifier par la plasticité la circuiterie neuronale du cerveau, jusqu'à entraîner un remaniement des connexions neuronales (ou synapses). L'entraînement mental est en mesure d'accroître l'activité de régions cérébrales apparemment liées à la compassion. Il peut réduire l'influence de la partie du cerveau qui contrôle la peur, l'angoisse et la colère. Il y a là un puissant message.

Nous avons également appris quelques petites choses quant au fonctionnement très mystérieux dudit cerveau : lorsque l'on pense, l'information alors traitée est entièrement décentralisée, répartie ; il n'y a pas ici de locus de contrôle central. Nous avons appris que l'entraînement mental pouvait synchroniser les oscillations des fonctions des différentes parties du cerveau. Nous avons appris que les émotions destructrices telles que la colère, la peur, les chocs et le chagrin, ainsi que diverses formes de stress, pouvaient toutes altérer non seulement l'esprit, mais aussi le corps et le cerveau. Nous avons appris que l'entraînement mental pouvait y remédier. Les bouddhistes le savent depuis plus de deux mille ans, mais les informations dont nous disposons aujourd'hui attestent que l'entraînement mental est véritablement à même de modifier les processus physiologiques au bénéfice de l'individu.

Le stress est en mesure de générer des modifications de la circulation sanguine vers le cœur. Il peut provoquer des crises cardiaques et des ulcères, diminuer la résistance à beaucoup d'autres maladies et causer une dépression clinique, qui est l'une des souffrances mentales les plus douloureuses. La dépression clinique est associée à certaines anomalies dans le fonctionnement du cerveau : l'entraînement mental, dans une certaine mesure, peut renforcer ces fonctions qui aident à combattre la dépression clinique. C'est quelque chose de très puissant. Il ne faut pas y voir un médicament, mais un recours supplémentaire pour gérer une situation humaine particulièrement douloureuse.

Grâce au travail du docteur Jon Kabat-Zinn sur la réduction du stress basée sur la pleine conscience et aux recherches de ses collègues qui ont développé la thérapie cognitive basée sur la pleine conscience, nous avons appris que l'entraînement à la méditation pouvait avoir des effets positifs sur beaucoup de gens ordinaires, qui ne sont ni bouddhistes ni religieux. La formation à la pleine conscience peut soulager la douleur et la souffrance de nombreuses personnes. L'adaptation de telles approches méditatives au parcours de la maladie chronique constitue désormais un enjeu du plus grand intérêt, et un champ de réflexion important.

Le chemin qui a été le mien, en tant que médecin, m'a montré que la science et la technologie pures pouvaient parfois mener dans une sorte de cul-de-sac. La science n'est pas en mesure de résoudre par elle-même tous les problèmes cliniques et, à certains égards, elle peut même générer des problèmes supplémentaires. Au cours du dernier siècle, la pratique de la médecine dans le monde occidental a spectaculairement évolué. Hippocrate, vers 500 avant notre ère, a été le premier à assigner à la médecine occidentale un code éthique ; c'est aussi à lui qu'on doit la séparation de la médecine et de la mythologie, et le positionnement de la médecine sur une base objective : nous apprenons à partir de ce que nous observons. Au début du XVIIe siècle, il a été démontré que le cœur, auparavant considéré comme un objet quasi mystique, était un véritable muscle chargé de pomper le sang. On a pu ainsi le détacher des conceptions plus spirituelles qui lui étaient jusqu'alors associées.

Le docteur Ignace-Philippe Semmelweis est une figure clé de l'histoire de la médecine ; le rôle considérable qui a été le sien n'a pas été reconnu à sa juste valeur.

En 1847 il exerçait en Autriche, dans ce qui était alors le meilleur hôpital du monde occidental. Les médecins s'y heurtaient à un problème particulièrement sérieux : il arrivait de plus en plus souvent que les femmes venant d'accoucher décèdent en quelques jours des suites d'une sévère fièvre, associée à une inflammation et à une infection de leur appareil génital. On appelait cela fièvre ou septicémie puerpérale. Le docteur Semmelweis remarqua que la fréquence de la fièvre puerpérale était particulièrement élevée chez les parturientes accouchées par des médecins. Quand l'accouchement était assuré par une sage-femme, la fièvre survenait beaucoup moins fréquemment. À cette époque, les médecins se formaient en réalisant le matin des autopsies sur des femmes décédées la veille de la fièvre puerpérale. Ils ne se lavaient pas les mains, parce que la notion de microbe n'existait pas. Puis ils allaient accoucher d'autres femmes qui, à leur tour, développaient la fièvre puerpérale. Le docteur Semmelweis réalisa que les mains des médecins allant des femmes mortes aux femmes en bonne santé devaient transmettre quelque chose qui causait la maladie. Vous allez me dire que les médecins ont chanté « Alléluia ! C'est merveilleux ! Enfin nous avons compris ! » Eh bien, non : ils ont rejeté la théorie du docteur Semmelweis, considéré comme un fou et un scélérat. À cette époque, les médecins croyaient que la fièvre puerpérale était causée par un miasme présent dans l'atmosphère ou par un problème d'humeurs, du type bile ou mucosités. En cette circonstance, la profession médicale a donc rejeté en bloc quelque chose qu'elle n'était pas prête à accepter, notamment parce qu'il n'existait pas alors de cadre global permettant de comprendre le nouveau concept.

Il fallut attendre que les agents responsables eussent été clairement identifiés grâce au travail de Robert Koch, Louis Pasteur et Joseph Lister pour que fût enfin acceptée l'idée de microbes vecteurs de maladie. Koch découvrit qu'un agent microscopique était la cause de la tuberculose et le démontra avec une certitude totale, déclenchant ainsi une révolution médicale. Soudainement, la science et la technique parurent détenir de formidables pouvoirs, une fois que tout le monde eut compris que tant de maladies étaient causées par des agents infectieux, et qu'on pouvait développer des techniques novatrices et puissantes pour les traiter avec une extrême précision. On entra dès lors dans la culture du « trouvez le problème et réglez-le ».

Au cours des cent dernières années, la science médicale a engendré beaucoup de choses merveilleuses. Elle est toutefois, aujourd'hui, très lourdement polarisée sur la maladie. Nous ne consacrons presque plus de temps à la santé. Nous partons du principe que, pour chaque maladie, il existe une faille qu'il nous suffit de trouver et de corriger. On ne s'occupe pas des gens tout au long de leur vie, mais seulement quand ils sont malades. Aux États-Unis, nous nous sommes faits à l'idée que la santé de chacun était gérée par son médecin et que les individus avaient peu de responsabilité ou de contrôle de leur santé.

Où cela nous mène-t-il ? D'un côté, l'espérance de vie en 1900 était de quarante ans. Aujourd'hui elle est de quatre-vingts ans. Elle a doublé en un siècle. C'est presque miraculeux. D'un autre côté, en 1900 la cause de décès la plus probable pour un jeune homme âgé de quinze à vingt-cinq ans, c'était l'infection. Aujourd'hui, c'est le meurtre, le suicide, la drogue ou l'accident violent. Nous avons accompli de remarquables progrès,

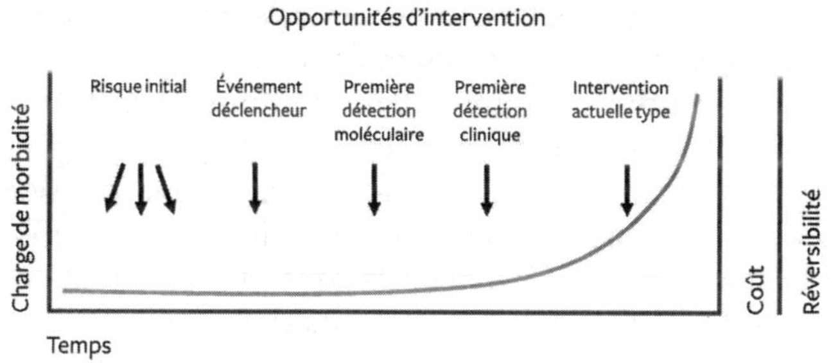

FIGURE 11. **Modulation de la maladie chronique**

La maladie se développe comme une conséquence de la vulnérabilité héritée (l'héritage génétique) et de l'exposition aux facteurs environnementaux, parmi lesquels le mode de vie. Pendant une longue partie de leur développement, beaucoup de maladies ne sont pas cliniquement manifestes, alors que dans de nombreux cas elles pourraient être détectées avec l'attention et le diagnostic appropriés. Une fois développés les signes et les symptômes, le processus de développement pathologique est généralement avancé : la marge de réversibilité est réduite, et le coût du traitement, accru par rapport à une intervention plus précoce.

mais certaines des conséquences de nos progrès sont absolument terrifiantes. Nous constatons par ailleurs une frappante recrudescence des maladies chroniques, dont la plupart sont favorisées par le comportement même des individus.

L'un des problèmes de la médecine occidentale, c'est qu'elle est fondée sur un principe réductionniste : à chaque maladie correspond un unique facteur de causalité, qu'il suffit d'identifier et de régler. Nous apprenons aujourd'hui que les facteurs sont souvent multiples et ne se limitent pas à une seule cause réductrice. Les gens naissent avec un risque initial, puis, avec le temps, les facteurs environnementaux agissent sur ce risque. La vulnérabilité aux différentes maladies est extraordinairement variable, alors que nous disposons généralement de nombreux moyens de contrôle sur les facteurs environnementaux contribuant à la progression des maladies.

Prenez une maladie chronique comme la tuberculose. Les gens naissent avec un risque initial puis ils peuvent se trouver exposés pendant une période donnée. Si chacun, dans cet auditorium, était exposé à la bactérie qui déclenche la tuberculose, quelques personnes, en nombre limité, auraient un problème très sérieux et ne survivraient probablement pas. La plupart des gens ne subiraient pratiquement aucun effet d'aucune sorte. Entre les deux, on constaterait un large éventail de réponses différentes à la même bactérie. En d'autres termes, même si le bacille de la tuberculose provoque une maladie, ses effets dépendent de facteurs beaucoup plus complexes, liés à la résistance ou à la vulnérabilité de l'individu.

Il en va de même de presque toutes les maladies. Les maladies se développent avec le temps en fonction de la vulnérabilité héritée d'un individu, de la génétique et de ce à quoi il a été exposé, ou de ce qu'il a vécu, tout au long de son existence. Aux États-Unis, aujourd'hui, le système de santé tend à se concentrer sur la maladie à un moment très tardif de son développement. Or, avec le temps, la capacité de soigner une maladie ou de réduire ses effets s'amoindrit, et le coût de son traitement augmente. Nous entrons toutefois maintenant dans une ère où nous allons être capables de prédire la maladie de façon beaucoup plus précoce. Avec les soins personnalisés, l'attention s'oriente vers la prévention et la minimisation de la maladie. Cela exige des individus qu'ils comprennent leurs risques en matière sanitaire, qu'ils adoptent des comportements et, si nécessaire, des thérapies minimisant les risques de progression de la maladie. Je crois que, de notre vivant, nous parviendrons à déterminer la prédisposition d'une personne à un problème longtemps avant qu'il ne survienne. Les individus auront ainsi davantage de latitude, de responsabilité et de contrôle sur leur propre santé.

Le problème, en tout cas aux États-Unis, c'est que les gens ne semblent pas vouloir assumer cette responsabilité. Dans le nouveau monde des soins de santé, où nous sommes en mesure de prédire et de prévenir la maladie, le rôle de l'individu gagne en puissance. C'est pourquoi nous avons besoin de vous demander conseil, Votre Sainteté. Puisque le rôle de chaque individu devient plus important, comment encourager les gens à prendre conscience que leur santé est une valeur et qu'ils en sont responsables ? Comment développer des formes de collaborations qui puissent inciter les gens à avoir envie, en conscience, de déterminer et d'atteindre certains objectifs, et de modifier leur comportement en ce sens ? Nous pensons que la réduction du stress et un esprit apaisé, indulgent, compatissant, sont essentiels à la santé. Puisqu'il est question de promouvoir des valeurs éthiques au moyen de la méditation, je demande, très naïvement, si la manière dont on traite son propre corps et la façon dont on pourrait cesser de le maltraiter ne s'inscrivent pas, en partie, dans cette réflexion éthique.

Je vais essayer de résumer ce que nous avons appris au cours de cette réunion et examiner si c'est pertinent en matière de soins de santé, au moins à mes yeux. Nous avons appris que la méditation, ou l'entraînement mental, était capable de modifier la circuiterie neuronale et de coordonner les oscillations cérébrales régionales. La méditation est un outil très puissant. Elle module les fonctions neuro-endocriniennes – les hormones qui exercent de puissants effets sur la presque totalité des mécanismes organiques. Nous avons appris que la méditation affûtait la claire conscience et l'engagement, et qu'elle accroissait le bien-être potentiel en renforçant le système immunitaire. Il y a vraiment là de quoi contenir la maladie. À la suite de l'intervention de Jon Kabat-Zinn sur le psoriasis et grâce aux exposés consacrés à l'impact de l'esprit sur la pathologie, nous savons que l'esprit peut, au minimum, aider à limiter la souffrance issue de la douleur. Nous avons entendu l'histoire de cette flèche qui ne nous frappe qu'une fois, et de la double souffrance qu'elle déclenche. La souffrance générée par l'événement physique existe bel et bien, mais le recours aux puissants outils de la méditation et de la pleine conscience peut nous aider à empêcher l'esprit de déformer cette souffrance et de l'aggraver – la fameuse seconde flèche.

Votre Sainteté, j'ai une question pour vous et vos collègues : existe-t-il certains aspects des pratiques méditatives qui augmenteraient la compassion, et par lesquels il serait possible de tourner cette compassion vers l'intérieur de soi-même, vers son propre corps ? Pouvons-nous utiliser certains aspects de l'entraînement mental pour responsabiliser les gens sur leur propre santé tout au long de leur vie ?

Je voudrais vous confier, pour finir, qu'être ici avec vous représente l'un des moments les plus merveilleux de ma vie. Je remercie chacun, ici, de me permettre de participer à cette exploration collective.

BENNETT SHAPIRO : Notre prochain orateur est Wolf Singer, qui est également intervenu lors de la deuxième session. Wolf est un éminent spécialiste des neurosciences. Il nous a vivement éclairés sur la nature des interactions constatées à l'intérieur du cerveau. Il va maintenant nous donner son point de vue sur ce qui a été évoqué au cours de ce dialogue.

WOLF SINGER : *Réflexions sur l'évolution et la nature de l'esprit et du moi. Leurs répercussions pour l'humanité*

Cette réunion procède de la fertilisation croisée des approches. En son sein même émergent un certain nombre d'énigmes épistémologiques, du côté scientifique comme du côté contemplatif. Ces réflexions finales examinent une série de thématiques et de préoccupations qui ont surgi au cours du dialogue. Parmi elles, la puissante habitude qui consiste à réifier une identité personnelle insaisissable, et les limites manifestes, qui invitent à l'humilité, de notre capacité à la connaissance en tant qu'espèce, surtout quand on l'observe à travers le prisme de la biologie évolutionniste, de la philosophie ou des neurosciences. Comment une assemblée de neurones, ou la totalité du cerveau, ou un individu, ou une société peuvent-ils savoir qu'ils sont arrivés à une solution cohérente ou optimale d'un problème donné ? Quelle place accordons-nous à l'absolue beauté de ce que la science peut offrir à son meilleur, tout en gardant à l'esprit ses limites et le fait qu'elle n'est qu'un instrument du savoir parmi d'autres, lesquels ont eux aussi une profonde légitimité ? Comment allons-nous préserver et mettre en pratique le meilleur de ce que les traditions contemplatives ont à nous apporter ? Comment traiter notre propre impuissance, avec sagesse et compassion, avec incertitude et en tenant compte des limites de notre compréhension ? Comment la richesse du présent dialogue et la confluence de modes de connaissance aussi différents que les sciences et les pratiques contemplatives peuvent-elles prolonger ces interrogations et leur transformation en stratégies effectives, afin que l'exploration et l'action humaines continuent d'aller de l'avant ?

Votre Sainteté, c'est un grand honneur d'être de retour ici en votre compagnie pour partager ces dernières heures de la conférence et transmettre certaines des idées qui me sont venues à l'esprit pendant que j'écoutais les différentes interventions et discussions

Pour l'essentiel, cette conférence s'est fondée sur de profondes sources de sagesse et de savoir, et c'est pourquoi je crois qu'il serait approprié de commencer par quelques considérations d'ordre épistémologique. Bien sûr, j'aborderai cela sous l'angle neurobiologique, parce que c'est le seul qui me soit familier. Tout d'abord, il est important de prendre en compte que ce que nous pouvons savoir ou imaginer du monde est limité, contraint par les capacités cognitives de notre cerveau. Notre cerveau est le produit d'un processus évolutionniste. Il s'est donc organisé par tâtonnements successifs, et adapté à notre monde. On peut en déduire que le cerveau humain n'a probablement pas été optimisé pour découvrir la vérité absolue derrière chaque phénomène, au sens où l'entendait Kant. Il semblerait plutôt que notre cerveau ait mis en place une stratégie de survie pragmatique pour maintenir en vie l'organisme qui le renferme, en un monde peuplé d'incertitudes et de menaces.

Pour remplir cette fonction, le cerveau s'est adapté à un monde mesurable en centimètres et en mètres, parce que c'est l'échelle à laquelle nous existons en tant qu'organismes. C'est le monde de la physique classique, où les coordonnées de l'espace et du temps sont fixes et inchangées, en aucun cas relatives. C'est probablement pourquoi il est si difficile pour nous d'imaginer ou de comprendre intuitivement les processus qui se déroulent aux niveaux quantique et cosmique. Nous n'avons aucune intuition de ces processus parce que nous n'avons pas eu bemoin de les comprendre pour survivre. Et, pour la même raison, probablement, nous n'avons qu'une intuition médiocre de la dynamique des très complexes systèmes non linéaires. Ce que notre cerveau est amené à accomplir, c'est à élaborer des modèles du monde permettant d'en inférer des extrapolations en vue d'actions à venir. Il vaut mieux savoir quand arrive le tigre plutôt que de se laisser surprendre et dévorer par lui.

On ne peut néanmoins établir de prévisions qu'au sein d'un processus linéaire où la causalité est un principe simple. C'est pourquoi nous semblons présenter une tendance innée à penser que le monde est linéaire et simple, alors que, bien sûr, il ne l'est pas. Cette idée préconçue de la façon dont le monde est organisé a bien fonctionné tant que notre cerveau était forgé par l'évolution. Tant que nous étions des singes. C'est le même postulat simpliste qui nous a probablement conduits à supposer que quelque part dans le cerveau devait résider ce moteur ou ce moi dont nous avons parlé.

Nous partons aussi du principe que le cerveau fonctionne comme une mécanique linéaire : il est censé respecter les processus matériels associés à la physique classique, comme le font les horloges et les mécaniques simples. Nous savons pourtant que les systèmes linéaires ne sont ni créatifs ni intentionnels. Ils ne peuvent pas prendre d'initiative, et sont incapables de générer des surprises. Or nous nous vivons comme des êtres créatifs, intentionnels, ouverts à l'avenir, indéterminés et libres, et nous constatons que les autres sont comme nous. Puisque nous partons d'un principe de linéarité, nous pensons qu'il doit bien exister quelque chose au fond du cerveau pour générer toutes ces merveilles. C'est probablement pourquoi nous imaginons ce moteur auquel nous attribuons les mystérieuses propriétés d'un moi immatériel.

La science a démontré que le cerveau n'était pas une mécanique simple et linéaire mais un système hautement sophistiqué, auto-organisé, doué d'une dynamique tout à fait non linéaire opérant loin de l'équilibre. De tels systèmes possèdent toutes les propriétés que nous attribuons en général à l'esprit immatériel ; ils peuvent être créatifs, par exemple, et ouverts à l'avenir. Une de leurs propriétés particulièrement importantes, c'est qu'ils peuvent aider à l'émergence de nouvelles qualités, des qualités qui ne peuvent être déduites des propriétés de leurs composantes – des qualités telles que l'intentionnalité, la conscience ou la moralité. Il est tout à fait mystérieux et intéressant que ces systèmes, forts de toutes leurs intuitions, leurs conceptions et leurs merveilleuses fonctions, comprennent si mal la façon dont ils fonctionnent réellement. Nous ne sentons pas l'esprit quand il travaille. C'est une formidable erreur d'appréciation intérieure.

Cette situation, particulièrement dans le monde occidental, a conduit à une dichotomie conceptuelle, à un dualisme entre le monde dans sa manifestation matérielle, qui est le monde entièrement prévisible de la physique classique, et, d'un autre côté, un monde mental immatériel, dénué de toute contrainte et pleinement indéterminé. Cette vision, comme nous le savons désormais, entre en conflit avec la science occidentale et beaucoup moins avec l'intuition orientale, pour des raisons très intéressantes.

Cette vision du monde est en partie à l'origine de deux attitudes très caractéristiques de la civilisation occidentale. L'une est la primauté que nous accordons au moi, qui serait l'essence de tout : le moteur autonome, libre et dès lors pleinement responsable, plus ou moins tout-puissant. La seconde attitude, très prononcée en Occident en raison de cette dichotomie conceptuelle, c'est que nous – le moi conscient – pensons pouvoir entièrement contrôler et diriger ce monde stupide, simpliste et mécanique.

Je suis fasciné lorsque je constate que d'autres cultures, surtout orientales, ont développé une intuition très différente de la place du moi dans le monde, et de l'organisation du monde ; une intuition qui entre beaucoup moins en conflit avec la science moderne, apparemment, que notre bonne vieille intuition cartésienne occidentale. Je ne sais pas pourquoi s'est produite cette étrange bifurcation dans le développement des cultures. Ce serait un intéressant sujet d'étude.

Il y a deux ans j'ai posé une question à un collègue chinois : « Comment se fait-il que votre développement culturel ait été si conservateur ? Je me demande pourquoi vous n'avez pas traversé les mêmes turbulences que l'Occident, avec le passage de la philosophie et de l'architecture classiques au gothique et au baroque, puis aux Lumières, et ainsi de suite. » Il a simplement répondu : « Parce que nous avions la bonne intuition dès le début. Ce n'était pas le peine de chercher davantage. » Il ajouta que c'était peut-être aussi la raison pour laquelle ils n'avaient développé aucune sorte de science analytique, sur le modèle des nôtres, mais qu'ils avaient dirigé leur recherche vers le monde intérieur.

On observe donc ici une très curieuse bifurcation de l'évolution culturelle, qui a mené à des visions largement divergentes de la condition humaine, puis, par voie de conséquence, à des conceptions radicalement différentes du moi et à deux stratégies d'exploration du monde très différentes. D'un côté les techniques spirituelles d'auto-exploration à travers la méditation, une méthode entièrement dominée par la perspective en première personne. De l'autre, en Occident, notre approche scientifique nous a conduits à opter pour une perspective en troisième personne : l'analyse des choses de l'extérieur.

Voilà qui soulève une question intéressante : comment savons-nous quelle vision est la « bonne » ? Ce n'est peut-être pas une question de départ idiote, mais peut-être est-elle mal posée, parce qu'elle revient à conclure que nous possédons deux sources de connaissance : l'une qui dépendrait de l'intuition, de l'auto-exploration et de la perspective en première personne, et l'autre, la science occidentale, qui reposerait sur l'observation, les formules analytiques et la description.

En définitive, la véritable question est la suivante : comment le cerveau, qui assure toute cette cognition, sait-il quand il a raison ? C'est aussi important pour les scientifiques que pour les méditants. Comment le cerveau sait-il quand il a atteint l'état approprié ? Lorsque le processus de recherche aboutit à un résultat, que savons-nous de la fiabilité de ce résultat ? Fondamentalement, les patterns ou schémas d'activité, en la matière, sont tous complexes. Alors comment le cerveau distingue-t-il un pattern absurde (ou un pattern généré pendant qu'il est en train de chercher une solution) d'un pattern qui *est* la bonne solution ? Nous n'avons pas de réponse à cette intéressante question. À elle seule elle pourrait couvrir un champ de recherche entier. Mais on peut spéculer... Et, pendant que j'écoutais les méditants, il m'est apparu que les bonnes solutions correspondent peut-être à des états très cohérents où un nombre suffisamment important de neurones, répartis dans des zones significativement vastes du cerveau, adoptent des schémas d'activation cohérents et stables, conservés assez longtemps pour convaincre le reste du cerveau que tel est le meilleur résultat à tel moment.

Nous ne le savons pas, mais il se pourrait que les états méditatifs conduisent à de telles solutions. Ce que nous savons, c'est que le cerveau dispose de mécanismes permettant d'évaluer les états intérieurs : quand il atteint un résultat, ces systèmes génèrent des sentiments agréables. L'expérience du *Aaahhh !* ou de l'*Eurêka !* est toujours associée à un sentiment agréable. Nous aimons trouver des solutions. La méditation est peut-être une stratégie dont se sert le cerveau pour chercher à obtenir de tels états agréables, où les controverses sont résolues au niveau des arguments conscients comme à celui de la compétition inconsciente. Il y a toujours quantité d'états en lutte pour la victoire, et d'une certaine façon il faut les réconcilier. Peut-être la méditation est-elle un moyen d'inciter ces agents nombreux et diversifiés, qui travaillent en parallèle, à faire temporairement la paix.

Voilà qui nous laisse avec quelques interrogations dignes d'intérêt. Pour commencer, comment un système diffus auto-organisé s'impose-t-il une stratégie de programmation favorisant la génération de tels états de solution ? Comment le système lui-même peut-il en arriver là ? Je l'ignore. Deuxième question intéressante : pouvons-nous être sûrs que, lorsque le système cultive intentionnellement la conscience de lui-même, il va dans la bonne direction – le bon état ? Ne pourrait-il pas tout autant se fourvoyer vers une bifurcation funeste ?

Finalement, tout cela soulève une question déjà évoquée à plusieurs reprises au cours de ces Dialogues : pour arriver au bon résultat, devons-nous faire confiance à la sagesse accumulée pendant des millénaires, au gré de tâtonnements successifs, par les adeptes des techniques de méditation orientale ? Bien sûr, pour procéder ainsi, il nous faudrait nous reposer sur une vigilance attentive, comme nous le ferions avec toute autre technique. Quelqu'un l'a déjà dit : vous n'iriez pas demander à un étudiant en médecine de vous opérer du cœur.

Il existe peut-être, toutefois, une autre possibilité. Il se pourrait que l'évolution ait doté le cerveau de mécanismes d'autostabilisation, de telle sorte qu'il opte toujours pour le mode « bon état » si nous le laissons fonctionner par défaut – si nous nous contentons de le déconnecter des perturbations du monde extérieur et le laissons agir par lui-même. Peut-être est-ce ainsi que cela fonctionne. Cela serait encore mieux.

Je voudrais conclure par un exercice mental qui fait le lien entre deux systèmes complexes opérant à des échelles très différentes l'une de l'autre – notre cerveau et notre société. Au-delà de leurs apparentes disparités, ils semblent présenter des propriétés très voisines. Cette expérience va établir très clairement qu'il est grand temps de réconcilier la science et les intuitions occidentales et orientales, si nous voulons être capables de composer avec les défis aussi concrets que psychologiques auxquels nous allons avoir à faire face dans un proche avenir – et auxquels, d'ailleurs, nous faisons déjà face.

L'expérience se déroule comme suit : si l'on demande à un neurone, dans le cerveau : « Qu'es-tu en train de faire ? », le neurone va répondre : « Je suis assis ici confortablement, avec plein d'autres neurones autour de moi. Je reçois les signaux que m'adressent des dizaines de milliers d'autres neurones. J'exécute des calculs très simples, puis j'envoie moi-même un signal à des dizaines d'autres milliers de neurones. » Ce neurone ne vous dira jamais qu'il fait partie d'une machine générant la conscience, l'empathie, les sentiments – rien de ce genre. Il n'a aucune notion de responsabilité d'aucune sorte.

On obtient une réponse tout aussi limitée si l'on demande à un membre de la société des hommes : « Qu'est ce que tu fais en ce moment ? » L'être humain vous répondra : « J'ai une famille, des enfants, je les éduque. Je fais ceci, et cela… » Cette réponse n'est pas celle, loin s'en faut, de quelqu'un qui contemplerait d'en haut notre système culturel et y verrait le produit de l'évolution de la vie sur cette planète. Par rapport à ce que ça veut vraiment dire que d'habiter cet organe vivant, la réponse de l'humain est aussi incomplète que la réponse du neurone. Même si nous sommes, sur cette planète, les agents qui faisons avancer la vie, évoluer les cultures et les conditions d'existence, nous ne connaissons pas vraiment la nature du tout. Il est presque certain qu'il nous manque l'intelligence nécessaire à la compréhension de l'envergure des choses, surtout quand on mesure les contraintes évolutionnistes de nos systèmes cognitifs. Nous n'avons pas été fabriqués pour comprendre tout cela.

Ce qui est sûr, c'est que nous ne pouvons pas contrôler le système au sein duquel nous avons évolué. Même si nous en savions davantage, nous ne serions pas capables de contrôler sa dynamique parce que c'est un système évolutionniste. Il est non linéaire. Même si nous desserrions deux vis pour tenter d'orienter le système dans une certaine direction, il irait autre part. Nous n'avons pas de prise directe et délibérée sur des systèmes tels que nos systèmes économiques et sociaux. C'est impossible par principe. C'est ce que nous dit la science moderne, et je crois que nous avons déjà pu le vérifier. Ces stratégies linéaires ont bien fonctionné quand le monde était encore simple et que nos ancêtres sautaient d'arbre en arbre. Mais ce n'est plus le cas aujourd'hui.

Nous commençons à nous apercevoir que nous ne sommes plus capables de contrôler le processus dynamique que nous générons. Nous en concevons un sentiment d'impuissance et de renoncement. Si la civilisation occidentale est plus durement frappée, c'est en raison de cette illusion bien entretenue : le moi tout-puissant serait en mesure de tout contrôler. Je crois qu'il y a là un vrai danger pour l'Occident. Ici à Washington, nous décelons déjà très clairement les signes d'une dépression collective consécutive à ce sentiment collectif d'impuissance, qui va engendrer à son tour le risque d'aller mordre son voisin pour se défouler, comme nous l'avons vu chez les rats évoqués par Robert Sapolsky.

Quelles leçons faut-il retirer de tout cela ? Je vais vous dire en tout cas ce que cette réunion m'a appris, et j'en suis très reconnaissant, bien que j'ignore s'il sera possible de le concrétiser dès demain matin, quand redémarrera la grande course des neurosciences. Message numéro un : essayons de gagner en modestie, compte tenu de tout ce que nous ne pouvons pas savoir. Nous autres, Occidentaux, devrions probablement réduire la primauté que nous accordons au moi tout-puissant. Il va nous falloir apprendre à pactiser et à travailler avec le sentiment d'impuissance, parce qu'il ne disparaîtra pas. Et puis il va nous falloir découvrir la paix en nous-mêmes, ici et maintenant, plutôt qu'en allant mordre nos congénères, dans la mesure du possible. Il va nous falloir apprendre à apprécier l'ouverture, à ne pas avoir peur des « peut-être » et à ne pas courir aveuglément après des certitudes que nous ne serons pas capables d'atteindre.

À la lumière de la mondialisation à l'œuvre, c'est particulièrement important. Nous allons devoir développer ce que j'appelle « la compassion à longue distance » : la capacité de nous soucier de ceux qui sont loin. C'est pour nous une chose très difficile.

Cette conférence a montré très clairement que certaines de ces qualités pouvaient s'enseigner au moyen de pratiques mentales, et que nous devrions profiter de cette opportunité. Bien sûr, nul ne nous oblige à renoncer aux réussites de l'Occident. Nous n'avons pas à déconstruire le concept du moi responsable. Ce qu'il nous faudrait réduire, c'est le moi égoïste, le soi/moi qui trouve sa seule satisfaction dans ce que nous appelons l'accomplissement personnel. Nous n'avons pas non plus à renoncer à la science. Au contraire, nous aurons besoin de la science pour survivre, mais il faut lui donner la place qu'elle mérite. Elle n'est qu'une source de savoir parmi d'autres. Inversement, les sociétés orientales ne doivent pas sacrifier tout ce qu'elles ont accompli à l'unique ambition de rattraper les succès occidentaux.

Nous avons devant nous une lourde responsabilité et l'obligation de choisir et d'adopter, les uns et les autres, des stratégies de vie qui ont évolué chacune de leur côté, au sein de cultures différentes. En principe, il devrait être possible de les fusionner, de les rendre compatibles, parce qu'elles sont nées dans le même monde en vue d'apporter aux mêmes problèmes une solution. Partout.

SA SAINTETÉ LE DALAÏ-LAMA : Merveilleux, merveilleux !

DIALOGUE SUR LA SESSION 5

Outre Sa Sainteté le Dalaï-Lama, les intervenants, les interprètes et le modérateur, cette session accueille Richard Davidson, Jon Kabat-Zinn, le père Thomas Keating, Matthieu Ricard et Sharon Salzberg.

BENNETT SHAPIRO : Votre Sainteté, vous avez évoqué hier le concept du moi. Je crois qu'il serait très éclairant que vous développiez votre vision du moi et de ses interactions, qu'elles soient dommageables, perturbantes ou bénéfiques au reste de l'être. Dans la société occidentale, cette notion d'individu nous a sérieusement abîmés mais elle nous a aussi aidés, notamment en nous obligeant à intégrer cet individu d'une façon positive. Je sais que le moi a toujours occupé une place centrale au sein de la pensée bouddhiste. Il serait très intéressant de vous écouter à ce propos.

SA SAINTETÉ LE DALAÏ-LAMA : Probablement, ainsi que l'a souligné Wolf, l'humilité est-elle la meilleure réponse. Je crois que l'esprit humain a le désir de tout savoir. C'est de là que vient le concept d'illumination. Autrement dit, nous acceptons que notre connaissance soit, en tout état de cause, limitée. Dans sa merveilleuse intervention, Wolf a notamment expliqué qu'il était presque impossible de décrire l'émergence des processus mentaux, ou leur nature, en se limitant à une logique linéaire, matérialiste, déterministe ; ce que les bouddhistes nomment états mentaux ou conscience serait donc une sorte d'énergie résultant d'une synchronisation cohérente à l'intérieur du cerveau, ou bien d'on ne sait quelle cause. C'est cette situation qui permet l'apparition de la notion de Dieu, et indique à notre intuition qu'il existe une sorte de grand contrôleur, ou de moi.

Il y a presque trois mille ans, en Inde, des gens intelligents se sont mis à chercher la localisation du « je ». À leurs yeux, il fallait qu'existât un « je » indépendant. Plus tard le Bouddha a enseigné qu'il n'y avait pas de moi immuable et permanent. Au contraire, le moi ou « je » est affecté de manière conceptuelle à l'alliance du corps et de l'esprit. Il s'agit juste d'une désignation, d'une projection conceptuelle : nous ne trouverons pas de moi doué de sa propre essence ou de sa propre réalité.

Cela tient au regard philosophique que chacun porte à la nature de la réalité et à ce dont ce monde est constitué. La philosophie de l'Inde ancienne, y compris la philosophie bouddhiste, postulait notamment l'existence, en dehors des aléas physiques et mentaux, de phénomènes qui ne sont acceptables qu'à condition d'être considérés comme des constructions de l'esprit. Ces choses sont dites composites, ce sont des constructions mentales : leur identité et leur réalité leur sont extérieures ; il s'agit d'autre chose qu'elles-mêmes.

À l'occasion d'une autre discussion, j'ai demandé à des scientifiques s'il était possible, à partir des expressions du cerveau, de distinguer entre un état mental sain ou authentique et un état délirant. On en revient à la question de Wolf sur l'activité réflexive de la cognition : comment sait-elle qu'elle a raison ? L'épistémologie bouddhiste distingue entre les expériences sensorielles et les expériences mentales (pensées et émotions). Dans le cas des perceptions sensorielles, c'est simplement l'objet perçu qui fait office de contenu de l'expérience. Si vous percevez visuellement un objet bleu, par exemple, cette expérience ne comporte pas de dimension réflexive.

Du point de vue bouddhiste, la réflexivité doit survenir par voie de conséquence et se déroule au niveau mental de la pensée : « Oui, je vois un objet bleu. Il est bleu. » On rejoint ici votre intuition selon laquelle il n'y a pas, au niveau neuronal individuel, de dimension réflexive. Les neurones exécutent simplement n'importe quelle fonction, alors que la seconde injonction de la cognition doit se produire à un niveau différent. Même dans le champ mental, il serait très difficile à des événements individuels de l'ordre de l'expérience mentale – disons, par exemple, la cognition d'une situation particulière – de déclencher cette seconde injonction de nature consciente et réflexive destinée à vérifier que « c'est bien la vérité, c'est correct ». Cette validation doit vraiment provenir d'une expérience ultérieure, ou en relation avec une autre expérience.

Les textes théoriques bouddhistes, notamment ceux de la voie du milieu, l'école dite de Madhyamaka, discutent la façon dont la validité d'un événement cognitif particulier peut ou non être déterminée. Tout d'abord, cet événement doit être lié à l'objet, quel que soit cet objet. Ensuite, cette cognition ne doit pas être contredite par d'autres expériences valides susceptibles de s'être également produites. Autrement dit, la validation d'une expérience mentale ne peut avoir lieu que dans le cadre d'autres expériences de confirmation. Troisième critère, très spécifiquement bouddhiste : cette cognition ne doit pas être contestée, même par une connaissance de la nature plus profonde de la réalité. Il y a peut-être là un lien avec les points que vous avez soulevés.

MATTHIEU RICARD : Lors de précédentes réunions en compagnie d'Alan, de Richie et de quelques autres amis, nous avons tenté de définir plus précisément ce que serait un bien-être impliquant une meilleure compréhension de la réalité. La notion bouddhiste de *sukkha*, sommairement traduite par « bonheur », renvoie à un état d'esprit suprêmement sain, qui imprègne tous les états émotionnels et reste solide et stable à travers les hauts et les bas que chacun peut avoir à traverser au cours d'une vie. Si le plaisir et la douleur, les circonstances positives ou défavorables, sont comme les différent états de la surface de l'océan, parfois la tempête, parfois une paix magnifique semblable à un miroir, *sukkha* renvoie aux profondeurs de l'océan, très loin sous les vagues visibles : une profondeur de l'être à même de conserver sa constance au gré de tous les états changeants, si différents soient-ils. *Sukkha* intègre également une dimension de sagesse, pour qui sait comprendre les caractéristiques de cet état et les distinguer du plaisir.

Le plaisir est une sensation qui, selon l'objet, le moment et les circonstances, se transforme en état neutre et parfois en dégoût. Il recèle une dimension de fatigue. Si vous écoutez la même musique magnifique pendant vingt-quatre heures, elle devient épuisante ; sa nature même s'en trouve modifiée. Ce n'est pas le genre de chose qui gagne en profondeur et devient plus gratifiante à mesure que vous la pratiquez.

Sukkha, c'est le contraire. C'est une manière d'être qui s'entretient et croît toujours plus profondément. Elle est liée à un éventail de qualités qui inclut la force intérieure, la liberté intérieure, la compassion et l'amour altruiste. Dès lors elle est une manière d'être moins vulnérable aux circonstances extérieures, quand bien même les conditions extérieures l'influencent. Plus vous en faites l'expérience et comprenez ce qui mène à l'épanouissement de ce bien-être intérieur, plus limpide, plus profond et plus stable il devient. Ce bien-être est optimal dans la mesure où il ne devient pas une seconde nature mais votre vraie nature.

Sukkha exige que l'on cesse de déformer la réalité. Si l'on croit permanent ce qui est éphémère, si l'on imagine que réside au cœur de notre être un moi autonome alors qu'il n'y en a pas, si l'on confond des sensations tout juste plaisantes avec le bonheur durable, on méconnaît la réalité, et ce sera une cause de souffrance. Dans cette optique, l'ignorance, l'illusion et la cognition erronée sont les causes premières de la souffrance.

Il y a là un lien avec la notion de peur et d'insécurité, immédiatement perceptible. S'identifier avec ses hauts et ses bas, dépendre d'eux, c'est comme chevaucher des vagues qui se brisent sur le rivage. Parfois vous êtes émerveillé et surfez au sommet de la vague. Parfois vous vous écrasez sur les rochers et vous êtes dépressif. Vous avez besoin de *sukkha*, de ressentir un bien-être intérieur pour éviter, précisément, d'éprouver ce sentiment d'insécurité. *Sukkha* renvoie aussi à la notion d'égotisme, ou de nombrilisme. Le nombrilisme exacerbé qui ramène toute chose à vos préoccupations personnelles constitue l'une des sources principales de l'insécurité. Si vous êtes toujours inquiet à votre propos, vous devenez l'objectif permanent de toutes les flèches. Et elles ne sont pas que deux, ces flèches : elles sont mille – flèches de la jalousie, du ressentiment, de la haine, toutes pointées vers ce nombrilisme. D'où le sentiment d'insécurité. C'est pourquoi la confiance authentique survient quand on a en quelque sorte fait éclater cette bulle restrictive de l'égocentrisme. Lorsque la cible a disparu, on peut vraiment avoir confiance en soi. Rien à voir, ici, avec le triomphe de l'ego : il s'agit d'être en phase avec la réalité, de comprendre la notion d'interdépendance. Le résultat, c'est moins d'insécurité.

L'angoisse ou l'anxiété profonde témoignent aussi d'un échec à reconnaître ou à apprécier le potentiel de changement associé à la dimension altruiste de la connexion aux autres et à la profonde compassion qui vous rend prêt à agir pour le bien d'autrui. Identifier ce potentiel, cette capacité en soi, aide considérablement à s'orienter et à espérer. C'est même un antidote à la désespérance. Quand vous sentez que vous plongez dans le puits sans fond de la dépression, vous avez besoin de ce rebord dont parlait le patient d'Helen, cette saillie à laquelle vous allez vous agripper pour continuer d'avancer. Cette saillie, c'est l'identification de notre aptitude au changement. D'après la tradition bouddhiste, nous possédons tous ce potentiel. C'est vraiment la nature la plus profonde de notre esprit.

Nous prenons souvent pour exemple la pépite d'or, qui reste inaltérable même dans la boue, ou le soleil derrière les nuages, toujours à redécouvrir quand les nuages se dissipent. En ce sens l'épanouissement du bien-être peut devenir réalité. *Sukkha* relie ainsi la notion de bien-être au problème du nombrilisme excessif, à l'angoisse et à l'anxiété qui en découlent aussi, en les replaçant au sein d'un cadre élargi – au cœur de la voie bouddhiste.

BENNETT SHAPIRO : Pour revenir à la question de Wolf sur la façon dont le cerveau sait quand il est arrivé à la « vérité » ou à une vision « correcte » des choses, je présume que vous parlez d'une perception intérieure des nuages qui se dissipent soudain ; une perception réellement éprouvée, une fois que vous êtes parvenu à un certain point.

MATTHIEU RICARD : Bien sûr, ça ne surgit pas brutalement. D'où la nécessité d'affiner sa propre sagesse à travers la méditation analytique et la méditation contemplative, au fil du temps.

BENNETT SHAPIRO : Père Keating, vous réfléchissez de longue date à ces intersections. Ces questions sur la meilleure façon de composer avec le moi appartiennent certainement aussi à votre tradition.

PÈRE KEATING : Entendre les experts de différentes disciplines médicales expliquer ici la maladie, le cerveau et tant d'autres choses fut pour moi une merveilleuse expérience pédagogique. Je me retrouve tout spécialement dans leur ouverture d'esprit et leur ouverture à la dimension spirituelle de la condition humaine. Cela a déjà été dit, mais je voudrais insister et répéter que, depuis quatre siècles, la religion et la science se sont regardées en chiens de faïence, si tant est qu'elles se soient regardées. J'envisage votre travail, surtout dans le cadre de cette conférence, comme une façon de glisser un orteil, si j'ose dire, dans la porte qui nous a séparés. Je suis moi-même très engagé dans le dialogue interreligieux et je constate maintenant que la science est aussi une sorte de religion, qu'elle a ses propres dogmes et ses rituels. Aussi, je salue profondément cette invitation à participer à un dialogue profond avec la science.

Dans la perspective chrétienne, les premiers pères de l'Église ont accueilli deux livres de révélation : d'abord les Saintes Écritures, puis la nature. La nature est une révélation de Dieu, non moins valide que ce que nous ont légué les prophètes de l'Ancien et du Nouveau Testament. L'œuvre de la science et les découvertes de la technologie sont des révélations que Dieu nous adresse aujourd'hui. L'expansion, la profondeur et l'ampleur de la recherche en cours m'en disent davantage au sujet de Dieu que presque toute autre chose, parce que j'ai déjà lu les Écritures. Ce qui m'intéresse, c'est de découvrir qui est Dieu. Einstein a dit que la nature et la science étaient les pensées de Dieu. À leur façon, pour ce que j'en vois, les scientifiques ne sont pas moins embarqués sur le chemin spirituel que nous pouvons l'être, au monastère.

Pour replacer cela dans le contexte de toutes les religions abrahamiques, il est bon de rappeler que le jardin d'Éden, si mythologique soit-il, véhicule de très profondes vérités sur la nature humaine. Pour Adam et Ève, la grande tentation, dans le jardin d'Éden, était de devenir Dieu, ou l'égal de Dieu. Ainsi peut s'exprimer ce drame central de la condition humaine : voulez-vous devenir Dieu aux conditions de Dieu ou d'après vos propres critères ? Si nous devenons Dieu selon nos propres critères, alors nous sommes loin du paradis ; loin du bonheur, loin de la santé et dénués de la moindre chance de devenir Dieu.

La vérité de la nature humaine, c'est vraiment un désir supérieur de bonheur, qui se traduit par la santé holistique, par la mise en place d'un contexte nous permettant de comprendre les maux de la condition humaine : maux du corps, de l'âme et de l'esprit, qui appartiennent à notre expérience commune. Pour les professions de santé, savoir comment on en arrive là est riche d'enseignements. Si nous cherchons à devenir Dieu d'après nos propres critères, c'est que nous sommes en effet très malades. Notre illusion, c'est de croire qu'une fois certaines choses obtenues nous serons heureux ou en bonne santé. Cela ne se passe pas ainsi parce que ce n'est pas ainsi que fonctionne la réalité.

Après qu'elle a été chassée du jardin d'Éden, il est arrivé trois choses à l'espèce humaine, au moins symboliquement. Elle s'est d'abord abîmée dans l'illusion : elle n'a aucune idée de l'endroit où se trouve le vrai bonheur. D'où le second effet : nous cherchons le bonheur aux mauvais endroits, et c'est la source de la maladie. Enfin, si l'espèce humaine était assez sage pour découvrir où réside le vrai bonheur, elle serait trop faible pour en faire quoi que ce soit. Vouloir devenir divin, heureux ou simplement être en bonne santé requiert l'acceptation de cette faiblesse, le consentement à nos limites et le besoin de soutenir les autres : le sentiment de responsabilité à l'égard de tous les membres de l'espèce humaine qui cherchent le bonheur aux mauvais endroits.

Telle est l'offrande que nous fait la méditation profonde et transconceptuelle. C'est pourquoi elle est si importante. Elle nous ouvre à la réalité avant même que nous commencions à penser. Non que penser ne constitue pas un grand progrès par rapport à la situation de nos ancêtres mammifères. Mais la méditation profonde est un cadeau qui nous permet d'aller au-delà de la pensée, vers la présence intuitive de la réalité, vers le lien qui existe au-delà de la conscience rationnelle et que rien ne désigne mieux que le terme d'amour. L'amour, c'est la capacité de connaître au point le plus profond de la connaissance. Au-delà de la seule connaissance conceptuelle.

La tradition chrétienne ascétique et mystique, ici, parle de chercher Dieu aux conditions de Dieu. Vous pouvez nommer Dieu par d'autres noms, Il reste Dieu, Elle reste Dieu, C'est toujours Dieu. Et Dieu supporte des noms bien pires encore que celui de Dieu. La vision contemplative nous montre un Dieu proche de nous – plus proche que nous le sommes de nous-mêmes –, et en cette vision notre être tout entier émerge de cette terre, ou de cette présence. La grande contribution de la religion chrétienne, me semble-t-il, c'est que cette présence est tendre, aimante, maternelle, attentive, attentionnée, qu'elle prodigue la santé – toutes les dimensions de l'amour tel que nous le connaissons, réunies en une seule et offertes totalement gratuitement. Et Dieu tel notre hôte nous invite à traiter le reste de l'humanité comme si nous étions son hôte. En d'autres termes, nous avons à transmettre la grande bonté que nous recevons constamment.

J'ajouterai simplement que Contemplative Outreach (« sensibilisation à la contemplation ») est un réseau spirituel qui a été créé pour redécouvrir la tradition chrétienne contemplative des premiers temps. Cette tradition était quelque peu tombée en désuétude, dans l'oubli ou, à certains endroits, dans une opposition constructive. Aussi la plupart des Chrétiens restent-ils à convertir. Je m'inclus moi-même parmi eux parce qu'au sein de l'ordre auquel j'appartiens, nous prononçons le vœu de conversion continue. C'est une façon de reconnaître que nous ne nous considérons pas nous-mêmes comme une réalité figée, que nous pensons le moi comme n'étant *pas* un point de référence figé. Dès lors, il peut changer, il peut se développer, et son aptitude à la vérité, à l'amour et au bonheur est en constante expansion. Je crois que les bouddhistes appelleraient cela compassion.

Dans les occasions qui m'ont été données de dialoguer avec les autres grandes traditions spirituelles, je vois quelque chose émerger qui dépasse le dialogue interreligieux. On pourrait parler de « dialogue interspirituel ». C'est le lien commun expérimenté par tous ceux qui se sont engagés dans le processus de transformation. Contemplative Outreach tente de mettre l'inspiration monastique à disposition des gens qui vivent dans ce monde ou qui sont engagés dans de lourdes et difficiles missions, afin qu'elle leur soit une source de force. La clé de la discipline de la méditation chrétienne, c'est le silence, qui n'est pas le vide mais l'écoute à un niveau plus profond que celui que l'oreille ou même le cœur peuvent atteindre. C'est l'écoute de cette énergie dont tout émerge, qui est à la fois énergie et non-énergie, qui est rien et qui est tout en même temps, et nous invite au cœur de l'immense liberté qui est la sienne – si nous acceptons de nous asseoir juste vingt minutes, peut-être, en nous taisant. Peu importe comment on s'assied. L'important, c'est de rompre ainsi avec l'habitude de chercher le bonheur au mauvais endroit. Une habitude entretenue par la pensée, qui nous rend tous malades.

ALAN WALLACE : Je voudrais rapprocher deux idées. Nous devons l'une au très éminent historien Daniel Boorstin, qui a écrit une histoire des découvertes de l'humanité au cours des cinq mille ans écoulés : *Les Découvreurs* [98]. Dans sa préface, l'auteur remarque que le plus grand obstacle à la découverte, tout au long de l'histoire humaine, n'a pas été l'ignorance mais l'illusion de la connaissance : imaginer que nous savons quelque chose qui n'est, en fait, qu'une simple hypothèse. Tant que nous restons arrimés à l'illusion du savoir, elle nous empêche de percer et d'acquérir le vrai savoir.

La seconde idée a été évoquée par Sa Sainteté lorsqu'elle a remarqué qu'il pourrait bien être impossible de déterminer si un moment isolé de cognition, une conscience de quelque nature que ce soit, était en elle-même valide. On peut déterminer si elle est valide, en corrélation avec d'autres moments de cognition. Ou bien évaluer si nos propres cognitions sont valides par rapport à celles d'une autre personne, comme le dit Thupten Jinpa : « Est-ce que je vois ce verre correctement ? » Eh bien, je lui poserai la question.

Pour prendre une image, on pourrait dire que nous sortons d'un moment de cognition intitulé « neurobiologie pour les trente dernières années », qui a sa propre perspective. Si l'on part de cette perspective, ce n'est pas la connaissance qui manque. Mais il peut exister aussi des illusions de connaissance, pour ce qui touche, par exemple, à la nature de la conscience. La conscience est-elle purement et simplement une fonction du cerveau ? Bonne question. Si l'on se focalise exclusivement sur le cerveau, à quelle autre conclusion peut-on raisonnablement arriver ? D'un autre côté, si vous avez passé ces trente ou trois mille dernières années à étudier en priorité les phénomènes mentaux, il se pourrait que vous parveniez à une conclusion différente.

L'important, ici, c'est que des théories multiples ou des moments de conscience multiples seront d'autant mieux validés qu'ils seront mis en relation avec des moments de conscience ou des perspectives radicalement différents. Quelle que soit la perspective dont nous partons, christianisme, bouddhisme, philosophie grecque ou neurobiologie moderne, la marche à suivre, c'est peut-être de surmonter les illusions de la connaissance et de nous engager profondément, respectueusement et humblement auprès de gens qui partagent des visions radicalement différentes des nôtres.

La perception laïque tend à considérer que les religions du monde se neutralisent mutuellement par leur revendication de la vérité : sur de nombreux points, le christianisme, le bouddhisme, l'hindouisme et le taoïsme diraient beaucoup de choses différentes, puis, une fois mélangés, s'écrouleraient comme un château de cartes. Vu sous cet angle, le seul moment de cognition qui semble tenir debout, c'est la science, débarrassée de tout vis-à-vis parce que les religions se seraient mutuellement neutralisées.

On dit aussi souvent que les traditions contemplatives croient détenir toutes les réponses : il suffirait de s'engager sur son chemin contemplatif pour être guidé vers la bonne réponse. Car, si l'on en dévie, l'instructeur sera toujours là pour vous rattraper : « Tu fais fausse route, reviens de ce côté-ci. La bonne réponse, nous la connaissons déjà. Continue à méditer jusqu'à ce que toi aussi tu trouves la bonne réponse. » C'est parfaitement incompatible avec l'esprit de l'investigation scientifique, qui cherche une information en l'état inconnue (supposément) et, dès lors, se montre ouverte à la nouveauté.

À mesure que je rassemble mentalement ces différentes questions, une solution paraît s'imposer : un solide retour à l'empirisme et à la clarté. Qu'ignorons-nous, et que savons-nous ? C'est très difficile à déterminer si on fréquente exclusivement des gens qui pensent comme nous. Ainsi que l'a suggéré le père Thomas, le christianisme a besoin de revenir à l'esprit de l'empirisme, à l'expérience contemplative, et non de se reposer sur toutes les « bonnes » réponses que lui fournit le dogme. Il en va de même du bouddhisme. À ce titre, je suis profondément inspiré par les mots de William James : « Acceptons d'associer l'empirisme à la religion, comme il a été par le passé, par quelque étrange méprise, associé à l'irréligion, et je crois qu'une nouvelle ère religieuse autant que philosophique sera prête à commencer… Je crois fermement qu'un tel empirisme est à la vie religieuse un allié plus naturel que la dialectique ne le fut jamais, ou pourrait l'être[99]. » Nous pourrions nous apercevoir alors qu'il existe en fait de profondes convergences parmi les multiples traditions contemplatives opérant à partir des trames originelles les plus diverses : Bible, sutras, védas, etc. En explorant le niveau expérientiel le plus profond, nous pourrions bien y trouver des vérités contemplatives universelles que les chrétiens, les bouddhistes et les taoïstes ont tous déjà découvertes dans leurs laboratoires respectifs. S'il existe quelque convergence, elle est probablement constituée de certaines des plus hautes vérités auxquelles un être humain puisse jamais accéder.

BENNETT SHAPIRO : Alan, c'est superbement dit, et c'est en effet le genre d'empirisme auquel nous nous efforçons de parvenir à travers ces Dialogues. Nous tentons de garder l'esprit ouvert, de réaliser que nous ne savons pas autant que nous croyons savoir, et de rester prudents. Je suis complètement d'accord pour reconnaître que le plus grand danger, y compris en médecine, est de croire que nous en savons davantage que ce que nous savons réellement. C'est lorsque nous formulons des hypothèses qui dépassent largement notre connaissance initiale que nous commençons vraiment à faire du mal. Compte tenu de ce qui nous engage tous en tant qu'entité collective, cette notion est tout à fait centrale.

Au cours de ces discussions, la question de l'essentielle bonté des hommes et de la compassion est revenue à plusieurs reprises. Manifestement, nous sommes en train de comprendre qu'il s'agit là d'un point d'appui important si nous voulons forger avec autrui des liens plus étroits. Ces dernières années, Sharon Salzberg a consacré beaucoup de son temps aux méditations liées à la compassion ; elle a enseigné la compassion à des groupes de laïcs très nombreux, qui n'étaient pas nécessairement bouddhistes. Sharon a certainement quelques idées à développer à ce sujet.

SHARON SALZBERG : J'ai relu les notes que j'ai prises tout au long de cette conférence et constaté que deux mots revenaient à chaque page : « compassion » et « impuissance ». Chaque orateur a ou bien employé le mot « impuissance », ou bien dit quelque chose qui m'y a fait penser. Si l'on admet, en vertu d'une certaine vision du monde, à quel point il est indispensable de se soucier des autres, on n'en ressent pas moins puissamment les limites de notre contrôle sur les choses.

La compassion, en Occident, a beau être considérée comme un idéal, elle est aussi souvent dévalorisée, surtout quand elle se manifeste sous la forme de la gentillesse. C'est presque une vertu secondaire – si nous ne pouvons pas être brillants, ou courageux, ou merveilleux, essayons au moins d'être gentils –, comme s'il s'agissait de quelque sorte d'insignifiant, voire de médiocre. Mais, dans le tissu de la réalité quotidienne, je crois que la gentillesse est un fil déterminant. Elle est d'une grande importance non seulement parce qu'elle aide à vivre mieux, mais parce qu'elle ouvre à une vision plus ample de ce qu'est la vie.

L'an prochain, ici à Washington, je vais diriger un cycle d'enseignement de cinq semaines consacré à la compassion. Au début, j'ai pensé exiger des participants à ce cours qu'ils s'engagent dans une action de service quelconque. Ils se seraient portés volontaires pour animer une soupe populaire, travailler dans un centre d'accueil destiné aux sans-abri ou toute autre action de cet ordre. Et puis les organisateurs du cycle m'ont demandé : « Qu'est-ce qu'on fait avec les personnes qui s'occupent déjà d'un parent malade ? Est-ce que ça compte, ou est-ce que ça ne suffit pas ? Faut-il leur demander de sortir de chez elles pour aller faire ailleurs quelque chose en plus ? » J'étais embarrassée, parce que je pensais à tous les gens que je connais qui s'occupent effectivement d'un parent malade, d'un enfant perturbé ou d'un ami souffrant. Le défi, il est là, en fait. C'est ce à quoi nous avons à faire face tous les jours dans nos vies. Qu'est-ce que c'est, la compassion ? Qu'est-ce que c'est, la gentillesse ? Comment puis-je en faire l'expérience ?

Pour revenir à la question de l'impuissance, l'enseignement évoque différents niveaux de compassion et différentes formes de compassion. Il y a la compassion où nous sentons que nous pouvons faire quelque chose par rapport à une situation donnée, et la compassion où nous sentons que nous ne pouvons rien faire. Je me demande si Sa Sainteté pourrait nous dire un mot là-dessus, parce que c'est une question si forte… Dans de telles circonstances, est-ce que la compassion se transforme en autre chose ? Ou s'appuie-t-elle alors sur notre sagesse, notre connaissance de la vacuité ? Qu'est-ce qui entretient la compassion lorsque nous nous sentons impuissants ?

SA SAINTETÉ LE DALAÏ-LAMA : Comme vous le savez, les textes bouddhistes distinguent une forme de compassion que vient renforcer et compléter la faculté de sagesse. Les textes l'évoquent parfois comme « la compassion dotée de la sagesse de la vacuité ». L'idée, c'est que, lorsque la compassion est complétée et renforcée par la faculté de sagesse, l'individu acquiert non seulement la capacité d'empathie, mais aussi celle de comprendre les causes et conditions qui ont conduit à cette souffrance, et d'envisager la possibilité d'une libération par rapport à cet état. C'est pourquoi cette compassion appuyée par la sagesse est jugée très puissante et beaucoup plus efficace. C'est un état d'esprit plus énergique.

On décrit généralement la compassion comme un état d'esprit désireux de voir autrui libéré de ses souffrances. En ce sens, un individu éprouvant de la compassion peut très bien éprouver également un sentiment d'impuissance. On peut assimiler ce type de compassion, au départ, à une forme d'empathie – on souhaite qu'autrui soit libéré de sa souffrance ; toutefois, la compassion peut être plus puissante encore lorsque au souhait de voir autrui libéré de sa souffrance s'ajoute la volonté de l'aider à s'en affranchir. Ici, c'est la sagesse ou l'intelligence qui joue le rôle crucial en permettant à un désir empathique de se traduire en action altruiste. C'est une forme de compassion plus puissante.

Les textes parlent aussi de compassion illimitée et de grande compassion. La grande compassion se définit comme la compassion déterminée dont procède l'aspiration altruiste consistant à rechercher l'illumination au bénéfice de tous. D'après les textes du bouddhisme mahayana, dit du « grand véhicule », lorsqu'un individu a engendré en lui-même une grande compassion, c'est qu'alors la nature du Bouddha a été éveillée ou activée.

RICHARD DAVIDSON : Votre Sainteté, cette réunion a été vraiment merveilleuse. Je voudrais vous exprimer notre gratitude pour tout ce temps passé avec nous. Au tout début de la réunion j'ai évoqué un thème sur lequel je voudrais maintenant revenir. Il y a là une formidable convergence, liée à cette notion essentielle aux neurosciences modernes comme aux traditions contemplatives : les qualités vertueuses de l'esprit humain peuvent être envisagées comme autant de dons à cultiver. La notion de neuroplasticité nous fournit un support qui permet de comprendre comment le cerveau est capable de cultiver ces qualités et, sous l'effet de ces pratiques, de s'en trouver transformé.

J'observe une plus grande réceptivité à ces idées lorsque je suis amené à parler de ce travail, librement poursuivi depuis que j'ai rencontré Votre Sainteté il y a plus de dix ans. Vous avez contribué à l'inspirer. La recherche scientifique commence à mieux accepter l'idée que nous ne sommes pas figés, bloqués à notre point de départ. Au contraire : l'esprit peut être transformé.

Je ne serais pas surpris qu'un jour, en plus de leur programme d'« éducation physique », on propose aux écoliers américains et occidentaux des cours d'éducation mentale ou spirituelle. Ce serait merveilleux, non ?

Votre participation, votre engagement nous inspirent et nous aident à diffuser cet important message. Je crois que le travail scientifique que nous avons mené représente une petite parcelle de ce message bien plus vaste.

Je voudrais également saisir cette occasion pour remarquer que Jon *(Kabat-Zinn – N.d.T.)* et moi, ça remonte à trente ans. Notre première rencontre, c'était à Cambridge, où j'étais étudiant en doctorat tandis que Jon se trouvait en pleine transition professionnelle, entre sa carrière de biologiste moléculaire et l'enseignement de la méditation. Il a contribué à me fournir les bases de mon éducation à l'entraînement mental, à partir des années 1970. Nous retrouver ainsi à travailler ensemble, aujourd'hui, c'est une merveilleuse façon de boucler la boucle. Je ne pense pas qu'aucun de nous ait envisagé alors que nous nous retrouverions aujourd'hui dans cette situation. Mais tout semble tellement parfait ainsi...

Je voudrais également en profiter pour exprimer ma gratitude à Adam Engle, qui a travaillé sans relâche en notre nom à tous pendant tant d'années. Ces réunions n'auraient pu voir le jour sans son dévouement et son excellent travail. C'est merveilleux que tu sois ici, Adam, qu'il y ait quelqu'un comme toi sur cette planète pour rendre tout cela possible. Nous t'en sommes tous très reconnaissants.

JON KABAT-ZINN : Votre Sainteté, en cet instant mon cœur déborde. Je ressens un immense sentiment de gratitude et de bonheur pour les occasions que vous ne cessez de nous offrir d'aller observer, de toujours plus près, la nature de la réalité. De nous rappeler à quel point nous savons si peu de la réalité et de nous-mêmes. Plutôt que de nous effrayer de cette situation, prenons conscience qu'il s'agit d'une formidable invitation à déchirer le voile de notre vision infiniment machinale et conditionnée. Une invitation à contempler, au-delà de ces limites, une réalité plus profonde de ce que nous sommes et de notre façon d'être, à titre individuel et collectif.

Je trouve infiniment émouvant de vous voir œuvrer ainsi incessamment à travers le monde, pour apporter à l'humanité l'énergie de compassion et de sagesse. De vous voir multiplier les visites, du Constitution Hall aujourd'hui jusqu'à la Maison Blanche, et puis encore ailleurs demain, incarnant ainsi continuellement en votre être tout ce que peut signifier, pour chacun d'entre nous, le fait d'être authentiquement humain. Je sais que les gens vous placent sur un piédestal, et je sais que vous avez déclaré à de nombreuses reprises que vous n'étiez qu'un moine bouddhiste, mais aucun d'entre nous ici n'a l'ombre d'une chance de devenir le Dalaï-Lama ! Toutefois, nous avons une chance potentielle – cette chance très passagère nommée la vie humaine – de nous rapprocher de celui que nous sommes déjà. Nous passons tellement de temps à vivre dans nos pensées et dans nos illusions sur la nature des choses et sur celui que nous sommes, au lieu d'habiter ce que Francisco Varela a appelé « la pleine conscience incarnée »...

Pour terminer, je voudrais répondre au père Thomas, qui nous a généreusement invités à nous souvenir de ce que signifie aimer, être amoureux, être l'amour. Je pense à ces quelques lignes du « Prélude » de William

Wordsworth : « *L'esprit humain est conçu pareillement au souffle et à l'harmonie de la musique ; il s'y opère, dans l'ombre, une tâche inconsciente qui raccommode les éléments discordants et les fait se mouvoir ensemble ainsi qu'un ballet*[100]. » Je crois au flux continu, à la déconstruction et au remaniement harmonieux des schémas connectifs du cerveau, d'instant en instant. Que vous le nommiez tao, *dharma*, Dieu ou ce que vous voudrez, il existe assurément un ordre en vertu duquel nous participons à quelque chose de tout à fait extraordinaire et mystérieux.

Ce moment passé en commun fut semblable à une cloche qui aurait tinté tout au long de cinq sessions, sur deux jours et demi. La cloche a fini de tinter, mais ses réverbérations ont le pouvoir de persister indéfiniment. Nous ignorons les conséquences à attendre de cette écoute indiscrète, derrière la porte du salon ambulant où conversait Sa Sainteté, mais, quelles qu'elles soient, elles auront quelque chose à voir avec toutes les questions demeurées sans réponse.

Le défi, maintenant, c'est de nous demander d'où viennent ces questions, et quel est notre rôle sur cette planète, que l'on s'occupe d'enfants, de traumatismes, d'armée, de politique, que sais-je. Le défi, c'est de se poser la question : « Quel est mon rôle sur cette planète ? Mon rôle en ce moment, en vertu de qui je suis et de tout ce que je sais – y compris ce que j'ai appris au cours de ce dialogue. » Pour chacun de nous, à titre individuel et collectif, ce questionnement va-t-il commencer à prendre la forme cohérente et synchronisée d'une expression plus aboutie de ce que pourrait vraiment signifier l'appartenance à *Homo sapiens sapiens*, l'espèce qui sait, et qui sait qu'elle sait – en d'autres termes l'espèce de la conscience et de la conscience de la conscience ? Ou allons-nous retourner dormir là d'où nous sommes partis ?

J'ai été si touché par ce qu'a dit Richie que je voudrais m'incliner devant lui pour sa façon de faire tenir ensemble des mondes apparemment différents, d'une manière qui a une âme, vraiment. Notre amitié me tient infiniment à cœur, et je suis profondément sensible à la chance que j'ai eue d'avoir pu œuvrer avec lui à l'organisation de cette réunion et l'animer à ses côtés.

ADAM ENGLE : Vous m'avez un peu coupé l'herbe sous le pied, les gars. J'étais sur le point de parler de votre relation pendant ces trente-cinq ans.

JON KABAT-ZINN : Tu peux assurer l'approche en troisième personne, Adam. Nous venons de terminer l'approche en première personne…

ADAM ENGLE : Votre Sainteté, je voudrais que nous réfléchissions ensemble à l'improbabilité de cette rencontre : nous tous ici rassemblés, aujourd'hui. J'en suis constamment éberlué. Sa Sainteté est née dans l'une des régions les plus reculées de la planète, elle est devenue l'un des plus éminents guides spirituels de cette planète et s'est résolument dédiée à cet échange entre science et spiritualité. Je trouve ça tellement incroyable ! Je voudrais vous remercier au nom de chacun d'entre nous ici, et remercier tous ceux qui ont joué un rôle, quel qu'il soit, à l'Institut Mind and Life, pour nous avoir ainsi réunis dans cette quête commune au profit de l'humanité.

Je voudrais aussi remercier quelqu'un qu'on ne remercie pas souvent publiquement : votre frère, Tendzin Choegyal. Il a été la première personne, dans l'entourage de Sa Sainteté, à qui j'ai parlé de la possibilité d'organiser ce que sont devenus les Dialogues Mind and Life.

Il a été depuis ce jour un ami et un supporter ardent de l'Institut Mind and Life, de même qu'un ami personnel très proche. Merci aussi aux membres du cabinet de Sa Sainteté, qui ont eu à endurer le harcèlement constant dont j'ai fait preuve pour essayer d'infiltrer son agenda.

Richie et Jon ont déjà fait état de leur histoire commune au cours de ces trente-cinq années. Voilà une autre chose bien improbable : que deux êtres qui se sont rencontrés quand ils étaient étudiants soient restés proches aussi longtemps, qu'ils aient conduit cette entreprise depuis dix ans et s'apprêtent à poursuivre dans la même voie. C'est un plaisir de travailler avec vous deux. Je voudrais également rendre hommage en les remerciant à tous les orateurs et intervenants. Vous n'imaginez pas les efforts qu'ils ont déployés pour que cet événement puisse avoir lieu. Il a fallu d'innombrables réunions, téléconférences, coups de téléphone et de nombreux jours de préparation.

Enfin, je voudrais terminer par la pratique bouddhiste de la dédicace des mérites. Nous dédions tout bénéfice et tout mérite qui ait pu naître ici au bien-être de tous les êtres vivants.

ÉPILOGUE

2006-2011 : LES AVANCÉES DE LA RECHERCHE fondamentale et clinique consacrée à la méditation dans les cinq années qui ont suivi Mind and Life XIII.

Les Dialogues qui nourrissent cet ouvrage se sont déroulés en novembre 2005. Depuis lors, et en partie grâce à cette réunion, la recherche sur la méditation a prospéré et poursuivi son développement exponentiel. Ce chapitre final va nous permettre de signaler quelques-unes des découvertes qui nous semblent les plus importantes en matière de recherche fondamentale et clinique. Nous évoquerons également les défis méthodologiques liés à la rigoureuse étude des pratiques méditatives et les questions suscitées par cette nouvelle vague de recherche. Nous avons délibérément choisi d'éviter d'être exhaustifs. Depuis 2005, de nombreux articles et rapports ont examiné par le menu la littérature scientifique consacrée au sujet[101]. Nous souhaitons souligner ici les nouvelles découvertes les plus prometteuses recensées dans cette discipline émergente, puis discuter certains des défis auxquels il lui faut désormais faire face.

Recherche fondamentale

Cette section présente les découvertes de la recherche fondamentale visant à affiner notre compréhension des phénomènes associés aux pratiques méditatives et des mécanismes biologiques qui les sous-tendent.

Fonction cognitive et attentionnelle

Les cinq dernières années ont donné lieu à de considérables progrès. Ceux-ci ont notamment permis de caractériser les modalités par lesquelles différentes formes de méditation parvenaient à modifier les processus cognitifs et affectifs élémentaires, de même que les circuits neuronaux sous-jacents. Une étude a ainsi examiné l'impact de trois mois de méditation *vipassana*, pratiquée intensivement dans le cadre d'une retraite ; l'étude a recensé les modifications neuronales et comportementales associées au clignement attentionnel (lorsqu'une réponse amplifiée à un stimulus initial empêche le sujet de percevoir un second stimulus)[102] : cet effet peut s'expliquer par une sorte d'excitation ou de surinvestissement dans la détection de la cible initiale, qui brouille la capacité à détecter la cible suivante. Avant la retraite méditative, il n'avait pas été observé de disparités sur ce plan entre les méditants et les participants du groupe témoin d'âge et de sexe identiques. Or, après trois mois de pratique, les méditants présentaient un moindre clignement attentionnel et détectaient le second stimulus cible avec une précision significativement plus élevée. Ces modifications comportementales s'accompagnaient de remaniements vérifiables de la fonction cérébrale. Il semble donc que les trois mois de pratique assidue ont accru la capacité des méditants à répartir leur attention d'une façon plus équilibrée ; leur performance dans l'exercice a progressé d'autant.

Une autre étude s'est attachée à observer la variabilité du temps de réponse lors d'une tâche d'attention sélective réalisé avec les mêmes participants[103]. De nouveau, les trois mois de pratique intensive ont amélioré la performance de manière significative, réduisant la variabilité de ces temps de réponse. Dans la réalisation de tâches réclamant une attention sélective, la variabilité du temps de réponse présente un intérêt particulier : il existe en effet une étroite corrélation entre une hausse de cette variabilité et les troubles du déficit de l'attention/hyperactivité. En cette occasion, la réduction de la variabilité du temps de réponse correspondit à une modification importante de la fonction cérébrale. Dans un cerveau optimalement réceptif et attentif aux stimuli, la phase d'oscillations neuronales en cours se synchronise avec le début du stimulus : c'est comme si le cerveau se tenait prêt et attentif, afin que l'occurrence attendue d'un stimulus extérieur soit immédiatement prise en compte par ce processus de verrouillage de phase. Au cours de cette étude, les chercheurs ont remarqué que la réduction de la variabilité du temps de réponse était corrélée à une élévation du verrouillage de phase entre les rythmes corticaux et le stimulus extérieur auquel les participants savaient devoir s'attendre.

Le projet Shamatha, mentionné par Alan Wallace lors de son intervention, a étudié l'impact de trois mois d'entraînement intensif au cours d'une pratique de méditation de concentration connue sous le nom de *shamatha*. Il s'agissait, lors d'un exercice d'attention soutenue, de comparer les performances respectives des méditants et des membres d'un groupe contrôle en liste d'attente[104]. Résultat : des améliorations significatives en termes de sensibilité perceptive et de vigilance.

Des améliorations dans le traitement de l'information visuospatiale et de la mémoire de travail (ou mémoire à court terme) ont également été observées lors d'un entraînement à la méditation moins intensif que le projet Shamatha : les participants, sans expérience préalable de la méditation, ont été aléatoirement répartis dans quatre sessions proposant soit un entraînement à la méditation, soit l'écoute d'un livre préenregistré[105]. L'entraînement à la méditation reposait sur le travail d'Alan Wallace, qui était aussi l'instructeur de méditation du projet Shamatha[106]. Les chercheurs ont indiqué que cet entraînement à la méditation, confronté aux observations relevées au sein du groupe contrôle, avait révélé des progrès significativement plus importants dans le traitement de l'information visuospatiale et de la mémoire de travail.

Une étude non habituelle des améliorations sélectives de la fonction cognitive a également comparé les performances de pratiquants de niveau équivalent dans deux types de méditation bouddhiste tibétaine différents : le yoga de la déité, qui consiste à visualiser une image complexe et multicolore en trois dimensions représentant une divinité tibétaine, et la méditation ouverte, où le méditant entretient une attention également répartie, non dirigée, vers un objet ou une expérience particuliers[107]. L'effet de ces formes de méditation très différentes sur le traitement visuospatial a été mesuré avant et après une période de vingt minutes de méditation. Sur une tâche de rotation mentale et sur une tâche de mémoire visuelle, la pratique du yoga de la déité a révélé de substantielles améliorations par rapport à la méditation ouverte. Ces résultats indiquent qu'une brève période de pratique suffit à induire des changements qui persistent au cours d'une période de tâche ultérieure et améliore sélectivement les tâches dépendant du traitement de l'information visuelle.

Altérations de la structure et de la fonction cérébrales

Une importante étude a été récemment consacrée à l'impact de la méditation sur le traitement neuronal de la souffrance. Un groupe de pratiquants zen a été confronté à un groupe contrôle composé de non-méditants lors d'une exposition à la souffrance thermique. L'étude a révélé une réduction de l'activation des aires cérébrales associées à l'émotion et dédiées aux fonctions d'exécution et d'évaluation[108]. C'est aussi chez les méditants les plus chevronnés qu'ont été constatées les plus fortes baisses d'activation dans ces régions. Il est intéressant de noter que les méditants ont présenté en même temps une activation supérieure des zones de traitement de la douleur primaire, dont le cortex cingulaire antérieur, le thalamus et le cortex insulaire. La connectivité fonctionnelle réduite des aires cérébrales dédiées à l'exécution et associées à la douleur a laissé présager un abaissement de la sensibilité à la douleur parmi les méditants. Ces découvertes supposent un découplage fonctionnel des composantes cognitivo-évaluatives et sensori-discriminatives de la douleur parmi les pratiquants zen, un phénomène initialement observé et décrit chez des patients avec douleur chronique formés à la MBSR[109].

Une étude réalisée par IRM fonctionnelle lors d'un programme de MBSR d'une durée de huit semaines a révélé des modifications dans l'activité de deux voies neuronales distinctes associées à l'autoréférence[110].

La voie du focus narratif intervient dans le raccordement des expériences à travers le temps. Elle semble anatomiquement coextensive avec le cortex médian préfrontal et le réseau cérébral dit « par défaut[111] », dont on sait maintenant qu'il est associé au vagabondage mental générateur de récit et joue peut-être un rôle dans la génération narrative elle-même[112].

La seconde voie neuronale à présenter des modifications fut la voie du focus expérientiel, apparemment liée à l'autoréférence de l'expérience somatique directe au moment présent. Alors que le trajet du focus narratif est associé à l'activité du cortex médian préfrontal, le trajet du focus expérientiel s'inscrit dans un réseau cortical latéralisé à droite comprenant le cortex préfrontal latéral et des zones viscéro-somatiques telles que le cortex insulaire, le cortex somatosensoriel secondaire et le lobe pariétal inférieur.

L'entraînement de huit semaines à la MBSR a généré des réductions d'activité marquées et convaincantes dans le circuit associé au focus narratif ainsi qu'une activation supérieure du réseau associé au focus expérientiel. Ce qui permet d'envisager qu'un entraînement à la pleine conscience puisse contribuer à découpler ces deux formes très différentes d'autoréférence, souvent simultanées. Sur le plan clinique, cette découverte importante pourrait conduire à un relâchement de l'emprise des schémas narratifs autocentrés associés à la rumination dépressive et autres habitudes inconscientes de narcissisme et d'égocentrisme, facteurs et amplificateurs de souffrance.

De futures études démontreront peut-être que l'entraînement à la pleine conscience est susceptible d'aider le mode par défaut à passer du vagabondage mental distrait (ce que certains nomment le mode « faire ») à un mode de claire et pleine conscience (le mode « être »)[113]. Servi par une pratique approfondie, l'entraînement à la pleine conscience peut également favoriser le passage d'un état transitoire à un état plus endurant et plus solide : une manière d'être amarrée dans l'expérience du moment présent plutôt que confinée dans une autonarration cognitive complexe, caractéristique de la rumination dépressive, de l'anxiété chronique, de la rêvasserie et du fantasme égocentré.

À partir de cette découverte, une étude ultérieure a examiné l'impact de l'entraînement à la MBSR sur le traitement des affects négatifs[114]. En l'espèce, il s'agissait d'induire un affect négatif par le déclenchement de tristesse. Une fois encore, on a pu constater que cette modification affective recrutait des réseaux neuronaux très étendus, connus pour leur rôle dans le processus de l'autoréférence. Comparé au groupe témoin en liste d'attente, le groupe formé à la MBSR présentait une diminution de la réponse neuronale dans le réseau du focus narratif et un surcroît d'activité dans le réseau du focus expérientiel. Malgré des niveaux équivalents de tristesse autoreportée, les participants à la MBSR présentaient une activation plus marquée des circuits neuronaux latéraux associés au focus expérientiel – les circuits associés au processus viscéral et somato-sensoriel et à la perception des sensations corporelles. Le recrutement de ces régions neuronales était corrélé à des taux de dépression abaissés parmi les participants à la MBSR.

Ces découvertes révèlent des voies par lesquelles l'entraînement à la pleine conscience pourrait favorablement influencer le traitement des émotions négatives et modifier la circuiterie neuronale mobilisée dans la perception de la tristesse. Les débutants qui ont temporairement éprouvé des humeurs tristes ont activé le réseau du focus narratif, autrement dit, les aires cérébrales appelées à traiter leur tristesse comme un problème devant être analysé et résolu. De leur côté, les personnes formées à la MBSR ont activé le réseau du focus expérientiel, à savoir les régions du cerveau témoignant de la sensation corporelle causée par la tristesse. Au niveau de l'expérience consciente, il semble que la pratique de la pleine conscience permette aux individus de s'apercevoir qu'il leur est possible d'appréhender tout à fait différemment les cycles de stratégies mentales et de désolation sans fin qui font partie intégrante de la dépression et de l'angoisse.

Une étude récente a eu recours à la magnétoencéphalographie (MEG), une technique de mesure des champs magnétiques induits par l'activité électrique des neurones, pour examiner les modifications des rythmes alpha pendant l'anticipation d'un signal sensoriel subtil. Ce signal indiquait aux participants de se concentrer sur leur main ou sur leur pied. Les chercheurs ont découvert que huit semaines d'entraînement à la MBSR conduisaient à une élévation significative des réponses corticales localisées pendant la période d'anticipation, par rapport aux participants témoins non formés à la MBSR[115]. Cette découverte laisse supposer qu'une attention spécifique prêtée au corps et un entraînement à la méditation induisent des modifications cérébrales spécifiques.

Un champ d'investigation majeur a émergé ces dernières années, accompagné d'un questionnement : un entraînement systématique à la méditation peut-il être corrélé à des modifications structurales avérées du cerveau ? La recherche fondamentale en neuroplasticité évoque sans ambiguïté l'éventualité de remaniements structuraux survenant en réponse à l'entraînement mental. Il a toutefois fallu attendre ces dernières années pour que la constitution d'un corpus de preuves cliniques suffisant permette de suggérer avec une certaine fermeté la réalité de ces modifications. Lors d'un récent essai randomisé[116], Sara Lazar et ses collègues ont mis en évidence, suite à un entraînement à la MBSR, une augmentation de la densité de la substance (ou matière) grise dans plusieurs zones cérébrales essentielles à l'apprentissage, à la mémoire et à la régulation de l'émotion, dont l'hippocampe et le cortex cingulaire postérieur. Une autre étude connexe du groupe de Sara Lazar a pu établir un lien entre les réductions du stress perçu autoreportées, produites par la MBSR, et des diminutions de la densité de substance grise dans l'amygdale basolatérale droite[117]. Il s'agit là de la première constatation de modifications structurales dans l'amygdale à la suite d'un entraînement à la MBSR.

La recherche future déterminera peut-être jusqu'à quel point il est possible de corréler d'autres modifications affectives mises en évidence lors de MBSR à des modifications du volume de l'amygdale.

Altérations de la fonction autonome, immunitaire et endocrinienne

Il est probable que les effets de la méditation sur le système nerveux autonome (SNA) soient complexes et qu'ils varient selon le type de méditation pratiqué. En 2006, deux études[118] ont évalué l'impact sur plusieurs fonctions autonomes des pratiques basées sur le balayage (ou scan) corporel et dérivées de la MBSR. La première étude a confronté un groupe utilisant la méditation du scan corporel telle qu'elle est enseignée dans la MBSR à un groupe pratiquant une relaxation musculaire progressive et à un groupe témoin en liste d'attente. La seconde étude a comparé les effets de la pratique de la méditation avec scan corporel à une situation témoin dans laquelle les mêmes participants écoutaient un roman populaire enregistré sur support audio. Dans les deux études, pendant la méditation avec scan corporel, les participants ont présenté une élévation significative de l'arythmie respiratoire sinusale. L'arythmie respiratoire sinusale reflète les effets sur le contrôle cardiaque du système nerveux parasympathique (ou SNP, surnommé « repos et digestion » par opposition aux fonctions « combat ou fuite » du système nerveux sympathique). C'est seulement dans la seconde étude qu'a été mesuré un marqueur sensible à l'influence du système nerveux sympathique sur le cœur : par rapport à la situation témoin, cette étude a mis en évidence une augmentation significative de l'influence du système nerveux sympathique sur le cœur en cas de méditation. Les résultats de ces études révèlent dans leur ensemble des hausses de l'activité cardiaque à la fois parasympathique et sympathique chez les pratiquants débutants pendant la pratique de la méditation avec scan corporel. C'est une découverte particulièrement intéressante et importante dans la mesure où le système nerveux parasympathique et le système nerveux sympathique, en principe, présentent un antagonisme dynamique. Or il est apparu que la méditation en pleine conscience activait simultanément ces deux branches du système nerveux autonome.

Un récent rapport issu du projet Shamatha[119] a mesuré l'activité télomérase consécutive à une retraite de trois mois consacrée à la pratique de la méditation *shamatha,* en comparaison avec un groupe témoin placé en liste d'attente. Les télomères sont des séquences répétitives d'ADN qui protègent l'information génétique essentielle au développement cellulaire lors de la réplication des chromosomes ; la télomérase est l'enzyme qui permet l'allongement et/ou la restauration de ces séquences situées aux extrémités des chromosomes. L'activité télomérase est d'une importance majeure : une chute de son niveau d'activité associée à un raccourcissement des télomères coïncide en effet avec une accélération du taux de vieillissement biologique en présence d'un stress continu[120]. Au terme de la retraite, l'activité télomérase était significativement plus forte parmi les pratiquants de la méditation *shamatha,* relativement au groupe témoin. Les chercheurs ont indiqué avoir également observé des relations complexes entre l'activité télomérase des groupes étudiés et les modifications constatées sur de nombreux traits de personnalité autoreportés (comme le névrosisme). Les pratiquants de cette retraite ayant manifesté après coup les plus nettes progressions en matière de contrôle perçu (perception de leur capacité à maîtriser une situation) et les plus fortes baisses du névrosisme présentaient également les hausses les plus marquées de l'activité télomérase.

On peut attendre de la pleine conscience et des pratiques afférentes, qui mettent l'accent sur l'attention aux sensations corporelles, qu'elles augmentent la claire conscience viscérale. Des méthodes objectives pour mesurer l'autoperception viscérale, ou conscience intéroceptive, ainsi qu'on la nomme parfois, ont été développées. Certaines études neuroscientifiques ont également révélé un lien entre les différences individuelles dans l'autoperception viscérale et l'activation du cortex insulaire[121]. La tâche la plus communément utilisée reflète dans quelle mesure les participants peuvent percevoir précisément leurs propres pulsations cardiaques. Une étude recourant à cet exercice[122] a comparé dix-sept pratiquants de la méditation *kundalini* – qui suppose le contrôle de la respiration et met l'accent sur la conscience somatique –, treize pratiquants d'une méditation tibétaine mettant l'accent sur l'observation ouverte (ou *open monitoring*, amenant les pratiquants à se focaliser non réactivement sur le contenu de leur expérience d'instant en instant[123]), et enfin dix-sept sujets témoins non méditants. Les méditants de chaque tradition avaient à leur actif au moins quinze ans de pratique quotidienne chacun.

Cette étude n'a pas révélé d'indice d'une meilleure détection des pulsations cardiaques dans les groupes de méditants par rapport au groupe témoin. Il a également été demandé aux participants d'évaluer le degré de qualité de leur prestation. Par rapport aux non-méditants, les méditants ont systématiquement attribué une meilleure « note » à leur prestation, alors qu'aucune différence n'avait été constatée dans les prestations objectives des uns et des autres. Les résultats de cette étude sont instructifs : ils soulignent la capacité limitée de la méditation à produire certains effets particuliers, comme une sensibilité exceptionnelle aux états corporels. Ils soulignent aussi les disparités potentielles, en termes de regard sur soi et de vision du monde, qui peuvent avoir conduit les méditants à se croire supérieurs en l'absence de preuves évidentes du contraire.

Recherche clinique

Autres développements significatifs enregistrés depuis la réunion de 2005 : l'exploration continue et la diffusion de la thérapie cognitive basée sur la pleine conscience (MBCT), calquée sur la MBSR et décrite par Zindel Segal lors de son intervention au cours de la session 3. Cette approche est maintenant recommandée par le Service national de santé du Royaume-Uni pour les personnes présentant un historique de trois épisodes de troubles dépressifs majeurs, ou davantage[124]. La MBCT a été conçue pour aider les patients rétablis mais sujets à des rechutes dépressives, et pour développer une stratégie de pleine conscience visant à aborder différemment les schémas de pensée qui induisent la dépression. La MBCT réduit sensiblement le risque de rechute et de récidive[125]. Elle met l'accent sur des pratiques quotidiennes de méditation en pleine conscience, formelles et informelles, comme le yoga en pleine conscience (*mindful yoga*). Ces pratiques peuvent aussi représenter les ingrédients idéaux d'une stratégie d'entretien permanent, pour lutter notamment contre la rumination dépressive.

Dans une importante nouvelle étude[126], Zindel Segal et ses collègues ont testé quatre-vingt-quatre patients atteints de trouble dépressif majeur, alors en rémission après un traitement à base d'antidépresseurs. Ces patients ont été assignés aléatoirement à trois situations.

1 : poursuite des antidépresseurs et présence à huit séances collectives hebdomadaires de MBCT ;

2 : poursuite de la dose thérapeutique d'antidépresseurs ;

3 : arrêt de la médication active et passage à un placebo.

Le principal critère d'évaluation était la rechute vers un épisode dépressif. Les résultats ont révélé que la MBCT et la poursuite de la médication protégeaient de manière équivalente contre la rechute. L'étude a ainsi montré que la MBCT pouvait être considérée comme une alternative scientifiquement équivalente à la médication pour les patients à risque de rechute dépressive majeure souhaitant arrêter les antidépresseurs. C'est important.

Une autre étude récente a examiné l'impact de la MBSR sur la régulation de l'émotion chez des patients présentant des troubles d'anxiété sociale[127]. Elle a révélé que la MBSR conduisait à l'amélioration des symptômes d'angoisse et de dépression, et à davantage d'estime de soi chez quelques-uns de ces patients. À la suite de l'expérience de MBSR, les participants ont été observés lors d'un exercice étudiant le manque de confiance en soi pendant une tâche de focalisation sur la respiration ou une tâche distractive (l'une ou l'autre). L'IRM fonctionnelle a montré une baisse de l'expérience émotionnelle négative et une réduction de l'activation de l'amygdale pendant l'exercice de focalisation sur la respiration.

Des variantes de la MBSR ont été développées pour traiter spécifiquement la toxicomanie et le manque. La prévention de la rechute basée sur la pleine conscience (MBRP) est l'approche du genre la plus élaborée[128]. Dans l'étude de MBRP la plus complète[129], cent soixante-huit patients toxicomanes ont été aléatoirement affectés soit à la MBRP, soit à leur traitement habituel, constitué de soutien psychologique et d'information pédagogique. Parmi les patients ayant reçu le même traitement qu'à l'accoutumée, l'expérience du manque a été corrélée à la fois à des symptômes dépressifs et à la consommation de drogue. La MBRP a toutefois modifié de manière significative la relation du manque à la dépression : lorsque survenaient les sensations de manque, elles ne déclenchaient plus automatiquement la dépression. Ces modifications ont également permis de prédire une réduction de la consommation de drogue quatre mois après l'étude.

Ces résultats indiquent que, si la MBRP n'affecte pas directement la consommation de drogue, elle réduit le lien entre manque et dépression, ce qui peut influer sur la consommation ultérieure de stupéfiants. Il faudra poursuivre des recherches supplémentaires si l'on veut y voir plus clair parmi toutes ces incidences complexes, et notamment déterminer s'il existe un lien entre les disparités individuelles préexistantes et les réponses différentielles aux expériences telles que la MBRP. Quant aux fumeurs, d'après une étude récente, un bref entraînement à la pleine conscience aboutit à une plus grande réduction de l'usage du tabac après un traitement de quatre semaines basé sur la pleine conscience et un suivi de dix-sept semaines, en comparaison avec des individus suivant aléatoirement le programme « Freedom from Smoking » de l'American Lung Association. Lors de cette étude, il est apparu que la pleine conscience réduisait directement la sensation de manque[130].

Défis méthodologiques

Comme le révèlent plusieurs recensions récentes et détaillées d'articles scientifiques dédiés à l'impact de la méditation, les carences méthodologiques de la recherche actuelle sont considérables. Ainsi un important rapport de 2007 consacré aux effets de la méditation sur la santé et commandé par le National Center for Complementary and Alternative Medicine est-il arrivé à la conclusion suivante : « La recherche scientifique sur la pratique de la méditation semble dépourvue de perspective théorique d'ensemble et se caractérise par une faible qualité méthodologique. Sur la base des indications disponibles, il n'est pas possible de tirer de conclusions solides quant aux effets de la pratique de la méditation en matière de soins de santé. La recherche future sur la pratique de la méditation doit être plus rigoureuse dans la conception et l'exécution des études ainsi que dans l'analyse et la communication de leurs résultats[131]. » Nous sommes pleinement d'accord, à ce stade, avec cette évaluation.

L'étude scientifique des interventions cliniques et plus particulièrement des interventions psychologiques soulève de nombreuses difficultés méthodologiques, tout à fait importantes. Nous nous bornerons cependant ici aux questions relevant exclusivement de la recherche sur la méditation. L'un des enjeux déterminants est le choix des groupes témoins : dans le cas de la MBSR, par exemple, comment doit-on les constituer ? Cette question devient chaque jour plus pertinente. Il est clair que le format du groupe témoin en liste d'attente, jusqu'alors parfaitement approprié, n'est aujourd'hui plus suffisant : les interventions MBSR comportent désormais de nombreuses composantes qui ne sont pas en elles-mêmes spécifiques à la pratique de la méditation mais peuvent modifier les mesures de résultat standard. Si l'on veut établir de façon concluante que les pratiques de méditation sont directement à l'origine des résultats constatés, il faut instituer des critères de comparaison alignant les conditions de la MBSR sur des variables telles que la dynamique de groupe, l'enthousiasme de l'instructeur, la croyance que l'intervention produira un changement bénéfique, la durée de la pratique à domicile, etc. À ce jour, aucune étude publiée n'a adopté de critères de comparaison aussi rigoureux. Le laboratoire de Richard Davidson a cependant développé un format comparatif de ce type et publiera bientôt les résultats de plusieurs études basées sur un tel groupe contrôle[132]. Pour l'heure, nous pouvons dire en résumé qu'il n'a été observé de disparités significatives dans aucune des mesures d'autoévaluation standard entre les participants MBSR et un groupe contrôle rigoureux, étudié comme témoin des facteurs non spécifiques cités ci-dessus. Toutefois, et c'est intéressant, on a pu constater de nombreuses différences entre les groupes, en termes de mesures biologiques et de réceptivité à la douleur : tous les résultats biologiques ont mis en évidence des effets positifs en condition de MBSR.

D'autres enjeux méthodologiques essentiels ont trait à la mesure du temps de pratique et à l'évaluation des expériences de méditation passées. Dans ce dernier cas, la discipline doit pouvoir s'appuyer au plus tôt sur un modèle d'interview formel et structuré, adaptable aux différentes traditions méditatives et propre à fournir des indications fiables quant aux pratiques passées. Il est un peu plus compliqué de mesurer le temps de pratique au cours d'une étude : de nombreuses occasions de pratique informelle risquent en effet de ne pas être incorporées au temps de pratique « officiel ». Il n'a pas non plus été établi si les participants rendaient compte de leur temps de pratique avec une absolue fiabilité. Nous n'insinuons pas que les participants dissimulent consciemment tout ou partie de leur temps de pratique, mais bien des gens, on le sait, manifestent une propension à se présenter sous leur meilleur jour : de fait, nombre d'études consacrées à la méditation postulent implicitement que les bons sujets sont ceux qui pratiquent autant qu'il leur est demandé de le faire. C'est pourquoi nous devrons pouvoir nous appuyer sur des mesures plus objectives de ces temps de pratique. Le laboratoire de Richard Davidson a testé le développement du « *zafu* connecté », un coussin de méditation équipé d'un indicateur sensible à la pression : il permet de calculer le temps passé par une personne réellement assise sur le coussin. Bien sûr, une telle mesure pose aussi de nombreux problèmes puisque les pratiques de méditation, formelles ou informelles, peuvent se dérouler n'importe où et non nécessairement sur un coussin. Le temps passé sur le coussin n'est pas non plus forcément et directement corrélé avec la pratique, encore moins avec la qualité de cette pratique ou sa profondeur. La recherche future devra néanmoins se pencher sur cette question.

L'évaluation comportementale de la pleine conscience revêt une importance particulière dans les études des pratiques de méditation qui mettent l'accent sur cette même pleine conscience. La validité des mesures autorapportées est incertaine. Il peut aussi arriver que la capacité des individus à rendre compte de leur expérience intérieure ne soit pas très développée, surtout lors des phases initiales de pratique. Ainsi les questionnaires d'autoévaluation peuvent-ils refléter un biais, une distorsion intérieure quant aux types d'expériences qu'une « personne pleinement consciente » est supposée vivre, au lieu de représenter le témoignage véridique d'une expérience intérieure réelle. C'est un domaine encore sujet à d'ardents débats et investigations[133].

Une évaluation comportementale correctement validée et intégrant ces importantes mesures permettrait aux investigateurs d'examiner de façon plus systématique les disparités individuelles entre les participants. Ainsi pourraient-ils déterminer si les participants présentant des améliorations marquées en termes d'évaluation comportementale de la pleine conscience s'améliorent dans les mêmes proportions d'après les autres critères examinés. La discipline reposerait ainsi sur des bases considérablement plus solides que ce n'est actuellement le cas : pratiquement tous les efforts analytiques destinés à caractériser les disparités individuelles en situation de pleine conscience étaient en effet fondés, jusqu'ici, sur des autoévaluations.

Perspectives d'avenir

Cette section finale va nous permettre de signaler certaines tendances prometteuses qui se font jour à l'horizon de la recherche fondamentale et clinique consacrée à la méditation. Du côté clinique, nous commençons à mieux comprendre les interactions entre la circuiterie centrale de l'émotion et le système nerveux périphérique susceptibles d'avoir trait à la santé et à certaines maladies spécifiques[134]. Cet apport de connaissance sert de socle à l'examen et à la compréhension de la manière dont différentes formes de méditation peuvent influencer la circuiterie centrale de l'émotion et, à leur tour, exercer des effets correspondant à certains résultats sanitaires spécifiques. Si un trouble d'ordre physique peut être influencé, à quelque degré que ce soit, par des facteurs psychosociaux, on pourrait attendre du cerveau qu'il intervienne dans la modulation des organes périphériques impliqués dans la maladie : cela permettrait d'agir et éventuellement d'influer sur la biologie correspondant à la maladie en modulant les circuits neuronaux centraux par la méditation. Nous espérons que les futures études dévolues à ces pathologies seront accompagnées, en plus des marqueurs biologiques périphériques, de mesures de la fonction cérébrale. Il sera ainsi possible de détecter et de corroborer les modifications cérébrales les plus nettement corrélées aux modifications intervenant dans le processus symptomatique et physiologique correspondant. De cette façon, la recherche sur la méditation pourra contribuer à une meilleure compréhension globale des interactions entre l'esprit et le corps, en situation de bonne santé comme dans la maladie.

Au niveau des populations dans leur ensemble, la recherche est absolument nécessaire pour évaluer l'impact de la méditation sur les dépenses de santé. On a certes pu signaler, de façon anecdotique, une baisse du recours aux soins de santé chez les adeptes de la méditation, mais aucune étude rigoureuse ne s'est penchée sur la question. Idéalement, il faudrait confier la direction de ce genre d'initiative à un économiste spécialisé dans les questions de santé et la déployer largement. Si l'on découvre que la méditation contribue à réduire les dépenses de santé même de quelques pour-cent, les répercussions économiques pour la santé publique, à l'échelle nationale et mondiale, seront tout à fait considérables. Gouvernements et compagnies d'assurances en seraient d'autant plus incités à prendre davantage au sérieux les pratiques méditatives. Nous espérons que sera lancée aussitôt que possible une étude bien conçue et rigoureuse, consacrée aux effets sur les dépenses de santé d'une telle approche basée sur la méditation.

L'application de la méditation aux enfants a récemment fait l'objet de très nombreux textes et rapports, mais la littérature sur le sujet reste inégale, les interventions, extrêmement disparates, et leurs résultats, médiocrement mesurés[135]. Cependant, plus une intervention est précoce, plus son impact bénéfique potentiel est élevé : la capacité de neuroplasticité est probablement corrélée au jeune âge et plus marquée pendant la période préadolescente. Une récente étude préliminaire laisse entendre que la méditation en pleine conscience pourrait receler certaines promesses pour le soutien aux enfants sujets à des troubles du déficit de l'attention/hyperactivité[136]. Ce sont des enjeux d'une extrême importance. Plus de soixante-quinze pour cent des décès d'adolescents âgés de douze à dix-neuf ans sont consécutifs à un accident (impliquant principalement un véhicule motorisé), un meurtre ou un suicide[137]. La plupart des accidents impliquant un véhicule motorisé sont eux-mêmes provoqués par l'usage de drogues ou d'alcool. D'où l'importance de méthodes d'entraînement mental susceptibles de contribuer à l'entretien d'une plus grande équanimité, à l'équilibre émotionnel et au discernement avant l'entrée dans la période à risque de l'adolescence. Potentiellement, il y a là de quoi sauver des vies. Savoir envisager l'impermanence des choses et ne pas prendre comme une agression ce qui ne l'est pas : un entraînement à la pleine conscience qui insisterait sur ces points clés pourrait largement profiter aux enfants et aux adolescents.

En termes de recherche fondamentale, deux avancées méthodologiques et conceptuelles majeures auront probablement des effets spectaculaires sur les types de questions pouvant se poser quant à l'impact futur de la pratique de la méditation. L'une de ces avancées est l'épigénétique, l'étude des facteurs qui régulent l'histoire et l'expression des gènes. Il a maintenant été établi une fois pour toutes que les facteurs environnementaux pouvaient réguler l'expression génétique[138]. On peut en inférer que l'entraînement mental est lui aussi capable de réguler l'expression des gènes, quoique aucune étude rigoureuse publiée n'ait encore traité cette question. D'après certaines indications, il est d'ores et déjà probable que les procédures de relaxation produisent des altérations dans l'expression des gènes, même si font encore défaut des comparaisons systématiques avec des groupes témoins rigoureux[139]. On peut penser que, dans les prochaines années, de nombreuses équipes de recherche vont se pencher sur les modifications épigénétiques induites par la méditation. Bien que les types de cellules disponibles pour une étude épigénétique, dans un organisme humain intact, soient assez limités, le fait que la méditation produise des variations démontrables dans le système nerveux périphérique devrait livrer certains indices quant aux cibles effectives de la modification épigénétique. C'est à l'évidence du côté du gène du récepteur glucocorticoïde (GR) qu'il faut aller regarder, en se fondant sur l'étude révolutionnaire réalisée chez le rat par Michael Meaney et ses collègues[140].

L'autre avancée méthodologique et conceptuelle majeure porte sur le connectome humain – le projet de décodage des connexions fonctionnelles et structurales du cerveau humain[141]. Il existe maintenant des méthodes disponibles qui permettent de caractériser les connexions structurales et fonctionnelles reliant chaque « élément de volume » – le pixel en trois dimensions appelé voxel – et tous les autres voxels du cerveau humain. Il est possible qu'une information d'une telle richesse soit aussi assez précise pour nous aider à mieux caractériser l'impact de différentes formes de méditation sur les circuits neuronaux. Au lieu de concentrer les analyses sur des zones d'activation isolées, l'examen de la connectivité pourrait fournir des mesures de la structure et de la fonction des circuits beaucoup plus riches et beaucoup plus solides – informations certainement précieuses si l'on espère comprendre la façon dont la méditation agit sur l'esprit et le cerveau.

Au moment de la conférence Mind and Life XIII, en 2005, l'ère moderne de la recherche sur la méditation n'en était qu'à ses prémices. Ces cinq dernières années, les progrès enregistrés en recherche fondamentale comme en recherche clinique ont été incroyablement rapides. Les cinq prochaines années devraient connaître un essor des interventions cliniques et de la recherche fondamentale basées sur la méditation encore plus spectaculaire, à des niveaux de rigueur toujours plus élevés en termes de formulation d'hypothèse, d'élaboration de modèle, de plan de recherche (choix des groupes contrôles actifs compris), de mesures cérébrales et nerveuses et de mesures comportementales ; les pratiques de la méditation elles-mêmes y seront également mieux décrites. Les années à venir devraient même être plus productives que celles auxquelles nous tournons maintenant le dos : la méditation devrait s'implanter plus solidement encore au cœur des neurosciences, de la psychologie et de la médecine, reflétant ainsi l'esprit de la réunion Mind and Life de 2005 et la confluence toujours plus forte des courants scientifiques et des traditions méditatives.

Notre espoir, c'est qu'à l'exemple de la réunion de 2005 ce livre se fasse le catalyseur d'un intérêt croissant pour les pratiques méditatives, leur compréhension, la diffusion de leur connaissance et la recherche en la matière. Au bout du compte, on pourrait bien s'apercevoir que le développement et le déploiement actuels de la pleine et claire conscience ainsi que la culture des émotions positives, à commencer par la bienveillance envers soi-même, servent à l'esprit de médecins particuliers, littéralement et symboliquement. Il y a là une ressource puissante, accessible à tous ceux qui prennent soin de rester profondément attentifs aux flux et courants de leur esprit, de leur cœur, de leur corps, de leur existence. La science, globalement, ne dit pas le contraire. Et, de façon peut-être plus significative encore, nous pouvons désormais prendre acte de l'expérience des innombrables pratiquants de la méditation dont la qualité de vie, la santé et le bien-être semblent déjà bénéficier de ce nouveau regard porté à la valeur et à l'utilité des disciplines méditatives.

REMERCIEMENTS

Les auteurs souhaitent remercier les personnes suivantes :

Sa Sainteté le Dalaï-Lama, pour son inspiration constante et son dévouement à l'engagement et à l'investigation mutuels communs aux traditions contemplatives et à la science, ainsi que pour son adhésion aux rigoureuses recherches vouées à élargir notre compréhension de la nature de l'esprit et de sa capacité à traiter comme elles doivent l'être toutes les dimensions de la souffrance humaine.

Adam Engle, pour son incomparable *leadership* à la tête de l'Institut Mind and Life ces vingt-cinq dernières années, et notamment au cours de la dernière décennie, quand sa mission s'est étendue comme jamais, sous des formes particulièrement complexes et importantes. Notre gratitude à son égard est immense.

Thupten Jinpa, pour ses remarquables talents d'interprète, sa présence forte et discrète à la fois, et son engagement sans limites auprès de Sa Sainteté.

Judy Martin, pour son génie organisationnel. Dave Womack, qui a aidé à constituer l'iconographie de cet ouvrage. L'ensemble de l'équipe Mind and Life, pour sa profonde implication dans la mission de l'Institut et le dévouement de chaque instant consacré à toutes les facettes de ce travail, bien souvent dans la coulisse. Aux anciens membres de Mind and Life Nancy A. Mayer, Dave Mayer, Cathy Chen-Ortega et Sidney Prince, pour l'effort, le talent et la bonne volonté extraordinaires qu'ils ont consacrés à l'organisation de cette réunion 2005.

Zara Houshmand, pour le plaisir de travailler avec elle et d'avoir pu bénéficier de son intelligence affûtée comme de ses talents éditoriaux incisifs, pleinement en phase avec la culture et l'ethos de Mind and Life. Jasmine Star, pour son travail éditorial excellent, essentiel, exhaustif et acharné auprès du manuscrit, afin de l'accompagner jusqu'à sa configuration finale.

Le personnel de New Harbinger Publications, qui a soutenu le développement de ce livre à chacune de ses étapes avec le plus grand professionnalisme et une équipe tout en harmonie, en cohérence et en fluidité, de telle sorte que rien n'a jamais été laissé au hasard : Catharine Meyers, Jess Beebe, Michele Waters, Adia Colar, Amy Shoup, Heather Garnos, Janice Fitch, Melissa Valentine et Matt McKay.

Nous étendons notre gratitude à tous les orateurs et intervenants pour leurs précieuses contributions au dialogue, et à l'ensemble des participants ayant assisté à la réunion de 2005. Comme nous l'avons dit, le public a constitué tout au long de cette réunion une force gigantesque : sa présence, son travail et ses contributions à la confluence des deux grands courants épistémologiques font toute la vitalité de ce nouveau champ d'exploration et lui confèrent une infinie créativité.

Nous souhaitons enfin exprimer notre profonde gratitude à toutes les personnes qui ont accepté d'être les sujets des différentes études présentées à l'occasion de ces Dialogues. Nous sommes tous, et le monde entier avec nous, les bénéficiaires potentiels de votre engagement. Nous sommes également conscients de ce que nous devons, profondément, aux animaux utilisés lors de certaines recherches.

CONTRIBUTEURS

TENZIN GYATSO, quatorzième Dalaï-Lama, est le guide spirituel du Tibet et la plus haute autorité du bouddhisme tibétain. Il est aussi le chef du gouvernement tibétain en exil et un maître spirituel révéré dans le monde entier. Il est né au sein d'une famille de paysans le 6 juillet 1935 dans un petit village nommé Taktser, au nord-est du Tibet. C'est à l'âge de deux ans qu'il fut reconnu, en vertu de la tradition tibétaine, comme la réincarnation de son prédécesseur, le treizième Dalaï-Lama. Les Dalaï-Lamas sont les manifestations du Bouddha de la compassion, qui choisissent de se réincarner afin de servir les êtres humains. Lauréat du prix Nobel de la paix en 1989, il est universellement respecté en sa qualité de défenseur d'une résolution empathique et pacifique des conflits humains. Il a abondamment voyagé et n'a cessé d'œuvrer en faveur de la responsabilité universelle, de l'amour, de la compassion et de la bienveillance. On connaît moins son extrême intérêt pour les sciences : il déclara un jour que, s'il n'avait pas été moine, il aurait volontiers embrassé une carrière d'ingénieur. À Lhassa, quand il était jeune, c'était à lui que l'on faisait appel pour réparer les mécaniques endommagées du palais du Potala – horloge ou véhicule. Il consacre une ardente énergie à se tenir informé des derniers développements scientifiques. Ainsi peut-il mobiliser à la fois sa voix au profit des incidences humanistes de ces découvertes, et la grande finesse méthodologique qui est la sienne, fondée sur l'intuition.

AJAHN AMARO est abbé au monastère bouddhiste d'Amaravati en Angleterre, fonction qu'il avait déjà coexercée au monastère bouddhiste d'Abhayagiri en Californie. Après une licence de psychologie et de physiologie obtenue avec mention à l'Université de Londres en 1977, il a rejoint dès 1978 un monastère dédié à la méditation de la forêt dans le lignage du vénérable Ajahn Chah en Thaïlande. Il est revenu en Angleterre en 1979 afin de rallier le vénérable Ajahn Sumedho au monastère de forêt qui venait d'être fondé dans le Sussex. En 1983 il a parcouru plus de 1 300 kilomètres à pied pour atteindre un monastère du Northumberland. Il est arrivé en 1985 au monastère d'Amaravati où il a participé à l'enseignement et à l'administration du lieu pendant dix ans, puis occupé la fonction de vice-abbé au cours des deux dernières années. C'est en 1990 qu'il a commencé à enseigner aux États-Unis, à raison de quelques mois chaque année. Il a fondé en 1996 le monastère d'Abhayagiri dans le comté de Mendocino, en Californie, où il demeura jusqu'en 2010, quand il fut invité à revenir en Angleterre, à titre d'abbé au monastère d'Amaravati. Pour l'essentiel, sa vie est aujourd'hui celle d'un moine de la forêt, qui se consacre également à l'enseignement et à la formation de cette tradition. Il est l'auteur de huit livres dont *Finding the Missing Peace* (2011), un guide de méditation bouddhiste, *Rugged Interdependency* (2007), commentaires de la vie bouddhiste aux États-Unis, et *Small Boat, Great Mountain : Theravadan Reflections on the Natural Great Perfection* (2003). Il a écrit de nombreux articles et coécrit, édité ou participé à plusieurs ouvrages dont *The Island : An Anthology of the Buddha's Teachings on Nibbana* (2009) ; *The Sound of Silence : The Selected Teachings of Ajahn Sumedho* (2007) ; *Food for the Heart : The Collected Teachings of Ajahn Chah* (2002) ; *Broad View, Boundless Heart* (2001) et *Dhamma and the Real World* (2000). La plupart de ses livres sont disponibles en ligne, à titre gracieux, sur les sites www.amaravati.org et www.abhayagiri.org.

ROSHI JAN CHOZEN BAYS est pédiatre et spécialisée dans l'évaluation de la maltraitance à enfant. Diplômée du Collège de Swarthmore, elle a fait ses études de médecine à l'Université de Californie, à San Diego. Pendant dix ans elle a occupé le poste de directrice médicale des Child Abuse Response and Evaluation Services à l'hôpital pour enfants de Portland (Oregon), qui accueille chaque année plus de mille enfants et familles à la suite de problèmes de maltraitance et de négligence. Elle a rédigé de nombreux articles pour des revues médicales et des chapitres d'ouvrages consacrés à différents aspects de la maltraitance à enfant, parmi lesquels les questions de toxicomanie et de mauvais traitements, de maltraitance par empoisonnement et les situations prises à tort pour de la maltraitance infantile. Jan Chozen Bays étudie et pratique le bouddhisme zen depuis 1973. Elle a été ordonnée prêtresse zen sous le nom de Taizan Maezumi Roshi et reçu l'autorisation d'enseigner en 1983. Avec son mari Hogen Bays, elle enseigne à la communauté zen d'Oregon et au monastère zen de Great Vow, un établissement résidentiel dédié à l'entraînement intensif au zen et situé à Clatskanie, dans l'Oregon. Elle a consacré au zen plusieurs articles dans les magazines *Tricycle* et *Buddhadharma*. Elle est l'auteur de *How to Train a Wild Elephant and Other Adventures in Mindfulness* (2011) ; *Mindful Eating : Rediscovering a Healthy and Joyful Relationship with Food* (en français : *Manger en pleine conscience – Redécouvrir la sagesse innée du corps,* Éditions Le Jour, 2011) ; et *Jizo Bodhisattva : Guardian of Children, Women, and Other Voyagers* (2003).

RICHARD J. DAVIDSON est le directeur du Laboratory for Affective Neuroscience, du Waisman Laboratory for Functional Brain Imaging and Behavior et du Center for Investigating Healthy Minds de l'Université de Wisconsin à Madison. Il a été formé à l'Université de New York puis à Harvard où il a respectivement obtenu sa licence et son doctorat de psychologie. Tout au long de sa carrière, il s'est concentré sur la relation entre cerveau et émotion. Il est actuellement « *William James professor* » et « *Vilas Research professor* » de psychologie et de psychiatrie à l'Université du Wisconsin. Il est le coauteur ou l'éditeur de treize ouvrages dont *The Handbook of Affective Sciences* (2009), *Visions of Compassion : Western Scientists and Tibetan Buddhists Examine Human Nature* (2003) et *The Emotionnal Life of Your Brain* (2012). Richard Davidson a également rédigé plus de deux cent cinquante articles de revue et chapitres de livres. Son travail a été distingué à de nombreuses reprises, notamment par le Research Scientist Award du National Institute of Mental Health et par le Distinguished Scientific Contribution Award de l'American Psychological Association. Richard Davidson a été élu à l'Académie américaine des arts et sciences. Il a également siégé au Comité de direction du conseil scientifique de l'Institut national de la santé mentale. En 1992, dans le prolongement des réunions Mind and Life, il a fait partie de l'équipe scientifique qui a conduit une exploration neuroscientifique des aptitudes mentales exceptionnelles décelées chez certains moines tibétains particulièrement expérimentés.

JOHN J. DEGIOIA est devenu le quarante-huitième président de l'Université Georgetown le 1er juillet 2001. Il servait déjà l'Université depuis 1979, à la fois comme administrateur et comme membre du corps enseignant. L'Université de Georgetown est un établissement d'éducation très particulier, enraciné dans la foi catholique et la tradition jésuite, et dès lors engagé dans le questionnement spirituel, impliqué dans la sphère publique et inspiré par le pluralisme culturel et religieux. En sa qualité de premier président laïque d'une université jésuite, John J. DeGioia s'est attaché à entretenir et à renforcer l'identité catholique et jésuite de Georgetown, ainsi que sa vocation d'instrument de justice. Il est membre de l'ordre de Malte, communauté laïque de l'Église catholique romaine dédiée au service des malades et des pauvres. John J. DeGioia est aussi un ardent avocat du dialogue interreligieux. À cette fin, et pour préparer les jeunes générations à exercer des fonctions à responsabilité, il a multiplié les occasions de dialogue interreligieux et interculturel, accueilli sur son campus des dirigeants du monde entier et organisé des conférences internationales pour évoquer les grandes questions de l'époque. Il est membre de la Commission nationale américaine de l'Unesco et préside son Comité d'éducation. Il représente l'Université de Georgetown au Forum économique mondial et au Council on Foreign Relations. Toujours maître de conférences au département de philosophie, il y a récemment consacré son enseignement à l'éthique et au développement global. Diplômé d'anglais à Georgetown en 1979, il y obtint un doctorat en philosophie en 1995.

ADAM ENGLE est juriste, homme d'affaires et entrepreneur. Sa vie professionnelle se partage entre le secteur privé et le monde des associations à but non lucratif. Après un doctorat à la faculté de droit de Harvard, il a obtenu son MBA à Stanford. Dans le secteur privé, il a d'abord connu une carrière de juriste, dix années durant, successivement à Beverly Hills, Albuquerque, Santa Barbara et Téhéran. Il a fondé par la suite une société de gestion de placements spécialisée dans la gestion de portefeuille globalisée pour le compte de particuliers. Il a également lancé plusieurs projets commerciaux aux États-Unis et en Australie. C'est en 1970 qu'il entama ses collaborations avec différentes organisations à but non lucratif, et bientôt avec la communauté tibétaine, collaboration ininterrompue depuis 1974. Aux côtés de Francisco Varela et du Dalaï-Lama, il a cofondé les Dialogues Mind and Life en 1987. Trois ans plus tard, il créa l'Institut Mind and Life, qu'il continue à présider aujourd'hui. En 1993, il a fondé le Colorado Friends of Tibet, un groupe de soutien local au Tibet basé à Boulder. Il a également lancé une série de conférences à la Stanford Business School intitulée « Intégrité et Compassion dans les affaires ». Il fut l'un des membres fondateurs de l'organisation patronale Social Venture Network.

ROSHI JOAN HALIFAX enseigne le bouddhisme. Elle est anthropologue, auteur, écologiste et activiste sociale. Elle travaille depuis 1970 dans des unités de soins palliatifs et à ce titre, elle est une pionnière de l'éducation des cliniciens à cette discipline particulière. Elle est abbesse fondatrice et professeur guidant à *l'Upaya Zen Center* de Santa Fe, au Nouveau-Mexique. Elle a fondé la Fondation Ojai, le Projet sur l'Être avec la Mort, le *Upaya Prison Project* et le *National Network of Contemplative Prison Programs* (programmes de méditation en milieu carcéral). Elle est la co-fondatrice de la communauté *Zen Peacemaker* et compte entre autres distinctions académiques une bourse d'anthropologie visuelle accordée par la *National Science Foundation*. Joan Halifax est chercheur honoraire au Musée Peabody de l'Université d'Harvard, titulaire de la chaire Rockefeller au *California Institute of Integral Studies* et de la chaire Harold C. Wit à la Faculté de Théologie d'Harvard. Parmi ses ouvrages figurent notamment *Being with Dying : Cultivating Compassion and Fearlessness in the Presence of Death* (2008) ; *Being with Dying : Compassionate End-of-Life Care Training Guide* (avec Barbara Dossey et Cynda Rushton, 2007) ; *The Fruitful Darkness : A Journey through Buddhist Practice and Tribal Wisdom* (2004) ; *A Buddhist Life in America : Simplicity in the Complex* (1998) ; *Shamanic Voices* (1991) ; *Shaman : The Wounded Healer* (1988) ; et *The Human Encounter with Death* (avec Stanislav Grof, 1978), publié en français sous le titre *La Rencontre de l'homme avec la mort* (Éditions du Rocher, Monaco, 1982). On trouve également parmi de nombreux enregistrements audio de ses conférences une série de six CD parue chez Sounds True et intitulée *Being with Dying*. Elle est la co-présidente de l'institution culturelle *Lindisfarne Fellows* et siège au conseil d'administration de l'Institut Mind and Life. Pratiquant le bouddhisme depuis 1965, elle a pris les vœux de refuge auprès du maître zen Seung Sahn en 1976. Ordonnée instructrice dans l'école de zen Kwan Um en 1980, elle a reçu dix ans plus tard la transmission de la lampe de la part du maître zen Thich Nhat Hanh. Elle a été ordonnée prêtresse soto en 1997 par Roshi Bernard Glassman qui lui a transmis en 1999 le dharma et l'*inka* (sceau d'approbation).

THUPTEN JINPA a été formé au sein de l'académie monastique tibétaine traditionnelle. Il a obtenu le huitième degré académique de Geshe Lharam, l'équivalent d'un doctorat de théologie. Il détient aussi un diplôme universitaire de philosophie et un doctorat de théologie de l'Université de Cambridge, au Royaume-Uni, où il travailla également comme chargé de recherches associé pendant trois ans. Depuis 1985 il a été le principal interprète du Dalaï-Lama, l'a accompagné aux États-Unis, au Canada et en Europe. Il a traduit et édité de nombreux livres du Dalaï-Lama dont le best-seller *Sagesse ancienne, monde moderne - Éthique pour le nouveau millénaire* (Fayard, 1999). Ses travaux publiés comprennent également des articles savants sur différents aspects de la culture tibétaine, sur le bouddhisme et la philosophie, et parmi eux les articles consacrés à la philosophie tibétaine de l'*Encyclopedia of Asian philosophy* (2001). On trouve parmi ses derniers travaux *Self, Reality, and Reason in Tibetan Philosophy : Tsongkhapa's Quest for the Middle Way* (2002) et les traductions *Spirit Training : The Great Collection* (2006) et *Songs of Spiritual Experience : Tibetan Poems of Awakening and Insight,* avec Jas Elsner (2000). Il figure parmi les conseillers de différentes organisations pédagogiques et culturelles nord-américaines, européennes et indiennes. Il est également en charge de la rubrique littéraire de *Contemporary Buddhism*, une revue pluridisciplinaire bisannuelle qui explore l'interface entre le bouddhisme et la société moderne. Il est actuellement président et rédacteur en chef de l'Institute of Tibetan Classics, une organisation à but non lucratif et pédagogique dédiée à la traduction en langues contemporaines des plus importants textes classiques tibétains.

JON KABAT-ZINN est le créateur de la réduction du stress basée sur la pleine conscience (MBSR) et du Center for Mindfulness in Medicine, Health Care, and Society. Il est professeur de médecine émérite à la faculté de médecine de l'Université du Massachusetts. Il est notamment l'auteur de *Mindfulness for Beginners* (2012), *Coming to Our Senses* (en français : *L'Éveil des sens*, Les Arènes, 2009) ; *Wherever You Go, There You Are* (en français : *Où tu vas, tu es – Apprendre à méditer pour se libérer du stress et des tensions profondes*, J'ai Lu, 2005) et *Full Catastrophe Living* (en français : *Au cœur de la tourmente, la pleine conscience*, J'ai Lu, 2012). Il est également le coauteur de plusieurs ouvrages parmi lesquels, avec Mark Williams, John Teasdale et Zindel Segal, *The Mindful Way Through Depression* (2007), et, avec son épouse Myla, *Everyday Blessings* (1997). Ses livres ont été traduits en trente langues. Il a obtenu son doctorat en biologie moléculaire au MIT en 1971, dans le laboratoire du prix Nobel de médecine 1969 Salvador Luria. Il est l'auteur d'une série d'articles scientifiques consacrés aux applications cliniques de la pleine conscience. Il a formé à la pleine conscience des groupes de magistrats, de chefs d'entreprise, de juristes, de prêtres catholiques et d'athlètes olympiques, et dirigé des programmes multiannuels au centre-ville de Worcester et dans les établissements pénitentiaires de l'État du Massachusetts. Il donne des conférences et conduit dans le monde entier des ateliers et des programmes de retraite consacrés à la pleine conscience pour les professionnels de santé. Son travail a été récompensé par plusieurs distinctions émanant du monde éducatif et médical, notamment le prix « Esprit et Cerveau » décerné par le Centre de science cognitive de l'Université de Turin (Italie). Il est membre fondateur du Fetzer Institute et membre de la Society of Behavioral Medicine, et organisateur-fondateur du Consortium of Academic Health for Integrative Medicine. Il siège au conseil d'administration de l'Institut Mind and Life et participa à l'animation des Dialogues Mind and Life III.

LE PÈRE THOMAS KEATING est diplômé de l'Université de Fordham. En janvier 1944 il a rejoint l'ordre cistercien de Valley Falls (Rhode Island). Élu abbé de l'abbaye de Saint Joseph à Spencer, Massachusetts, en 1961, il a été l'un des architectes du mouvement de la prière recentrante (lancé à Spencer en 1975), une déclinaison contemporaine de la tradition contemplative chrétienne. Il a fondé en 1984 Contemplative Outreach, organisation œcuménique internationale qui enseigne la prière recentrante et la tradition contemplative chrétienne. Contemplative Outreach propose un système de soutien à ceux qui s'engagent sur le chemin contemplatif, à travers un vaste éventail de dispositifs, ateliers et retraites. Il a pris sa retraite de l'abbaye de Spencer en 1981 et s'est alors installé à Snowmass, dans le Colorado, où il a mis en place un programme de retraites intensives de dix jours consacrées à la pratique de la prière recentrante. Il a contribué à lancer la Conférence interreligieuse de Snowmass en 1982 et, entre autres activités religieuses, présida également le Temple de la compréhension et le Dialogue Interreligieux monastique. Il a notamment publié *Divine Therapy and Addiction : Centering Prayer and the Twelve Steps* (2009) ; *The Human Condition : Contemplation and Transformation* (1999) ; *Intimacy with God* (1994) ; *Invitation to Love : The Way of Christian Contemplation* (1992) ; et *Open Mind, Open Heart : The Contemplative Dimension of the Gospel* (1986) – en français : *Prier dans le secret, la dimension contemplative de l'Évangile*, Éditions La Table ronde, 2000.

MARGARET E. KEMENY est professeur de psychiatrie et directrice du Programme santé et psychologie à l'Université de Californie, à San Francisco. Après avoir étudié à l'Université de Berkeley, elle a obtenu un doctorat de psychologie de la santé à l'Université de Californie du Sud puis s'engagea pendant quatre ans dans une bourse de recherches postdoctorale en psycho-neuro-immunologie à l'Université de Californie de Los Angeles (UCLA). Ses travaux portaient principalement sur l'identification des liens entre les facteurs psychologiques, le système immunitaire, la santé et la maladie. Elle a largement contribué à notre compréhension des moyens par lesquels l'esprit – nos pensées et sentiments – fabrique des réponses biologiques au stress et aux traumatismes. Ces vingt dernières années, elle a exploré le rôle joué par certaines réponses psychologiques spécifiques pour prédire les modifications dans les processus hormonaux et immuns afférents à la santé. Ce travail a été mené sur des populations de patients infectés par le VIH et affectés d'autres perturbations immunitaires, de même que sur des individus bien portants. Plus récemment, elle s'est penchée sur les processus inflammatoires associés à l'évolution de certaines pathologies. Elle s'est particulièrement intéressée aux réponses psychologiques susceptibles d'améliorer la réponse au stress et de favoriser des processus neuro-immunologiques vertueux. C'est dans ce contexte qu'elle a étudié la réponse placebo dans la maladie physique et le rôle de l'anticipation dans l'évolution de la maladie. Elle a été activement impliquée dans de nombreuses études interventionnelles incorporant la méditation et les pratiques contemplatives afin de favoriser le bien-être émotionnel et physiologique. Margaret Kemeny a écrit ou coécrit plus d'une centaine d'articles et chapitres d'ouvrages dans les spécialités qui sont les siennes.

JACK KORNFIELD a reçu une formation de moine bouddhiste en Thaïlande, en Birmanie, en Inde et enseigne la méditation aux quatre coins du monde depuis 1974. Il est l'un des principaux enseignants à avoir introduit en Occident la pratique bouddhiste *theravâda*, désireux de rendre les enseignements spirituels orientaux accessibles à la société occidentale. Diplômé en études asiatiques du Dartmouth College (New Hampshire), il détient également un doctorat de psychologie clinique délivré par l'Université de Saybrook à San Francisco. Son mémoire de médecine fut aussi l'un des premiers à explorer la dimension psychologique de la méditation en pleine conscience. Jack est marié et père de famille, et enseignant-fondateur de deux des plus grands centres de méditation en Occident, la Insight Meditation Society dans le Massachussets et le Spirit Rock Meditation Center en Californie. Il a publié de nombreux articles consacrés aux connexions reliant psychologies orientale et occidentale, et signé plusieurs livres dont *Bringing Home the Dharma : Awakening Right Where You Are* (2011) ; *The Wise Heart : A Guide to the Universal Teachings of Buddhist Psychology* (en français *Bouddha mode d'emploi*, Belfond, 2011) ; *Living Dharma* (*Dharma vivant. Biographies de dix maîtres du Theravâda*, Éditions Vivez Soleil, 2001) ; *Buddha's Little Instruction Book* (*Le Petit Manuel du Bouddha*, Éditions La Table ronde, 1999) ; *A Path with Heart* (*Périls et promesses de la vie spirituelle*, Éditions La Table ronde, 1998) ; *After the Ecstasy, the Laundry* (*Après l'extase, la lessive*, Éditions La Table ronde, 2000) ; ainsi que *The Art of Forgiveness, Loving-Kindness, and Peace* (*L'Art du pardon, de la bonté et de la paix*, Éditions Pocket, 2009). Il est également le coauteur de *Jésus et Bouddha – Paroles parallèles* (avec Marcus Borg, Kunchab, 2002), de *Seeking the Heart of Wisdom* (1987). Il a participé à l'édition de *Stories of the Spirit, Stories of the Heart : Parables of the Spiritual Path from Around the World* (1991) et de *A Still Forest Pool : The Insight Meditation of Achaan Chah* (1985).

HELEN S. MAYBERG est professeur de psychiatrie et de neurologie à la faculté de médecine de l'Université Emory à Atlanta. Elle y occupe la chaire Dorothy C. Fuqua de neuro-imagerie et thérapeutique psychiatrique. Elle a obtenu sa licence de psychobiologie à l'Université de Californie de Los Angeles et son doctorat en médecine à l'Université de Californie du Sud. Après un internat en médecine interne à

Los Angeles puis en neurologie à l'Institut neurologique de New York, elle a suivi un programme de recherche postdoctoral en médecine nucléaire à l'Université Johns Hopkins de Baltimore (Maryland). Helen Mayberg a occupé diverses fonctions universitaires à Johns Hopkins et au Health Science Center de l'Université du Texas à San Antonio. Elle fut la première titulaire de la chaire Sandra A. Rotman de neuropsychiatrie au Rotman Research Institute de l'Université de Toronto. Le sujet central de son programme de recherche est l'usage des méthodes de neuro-imagerie fonctionnelle dans la détermination des principales voies neuronales arbitrant entre les états normaux et anormaux en situations saine et pathologique. Des découvertes convergentes issues de plusieurs études successives ont permis d'identifier un modèle ou « pattern » neuronal applicable à la dépression majeure. Ce modèle fournit les bases nécessaires à la conduite de nouvelles expériences explorant les mécanismes des traitements standard comme la thérapie cognitivo-comportementale et la pharmacothérapie. Il contribue également au développement d'une forme d'intervention chirurgicale novatrice qui recourt à la stimulation cérébrale profonde pour des patients ne répondant pas aux autres traitements. En 2004 Helen Mayberg a rejoint l'Université Emory où ses recherches se sont étendues aux marqueurs neurobiologiques permettant de prédire la réponse au traitement, la rechute et la résistance, ainsi que la vulnérabilité à la dépression : l'objectif consiste à développer à partir des techniques d'imagerie des algorithmes permettant de discriminer des sous-groupes de patients et d'optimiser le choix des traitements à titre individuel.

EDWARD D. MILLER a été nommé président et treizième doyen de la faculté de médecine de l'Université Johns Hopkins de Baltimore en janvier 1997. C'est à lui que le campus de médecine doit sa reconstruction et sa rénovation, qui comprend deux nouveaux hôpitaux de pointe, le nouveau bâtiment Wilmer et un nouveau bâtiment d'enseignement, entre autres innovations parachevées au cours de son mandat. Il a dirigé la mise en place d'un programme qui place la diversité et l'inclusion au cœur de la faculté de médecine, et d'un nouveau cursus, Genes to Society. La Faculté figure toujours en tête des établissements soutenus par les fonds de recherche des NIH (*National Institutes of Health*) américains. Il a également mis en place plusieurs initiatives visant à améliorer la sécurité des patients. Il est membre de l'Institut de Médecine et membre associé du *Royal College of Physicians* et du *Royal College of Anaesthetists*. Il a publié en qualité d'auteur ou de co-auteur plus de 150 articles, résumés scientifiques et chapitres d'ouvrages.

MATTHIEU RICARD est moine bouddhiste et vit au Népal. C'est en 1972, après sa thèse de génétique cellulaire à l'Institut Pasteur, qu'il commença à se dédier à l'étude du bouddhisme dans l'Himalaya. Il est l'auteur de plusieurs livres dont *Psychologie positive : le bonheur dans tous ses états* (Jouvence, 2011) ; *L'Art de la méditation* (Nil, 2010) ; *Plaidoyer pour le bonheur* (Nil, 2003) ; *L'Infini dans la paume de la main* (Nil, 2000), un dialogue avec l'astrophysicien Trinh Xuan Thuan ; *Le Moine et le Philosophe* (avec son père Jean-François Revel, Nil, 1997). Pendant quatre décennies il a photographié les maîtres spirituels, les paysages et les habitants de la chaîne de l'Himalaya. Il est l'auteur-photographe de plusieurs albums dont *Bhoutan, terre de sérénité* (Éditions de La Martinière, 2008) ; *Un voyage immobile : l'Himalaya vu d'un ermitage* (Éditions de La Martinière, 2007) ; *Tibet, regards de compassion* (Éditions de La Martinière, 2006) ; *Himalaya bouddhiste*, avec Olivier Föllmi et Danielle Föllmi (Éditions de La Martinière, 2002) ; et *L'Esprit du Tibet* (Seuil, 1996). Il participe activement à la recherche scientifique sur les effets de la méditation sur le cerveau et travaille en coopération étroite avec l'Institut Mind and Life. Il est l'interprète francophone du Dalaï-Lama depuis 1989 et le coordinateur principal de Karuna-Shechen (www.karuna-shechen.org), une O.N.G. laïque qui a réalisé plus de cent projets humanitaires au Népal, au Tibet et en Inde, et à laquelle il reverse ses droits d'auteur et les recettes de ses conférences. Pour plus d'information, consulter le site www.matthieuricard.org.

SHARON SALZBERG étudie la méditation depuis 1971 et dirige des retraites méditatives dans le monde entier depuis 1974. Elle enseigne à la fois la pratique de la clairvoyance intensive (*vipassana* ou méditation de la vision pénétrante) et la culture profonde de la bienveillance et de la compassion (les *brahma-vihara*). Son dernier livre a été un best-seller aux États-Unis : *Real Happiness : The Power of Meditation : A 28-Day Program* (2010). Elle est également l'auteur de *The Force of Kindness* (2010) ; *The Kindness Handbook* (2008) ; *Faith : Trusting Your Own Deepest Experience* (2003) ; *Lovingkindness : The Revolutionary Art of Happiness* (2002) ; Son ouvrage *A Heart as Wide as the World* (1999) a été traduit en français sous le titre *Un coeur vaste comme le monde. Vivre avec conscience, sagesse et compassion* (Éditions Le Courrier du livre, 1998). Elle a cosigné avec Joseph Goldstein *Insight Meditation, a Step-by-Step Course on How to Meditate* (audio). Elle a également édité *Voices of Insight* (2001), une anthologie de textes écrits par des maîtres *vipassana* occidentaux. Sharon est la cofondatrice de l'Insight Meditation Society à Barre (Massachusetts). Elle a joué un rôle déterminant dans l'introduction en Occident des pratiques de méditation orientales. Les pratiques traditionnelles bouddhistes *vipassana* (pleine conscience) et *metta* (amour bienveillant) sont les piliers de son travail. Sharon est convaincue que chacun d'entre nous possède une authentique capacité d'amour, de pardon, de sagesse et de compassion, et que la méditation éveille ces qualités de façon à nous faire découvrir le bonheur extraordinaire auquel notre naissance nous donne droit. Pour plus d'informations, consulter le site www.sharonsalzberg.com.

ROBERT SAPOLSKY est « *John A. and Cynthia Fry Gunn professor* » de biologie et de neurologie à l'Université de Stanford. Il est aussi chercheur associé des musées nationaux du Kenya (Institute of Primate Research). Son travail se déploie dans trois directions principales : d'abord l'étude de la façon dont le stress et les hormones du stress endommagent le système nerveux et compromettent la capacité des neurones à survivre aux agressions neurologiques ; ensuite les stratégies de thérapie génique visant à protéger le système nerveux des perturbations neurologiques et psychiatriques ; enfin des études au long cours sur les babouins sauvages d'Afrique de l'Est, études explorant notamment les interactions entre la dominance hiérarchique, le comportement social, la personnalité et les schémas pathologiques liés au stress. Il est l'auteur de plus de quatre cents articles techniques et de nombreux ouvrages de vulgarisation, parmi lesquels *Monkeyluv : And Other Essays on Our Lives as Animals* (2005) ; *A Primate's Memoir : A Neuroscientist's Unconventional Life among the Baboons* (2002) ; *The Trouble with Testosterone And Other Essays on the Biology of the Human Predicament* (1998) ; et *Why Zebras Don't Get Ulcers* (1994).

ZINDEL SEGAL est le titulaire de la chaire Cameron Wilson d'études de la dépression et responsable du programme Troubles de l'humeur et de l'anxiété au département de psychiatrie de l'Université de Toronto (Canada). Il est aussi à la tête de la Clinique de thérapie cognitivo-comportementale au Centre addiction et santé mentale et professeur au département de psychiatrie de l'Université de Toronto. Pendant plus de trente-cinq ans Zindel Segal a étudié et publié très largement sur les traitements psychologiques de la dépression, et notamment sur la nature de la prophylaxie psychologique afférente à cette perturbation récurrente et invalidante. L'une de ses premières recherches a permis de caractériser les marqueurs psychologiques de vulnérabilité à la rechute dans les troubles affectifs. Plus récemment, ses collègues et lui ont été les premiers à utiliser l'association de la méditation en pleine conscience et de la thérapie cognitive à titre de traitement efficace dans la prévention de la rechute. Les patients pratiquant la pleine conscience développent en effet une conscience cognitive de leurs émotions, ce qui réduit leur réactivité aux affects négatifs. Le docteur Segal a notamment publié avec Mark Williams et John Teasdale *La Thérapie cognitive basée sur la pleine conscience pour la dépression* (Éditions De Boeck, 2006), et avec Mark Williams, John Teasdale et Jon Kabat-Zinn *Méditer pour ne plus déprimer* (Éditions Odile Jacob, 2009), un guide qui expose patiemment les grandes lignes de cette approche.

BENNETT M. SHAPIRO est consultant en biotechnologie. Il était auparavant vice-président exécutif du département Worlwide Licensing and External Research du laboratoire Merck, dont il a dirigé les relations scientifiques avec le monde de la recherche biomédicale industrielle et académique. Il avait rejoint Merck en septembre 1990 en qualité de vice-président exécutif chargé de la Recherche fondamentale. À ce titre il a été responsable de toutes les activités de recherche fondamentale et préclinique du groupe Merck dans le monde. Il avait précédemment exercé les fonctions de professeur et de président du département de biochimie à l'Université de Washington. Il est l'auteur de plus de cent vingt articles consacrés à la régulation moléculaire du comportement cellulaire et aux événements biochimiques qui prennent part à la cascade d'activations cellulaires constatées lors de la fécondation. Diplômé de chimie au Dickinson College de Carlisle et de médecine au Jefferson Medical College de Philadelphie, Bennett Shapiro a effectué son internat en médecine à l'hôpital de l'Université de Pennsylvanie. Il a été chercheur associé aux NIH puis chercheur invité à l'Institut Pasteur à Paris, avant de retourner aux NIH pour y prendre en charge la Section de différenciation cellulaire au Laboratoire de biochimie. Par la suite il a rejoint l'Université de Washington. Le docteur

Shapiro a été le bénéficiaire de bourses de recherche de la Fondation Guggenheim et de la Société japonaise pour la promotion de la science. Il a également été professeur invité à l'Université de Nice.

DAVID S. SHEPS a passé son doctorat en médecine à l'Université de Caroline du Nord en 1969 et achevé son internat au département de médecine de l'hôpital du Mont-Sinaï (New York) en 1972. Il a suivi une formation postdoctorale en cardiologie à la faculté de médecine de l'Université de Yale (1974) et obtenu une maîtrise de santé publique en épidémiologie à l'Université de Caroline du Nord (1988). David Sheps est professeur de cardiologie à la faculté de médecine de l'Université Emory d'Atlanta (Georgie). Il est un expert reconnu des effets du stress psychologique chez les patients atteints de coronaropathie et d'ischémie induites par le stress. Il a été investigateur principal dans de nombreux programmes financés par les NIH, par le Health Effects Institute, par l'Agence américaine de protection de l'environnement et par plusieurs groupes pharmaceutiques. Il s'est plus particulièrement penché sur les manifestations comportementales, cliniques et épidémiologiques de l'expression pathologique, notamment dans le cas de la maladie coronarienne. Il a été dans un premier temps l'investigateur principal de la Women's Health Initiative à l'Université de Caroline du Nord avant de poursuivre ses recherches dans ce secteur en qualité d'investigateur principal au sein d'une étude connexe. Le docteur Sheps a fait également partie du Centre de coordination de l'étude ENRICHD, qui s'est attachée à évaluer le traitement de la dépression chez des patients souffrant de coronaropathie. Un programme des NIH actuellement en cours, « La réduction du stress basée sur la pleine conscience et l'ischémie du myocarde », étudie le traitement de patients souffrant d'ischémie induite par le stress psychologique, afin d'essayer de déterminer si les pronostics défavorables peuvent ou non être déjoués.

JOHN F. SHERIDAN est professeur d'immunologie et directeur du programme Comprehensive Training in Oral and Craniofacial Sciences à l'Université de l'État de l'Ohio. Il est titulaire de la chaire de recherche George C. Paffenbarger et directeur associé de l'Institut pour la recherche en médecine comportementale à l'Université de l'État de l'Ohio. Licencié de l'Université Fordham, il a obtenu sa maîtrise et son doctorat au Waksman Institute of Microbiology à l'Université Rutgers. Il a effectué sa formation postdoctorale en microbiologie et immunologie au Centre médical de l'Université Duke et à la faculté de médecine de la Johns Hopkins University. Il est membre fondateur et ancien président de la Société de recherche en psycho-neuro-immunologie et membre associé de l'Association américaine pour le progrès scientifique. Ses centres de recherche principaux incluent la régulation neuro-endocrinienne de l'expression génique dans la réponse inflammatoire et immunitaire, la vulnérabilité à la maladie infectieuse consécutive au stress, la pathogénèse virale et l'immunité de l'hôte.

WOLF SINGER dirige l'Institut Max Planck pour la recherche cérébrale à Francfort (Allemagne). Il est aussi le directeur et fondateur de l'Institut de recherches avancées de Francfort et de l'Institut Ernst Strüngmann pour la recherche cérébrale. Il a étudié la médecine à l'Université de Munich ainsi qu'à Paris-Sorbonne, et obtenu son doctorat auprès de l'Université technique de Munich en 1975. Jusqu'au milieu des années 1980, ses travaux se sont concentrés sur le développement du cortex cérébral lié aux expériences vécues et sur les mécanismes de plasticité synaptique dépendant de l'activité (*use-dependent*). Dès lors ses recherches se sont focalisées sur le problème de liaison issu de l'organisation décentralisée du cortex cérébral. L'hypothèse avancée par Wolf Singer est que les nombreux sous-processus largement distribués qui constituent la base des fonctions cognitives et exécutives sont coordonnés et reliés par la synchronisation temporelle précise de l'activité neuronale oscillatoire. Le professeur Singer a publié cinq livres, plus de trois cent trente articles dans des revues scientifiques, plus de deux cent soixante chapitres d'ouvrages et de nombreux essais sur l'éthique et les implications philosophiques des découvertes neuroscientifiques. Il a fait l'objet de distinctions multiples dont le prix de la Plasticité neuronale décerné par la Fondation Ipsen, le prix Ernst Jung de médecine, le prix Zülch de la recherche cérébrale, le prix Communicator de la Fondation allemande pour la recherche et le prix Hebb de l'International Neural Network Society (INNS). L'Université d'Oldenburg (Allemagne) et la Rutgers University (New Jersey, États-Unis) ont fait de lui un docteur honoraire. Il est membre de nombreuses académies nationales et internationales dont l'Académie pontificale des sciences. Il a été président de l'Association européenne des neurosciences et président du conseil d'administration de la Max Planck Society. Il est conseiller scientifique auprès de nombreuses organisations et appartient à plusieurs comités éditoriaux de revues.

RALPH SNYDERMAN est chancelier émérite de l'Université Duke et « *James B. Duke Professor* » de médecine à la faculté de médecine de cette même université. De 1989 à juillet 2004 il a exercé les fonctions de chancelier chargé des questions de santé et de doyen de la faculté de médecine de l'Université Duke. Pendant cette période il a supervisé le développement du système de santé de l'Université, l'un des rares, aux États-Unis, à être entièrement intégré. Le système propose non seulement des soins de pointe, mais développe également les modèles qui seront en vigueur à l'avenir. Le docteur Snyderman a été le défenseur ardent d'une nouvelle approche de la santé baptisée *prospective care*, ou soins prospectifs : chaque citoyen se verrait assigner un programme de santé personnalisé, correspondant à ses propres risques et besoins. Une évolution qui octroierait aux individus davantage de contrôle et de responsabilité sur leur santé, et ouvrirait de nouvelles voies pour l'améliorer. Combinant le meilleur de la science et de la technologie avec une pratique médicale humaniste, les soins prospectifs reposent, en toute logique, sur la médecine intégrative. Ralph Snyderman a reçu de nombreuses distinctions dont la plus importante dans le domaine de la recherche sur l'inflammation (le Lifetime Achievement Award décerné par la Fondation de l'arthrite), et le premier Bravewell Leadership Award pour ses éclatantes réussites en matière de médecine intégrative. Il est membre de l'Institut de médecine et de l'Académie américaine des arts et sciences, et présida l'Association américaine des écoles de médecine ainsi que l'Association des médecins américains.

ESTHER M. STERNBERG est mondialement renommée pour ses découvertes sur les interactions neuro-immunitaires et les effets sur la santé de la réponse cérébrale au stress : la science de l'interaction corps-esprit. Elle a fait ses études de médecine et s'est formée à la rhumatologie à l'Université McGill de Montréal avant d'enseigner à l'Université Washington de Saint Louis (Missouri) et de rejoindre les Instituts nationaux de la santé (NIH) en 1986. Outre ses nombreuses publications dans des revues scientifiques majeures, elle a édité plusieurs manuels médicaux et signé deux livres qui ont connu le succès : *Healing Spaces : The Science of Place and Well-Being* (2009) et *The Balance Within : The Science Connecting Health and Emotions* (2000). Esther Sternberg est une contributrice régulière du magazine *Science* et signe une chronique dans le magazine de la Fondation de l'arthrite *Arthritis Today*. Fréquemment citée par les médias, elle a créé et animé pour la chaîne de télévision publique américaine PBS une émission exceptionnelle intitulée *La Science de la guérison* et inspirée de ses livres (2009). Elle dirige actuellement la section Immunologie neuroendocrinienne et comportement à l'Institut national de la santé mentale. Elle est également à la tête du Programme neuro-immunitaire intégratif

(NIMH et NIH), et copréside le Programme interne des NIH consacré à la recherche sur la santé féminine. Ses travaux lui ont valu de nombreuses distinctions dont le Superior Service Award décerné par le Service de santé publique, une Special Citation auprès du commissaire de la Food and Drug Administration (FDA) et un Challenge Award des NIH. Elle a été élue à la Société américaine d'investigation clinique et fut membre de l'un des comités de l'Institut de médecine de l'Académie nationale des sciences. Esther Sternberg a également témoigné en tant qu'expert devant le Congrès des États-Unis et conseillé l'Organisation mondiale de la santé (OMS). Elle a été conférencière invitée à la Smithsonian Institution à Washington, au Forum Nobel à Stockholm et à la Royal Society of Medicine de Londres. Elle a été déléguée au sommet des Femmes les plus puissantes du monde, organisé par le magazine *Fortune*, et participé au débat des Nations unies sur le 11-Septembre en 2008. Esther Sternberg est l'une des trois cents femmes médecins présentées par l'exposition itinérante de la Bibliothèque nationale de médecine américaine, intitulée *Changing the Face of Medicine* (*Elles changent le visage de la médecine*). En novembre 2011, le Trinity College de Dublin (Irlande) lui a décerné un diplôme de médecine *honoris causa*. Pour plus d'information, consulter le site www.esthersternberg.com.

JOHN TEASDALE a passé son premier diplôme de psychologie à l'Université de Cambridge (Royaume-Uni). Après un doctorat de psychopathologie, il a suivi une formation de psychologie clinique à l'Institut de psychiatrie de l'Université de Londres où il a par la suite enseigné pendant de nombreuses années. Un moment psychologue clinique auprès du Service de santé publique au University Hospital of Wales (Cardiff, pays de Galles), il s'est engagé dans une phase de trente ans de recherche à plein temps, soutenu par le Conseil de la recherche médicale. Il officia d'abord au département de psychiatrie de l'Université d'Oxford puis au sein de l'Unité de sciences du cerveau et de la cognition du Conseil de la recherche médicale à Cambridge. Le point focal de ses travaux a toujours été l'exploration des processus psychologiques fondamentaux et l'application de cette connaissance au soulagement des troubles émotionnels. Cette démarche lui a valu d'étudier dans un premier temps le développement et l'évaluation des thérapies comportementales face aux troubles de l'anxiété, puis d'explorer les approches cognitives afin de comprendre et de traiter la dépression majeure. Dernière approche adoptée, très récemment : la thérapie cognitive basée sur la pleine conscience, qui a montré son efficacité dans la réduction significative des risques de dépression majeure grâce à l'intégration conjointe d'approches cognitives et d'un entraînement à la pleine conscience. Le docteur Teasdale a publié plus de cent articles scientifiques et chapitres d'ouvrages, et cosigné trois livres. Il a reçu un Distinguished Scientist Award de la part de l'American Psychological Association et été élu membre de la British Academy et de l'Academy of Medical Sciences. Il est aujourd'hui à la retraite, mais son inclination personnelle le conduit à pratiquer, à étudier et à enseigner la méditation ainsi que son contexte.

B. ALAN WALLACE est le président de l'Institut Santa Barbara pour l'étude de la conscience. Il a suivi une formation monastique pendant de longues années dans des monastères bouddhistes en Inde et en Suisse. Il enseigne la théorie et la pratique bouddhistes en Europe et en Amérique depuis 1976 et sert d'interprète à de nombreux érudits et contemplatifs tibétains, dont le Dalaï-Lama. Diplômé *summa cum laude* (avec mention très bien) de l'Amherst College, où il étudia la physique et la philosophie de la science, il a obtenu sa licence et son doctorat de théologie à l'Université de Stanford. Il a édité, traduit, signé et accompagné plus de quarante livres consacrés aux relations entre la science et la religion, ainsi qu'au bouddhisme tibétain, à la médecine, au langage et à la culture.

Il a notamment publié *Bountless Heart* (en français : *À cœur ouvert. Méditation et développement des quatre pensées infinies*, Publications Kunchab, 2001), *Meditations of a Buddhist Skeptic : A Manifesto for the Mind Sciences and Contemplative Practice* (2011) ; *Mind in the Balance : Meditation in Science, Buddhism, and Christianity* (2009) ; *Embracing Mind : The Common Ground of Science and Spirituality* (2008) ; *Hidden Dimensions : The Unification of Physics and Consciousness* (2007) ; *Contemplative Science : Where Buddhism and Neuroscience Converge* (2007) ; *Buddhism and Science : Breaking New Ground* (2003) ; *The Taboo of Subjectivity : Toward a New Science of Consciousness* (2000) ; *The Bridge of Quiescence : Experiencing Buddhist Meditation* (1998) ; ainsi que *Choosing Reality : A Buddhist View of Physics and the Mind* (1996) (en français : *Science et Bouddhisme : à chacun sa réalité*, Calmann-Lévy, 1998). Pour plus d'information, consulter le site www.alanwallace.org.

NOTES

[1] G. Snyder, *La Pratique sauvage – Neuf clés pour une nouvelle écologie* (Éditions du Rocher, 1999).

[2] F. J. Varela, E. Thompson et E. Rosch, *L'Inscription corporelle de l'esprit* (Seuil, 2006) ; S. Pinker, *Comment fonctionne l'esprit* (Odile Jacob, 2000).

[3] A. Harrington et A. Zajonc, *The Dalai Lama at MIT* (Cambridge, MA : Harvard University Press, 2006), 8.

[4] *Ibid.*

[5] D. Goleman, *Surmonter les émotions destructrices – Un dialogue avec le Dalaï-Lama* (Robert Laffont, 2003).

[6] A. Harrington et A. Zajonc, *The Dalai Lama at MIT* (Cambridge, MA : Harvard University Press, 2006).

[7] J. M. G. Williams et J. Kabat-Zinn, « Mindfulness : Diverse Perspectives on Its Meaning, Origins, and Multiple Applications at the Intersection of Science and Dharma », *Contemporary Buddhism* 12, n° 1 (2011) : 1-18.

[8] A. Harrington et A. Zajonc, *The Dalai Lama at MIT* (Cambridge, MA : Harvard University Press, 2006), 12.

[9] A. K. Anderson, A. Jha et Z. Segal, « Mindfulness Training and Emotion Regulation : Clinical and Neuroscience Perspectives », chapitre spécial, *Emotion* 10, n° 1 (2010).

[10] S. L. Shapiro (ed.), « Mindfulness », numéro spécial, *Journal of Clinical Psychology* 65, n° 6 (2009).

[11] « Recent Developments in Mindfulness-Based Research, » numéro spécial, *Journal of Cognitive Psychotherapy* 23, n° 3 (2009).

[12] J. Kabat-Zinn et M. Williams, « Mindfulness : Diverse

Perspectives on Its Meaning, Origins, and Multiple Applications at the Intersection of Science and Dharma », numéro spécial, *Contemporary Buddhism* 12, n° 1 (2011).

[13] T. Gyatso, *SS le Dalaï-Lama. Tout l'univers dans un atome : science et boud-dhisme, une invitation au dialogue* (Robert Laffont, 2006).

[14] Sa Sainteté fait référence à la grande université bouddhiste de Nalanda, en Inde, qui a prospéré par intermittence du Ve au XIIe siècle de notre ère. Elle a été détruite à trois reprises à la suite d'invasions survenues au cours de cette période.

[15] D. Bohm, *Wholeness and the Implicate Order* (Londres : Routledge and Kegan Paul, 1980).

[16] J. Kabat-Zinn, « An Outpatient Program in Behavioral Medicine for Chronic Pain Patients Based on the Practice of Mindfulness Meditation : Theoretical Considerations and Preliminary Results », *General Hospital Psychiatry* 4, n° 1 (1982) : 33-47.

[17] J. Kabat-Zinn, L. Lipworth et R. Burney, « The Clinical Use of Mindfulness Meditation for the Self-Regulation of Chronic Pain », *Journal of Behavioral Medicine* 8, n° 2 (1985) : 163-190.

[18] Par exemple J. Kabat-Zinn, L. Lipworth, R. Burney, *et al.*, « Four-Year Follow-Up of a Meditation-Based Program for the Self-Regulation of Chronic Pain : Treatment Outcomes and Compliance », *Clinical Journal of Pain* 2, n° 3 (1987) : 159-173.

[19] En 2011, leur nombre était passé à quarante-six.

[20] R. J. Davidson, J. Kabat-Zinn, J. Schumacher, *et al.*, « Alterations in Brain and Immune Function Produced by Mindfulness Meditation », *Psychosomatic Medicine* 65, n° 4 (2003) : 564-570.

[21] J. Kabat-Zinn, E. Wheeler, T. Light, *et al.*, « Influence of a Mindfulness-Based Stress Reduction Intervention on Rates of Skin Clearing in Patients with Moderate to Severe Psoriasis Undergoing Phototherapy (UVB) and Photochemotherapy (PUVA) », *Psychosomatic Medicine* 60, n° 5 (1998) : 625-632.

[22] *Ibid.*

[23] *Ibid.*

[24] D. Kahneman, « Objective Happiness », *in Well-Being : The Foundations of Hedonic Psychology*, ed. D. Kahneman,

E. Diener et N. Schwarz (New York : Russell Sage Foundation, 1999), 3-25.

[25] G. Schlaug, M. Forgeard, L. Zhu, *et al.*, « Training-Induced Neuroplasticity in Young Children », *Annals of the New York Academy of Sciences* (juillet 2009) : 205-208.

[26] J. Driemeyer, J. Boyke, C. Gaser, *et al.*, « Changes in Gray Matter Induced by Learning-Revisited », *Public Library of Science One* 3, n° 7 (2008) : e2669.

[27] T. Y. Zhang et M. J. Meaney, « Epigenetics and the Environmental Regulation of the Genome and Its Function », *Annual Review of Psychology* 6 (2010) : 439-466.

[28] H. L. Urry, C. M. van Reekum, T. Johnstone, *et al.*, « Amygdala and Ventromedial Prefrontal Cortex Are Inversely Coupled during Regulation of Negative Affect and Predict the Diurnal Pattern of Cortisol Secretion among Older Adults », *Journal of Neuroscience* 26, n° 16 (2006) : 4415-4425.

[29] *Ibid.*

[30] A. Lutz, L. Greischar, N. B. Rawlings, *et al.*, « Long-Term Meditators Self-Induce High-Amplitude Synchrony during Mental Practice », *Proceedings of the National Academy of Sciences* 101, n° 46 (2004) : 16369-16373.

[31] R. J. Davidson, J. Kabat-Zinn, J. Schumacher, *et al.*, « Alterations in Brain and Immune Function Produced by Mindfulness Meditation », *Psychosomatic Medicine* 65, n° 4 (2003) : 564-570.

[32] *Ibid.*

[33] A. Einstein, lettre citée par le *New York Times*, 29 mars 1972.

[34] « Bouddhadharma » renvoie ici aux enseignements fondateurs du Bouddha. Le *dharma* universel a le même sens mais s'applique à un contexte et à un langage non bouddhistes et plus globaux.

[35] Voir, par example, K. A. MacLean, E. Ferrer, S. R. Aichele, *et al.*, « Intensive Meditation Training Improves Perceptual Discrimination and Sustained Attention », *Psychological Science* 21, n° 6 (2010) : 829-839. Pour plus d'informations et connaître les publications du Projet Shamatha, consulter le site http://mindbrain.ucdavis.edu/labs/Saron/shamatha-project.

[36] W. Singer, « Synchronization of Cortical Activity and Its

Putative Role in Information Processing and Learning », *Annual Review of Physiology* 55 (1993) : 349-374.

[37] W. Singer, « Neuronal Synchrony : A Versatile Code for the Definition of Relations ? » *Neuron* 24, n° 1 (1999) : 49-65.

[38] P. Fries, D. Nikolic et W. Singer, « The Gamma Cycle, » *Trends in Neurosciences* 30, n° 7 (2007) : 309-316.

[39] W. Singer, « Synchronous Oscillations and Memory Formation, » *in Learning and Memory : A Comprehensive Reference*, vol. 1, *Learning Theory and Behavior*, ed. J. Byrne (Oxford : Elsevier, 2008), 721-728.

[40] L. Melloni et W. Singer, « Distinct Characteristics of Conscious Experience Are Met by Large-Scale Neuronal Synchronization », *in New Horizons in the Neuroscience of Consciousness*, ed. E. Perry, D.

Collerton, F. LeBeau, *et al.* (Amsterdam : John Benjamins, 2010), 17-28.

[41] L. Melloni, C. Molina, M. Pena, *et al.*, « Synchronization of Neural Activity across Cortical Areas Correlates with Conscious Perception », *Journal of Neuroscience* 27, n° 1 (2007) : 2858-2865.

[42] J. Weiss, « Psychological Factors in Stress and Disease », *Scientific American* 226 (June, 1972) : 104-113.

[43] R. Sapolsky, « Stress and Cognition », *in The Cognitive Neurosciences* (Cambridge, MA : MIT Press, 2004), 1031-1042.

[44] *Ibid.*

[45] C. Gambarana, F. Masi, A. Tagliamonte, *et al.*, « A Chronic Stress That Impairs Reactivity in Rats Also Decreases Dopaminergic Transmission in the Nucleus Accumbens : A Microdialysis Study », *Journal of Neurochemistry* 72, n° 5 (1999), 2039-2046.

[46] A. Vyas, R. Mitra, B. Rao, *et al.*, « Chronic Stress Induces Contrasting Patterns of Dendritic Remodeling in Hippocampal and Amygdaloid Neurons », *Journal of Neuroscience* 22, n° 15 (2002) : 6810-6818.

[47] J. J. Radley, H. M. Sisti, J. Hao, *et al.*, « Chronic Behavior Stress Induces Apical Dendrite Reorganization in Pyramidal Neurons of the Medial Prefrontal Cortex », *Neuroscience* 125, n° 1 (2004) : 1-6.

[48] C. D. Fiorillo, P. N. Tobler et W. Schultz, « Discrete Coding of Reward Probability and Uncertainty by Dopamine Neurons », *Science* 299, n° 5614 (2003) : 1898-1902.

[49] T. Gyatso, SS le Dalaï-Lama, *Tout l'univers dans un atome : science et bouddhisme, une invitation au dialogue* (Robert Laffont, 2006).

[50] R. J. Sapolsky et L. J. Share, « A Pacific Culture among Wild Baboons : Its Emergence and Transmission », *Public Library of Science Biology* 2, n° 4 (2004) : e106.

[51] Rainer Goebel, communication personnelle.

[52] M. Friedman et R. Rosenman, *Type A Behavior and Your Heart* (New York : Knopf, 1974).

[53] M. E. Kemeny, L. J. Rosenwasser, R. A. Panettieri, *et al.*, « Placebo Response in Asthma : A Robust and Objective Phenomenon », *Journal of Allergy and Clinical Immunology* 119, n° 6 (2007) : 1375-1381.

[54] A. Einstein, lettre citée par le *New York Times*, 29 mars 1972.

[55] N. S. Nye, « Kindness », *in Words Under Words : Selected Poems* (Portland, OR : Eighth Mountain Press, 1995), 42.

[56] « An Estimated 1 in 10 U.S. Adults Report Depression », Centers for Disease Control and Prevention, www.cdc.gov/Features/ds Depression.

[57] « La dépression », Organisation mondiale de la santé, programmes et projets pour la santé mentale.

[58] T. I. Mueller, A. C. Leon, M. B. Keller, *et al.*, « Recurrence after Recovery from Major Depressive Disorder during 15 Years of Observational Follow-Up », *American Journal of Psychiatry* 156, n° 7 (1999) : 1000-1006.

[59] *Ibid.*

[60] W. James, *Principles of Psychology (Les Principes de la psychologie)* (New York : Henry Holt, 1890), vol. 1, 575.

[61] *Ibid.*

[62] S. Lyubomirsky et J. Nolen-Hoeksema, « Effects of Self-Focused Rumination on Negative Thinking and Interpersonal Problem Solving », *Journal of Personality and Social Psychology* 69, n° 1 (1995) : 176-190.

[63] S. D. Hollon, R. J. DeRubeis et R. C. Shelton, « Prevention of Relapse Following Cognitive Therapy vs. Medications in Moderate to Severe Depression », *Archives of General Psychiatry* 62, n° 4 (2005) : 417-422.

[64] Z. V. Segal., M. G. Williams et J. D. Teasdale, *La Thérapie*

cognitive basée sur la pleine conscience pour la dépression (Éditions De Boeck, 2006).

[65] J. D. Teasdale, Z. V. Segal, J. M. Williams, *et al.*, « Prevention of Relapse/Recurrence in Major Depression by Mindfulness-Based Cognitive Therapy », *Journal of Consulting and Clinical Psychology* 68, n° 4 (2000) : 615-623.

[66] *Ibid.*

[67] S. H. Ma et J. D. Teasdale, « Mindfulness-Based Cognitive Therapy for Depression : Replication and Exploration of Differential Relapse Prevention Effects », *Journal of Consulting and Clinical Psychology* 72, n° 1 (2004) : 31-40.

[68] J. Piet et E. Hougaard, « The Effect of Mindfulness-Based Cognitive Therapy for Prevention of Relapse in Recurrent Major Depressive Disorder : A Systematic Review and Meta-Analysis », *Clinical Psychology Review* 31, n° 6 (2011) : 1032-40.

[69] W. James, *Les Variétés de l'expérience religieuse* (Exergue Pierre d'angle, 2001).

[70] H. S. Mayberg, S. K. Brannan, R. K. Mahurin, *et al.*, « Regional Metabolic Effects of Fluoxetine in Major Depression : Serial Changes and Relationship to Clinical Response » *Biological Psychiatry* 48, n° 8 (2000) : 830-843.

[71] K. Goldapple, Z. Segal, C. Garson, *et al.*, « Modulation of Cortical-Limbic Pathways in Major Depression : Treatment Specific Effects of Cognitive Behavior Therapy Compared to Paroxetine », *Archives of General Psychiatry* 61, n° 1 (2004) : 34-41.

[72] H. S. Mayberg, A. Lozano, V. Voon, *et al.*, « Deep Brain Stimulation for Treatment-Resistant Depression », *Neuron* 45, n° 5 (2005) : 651-660.

[73] H. S. Mayberg, M. Liotti, S. K. Brannan, *et al.*, « Reciprocal Limbic-Cortical Function and Negative Mood : Converging PET Findings in Depression and Normal Sadness », *American Journal of Psychiatry* 156, n° 5 (1999) : 675-682.

[74] K. Goldapple, Z. Segal, C. Garson, *et al.*, « Modulation of Cortical-Limbic Pathways in Major Depression : Treatment-Specific Effects of Cognitive Behavior Therapy Compared to Paroxetine », *Archives of General Psychiatry* 61, n° 1 (2004) : 34-41.

[75] H. S. Mayberg, « Limbic-Cortical Dysregulation : A Proposed Model of Depression », *Journal of Neuropsychiatry and Clinical Neurosciences* 9, n° 3 (1997) : 471-481.

[76] H. S. Mayberg, A. Lozano, V. Voon, *et al.*, « Deep Brain Stimulation for Treatment-Resistant Depression », *Neuron* 45, n° 5 (2005) : 651-660.

[77] J. D. Teasdale, Z. V. Segal, J. M. G. Williams, *et al.*, « Prevention of Relapse/Recurrence in Major Depression by Mindfulness-Based Cognitive Therapy », *Journal of Consulting and Clinical Psychology* 68, n° 4 (2000) : 615-623 ; et S. H. Ma et J. D. Teasdale, « Mindfulness-Based Cognitive Therapy for Depression : Replication and Exploration of Differential Relapse Prevention Effects », *Journal of Consulting and Clinical Psychology* 72, n° 1 (2004), 31-40. Voir aussi J. Piet et E. Hougaard, « The Effect of Mindfulness-Based Cognitive Therapy for Prevention of Relapse in Recurrent Major Depressive Disorder : A Systematic Review and Meta-Analysis », *Clinical Psychology Review* pour une revue méta-analytique récente de toutes les études disponibles.

[78] W. Kuyken, E. Watkins, E. Holden, *et al.*, « How Does Mindfulness-Based Cognitive Therapy Work ? » *Behaviour Research and Therapy* 48, n° 1 (2010) : 1105-1112.

[79] W. James et J. McDermott, *The Writings of William James : A Comprehensive Edition* (Chicago : University of Chicago Press, 1977), 6-8.

[80] American Psychiatric Association, *Diagnostic and Statistical Manual of Mental Troubles* (Washington, DC : American Psychiatric Association, 2000).

[81] H. S. Mayberg, « Modulating Dysfunctional Limbic-Cortical Circuits in Depression : Towards Development of Brain-Based Algorithms for Diagnosis and Optimised Treatment », *British Medical Bulletin* 65, n° 1 (2003) : 193-207.

[82] P. Kramer, *Prozac : le bonheur sur ordonnance ?* (Éditions First, 1994).

[83] T. Gyatso, SS le Dalaï-Lama, *L'Art du bonheur* (J'ai lu, 2009).

[84] T. Gyatso, SS le Dalaï-Lama, *Sagesse ancienne, monde moderne - Éthique pour le nouveau millénaire* (Fayard, 1999).

[85] N. Birbaumer, N. Ghanayim, T. Hinterberger, *et al.*, « A Spelling Device for the Paralysed », *Nature* 398, n° 6725 (1999) : 297-298.

[86] S. Yusuf, S. Hawken, S. Ounpuu, *et al.*, « Effect of Potentially Modifiable Risk Factors Associated with Myocardial

Infarction in 52 Countries (the INTERHEART study) : Case-Control Study », *Lancet* 364, n° 9438 (2004) : 937-952.

[87] V. Papademetriou, J. S. Gottdiener, W. J. Kop, *et al.*, « Transient Coronary Occlusion with Mental Stress », *American Heart Journal* 132, n° 6 (1996) : 1299-1301.

[88] M. M. Burg, A. Vashist et R. Soufer, « Mental Stress Ischemia : Present Status and Future Goals », *Journal of Nuclear Cardiology* 12, n° 5 (2005) : 523-529.

[89] P. G. Kaufmann, R. P. McMahon, L. C. Becker, *et al.*, « The Psychophysiological Investigations of Myocardial Ischemia (PIMI) Study : Objective, Methods, and Variability of Measures », *Psychosomatic Medicine* 60, n° 1 (1998) : 56-63.

[90] J. K. Kiecolt-Glaser, R. Glaser, S. Gravenstein, *et al.*, « Chronic Stress Alters the Immune Response to Influenza Vaccine in Older Adults », *Proceedings of the National Academy of Sciences* 93, n° 7 (1996) : 3043-3407.

[91] R. Glaser, J. K. Kiecolt-Glaser, W. B. Malarkey, *et al.*, « The Influence of Psychological Stress on the Immune Response to Vaccines », *Annals of the New York Academy of Sciences* 840 (mai 1998) : 649-655.

[92] R. Glaser, J. K. Kiecolt-Glaser, R. H. Bonneau, *et al.*, « Stress-Induced Modulation of the Immune Response to Recombinant Hepatitis B Vaccine », *Psychosomatic Medicine* 54, n° 1 (1992) : 22-29.

[93] R. Glaser, J. Sheridan, J. Malarkey, *et al.*, « Chronic Stress Modulates the Immune Response to a Pneumococcal Pneumonia Vaccine », *Psychosomatic Medicine* 62, n° 6 (2000) : 804-807.

[94] R. J. Davidson, J. Kabat-Zinn, J. Schumacher, *et al.*, « Alterations in Brain and Immune Function Produced by Mindfulness Meditation », *Psychosomatic Medicine* 65, n° 4 (2003) : 564-570.

[95] R. J. Tseng, D. A. Padgett, F. S. Dhabhar, *et al.*, « Stress-Induced Modulation of NK Activity during Influenza Viral Infection : Role of Glucocorticoids and Opioids », *Brain, Behavior, and Immunity* 19, n° 2 (2005) : 153-164.

[96] M. T. Bailey, H. Engler, N. D. Powell, *et al.*, « Repeated Social Defeat Increases the Bactericidal Activity of Splenic Macrophages through a Toll-like Receptor-Dependent Pathway »,

American Journal of Physiology : Regulatory, Integrative, and Comparative Physiology 293, n° 3 (2007) : 1180-1190.

[97] T. Gyatso, SS le Dalaï-Lama, *Tout l'univers dans un atome : science et bouddhisme, une invitation au dialogue* (Robert Laffont, 2006).

[98] D. Boorstin, *Les Découvreurs* (Robert Laffont, Collection Bouquins, 1988).

[99] W. James, *Philosophie de l'expérience : un univers pluraliste* (Les Empêcheurs de penser en rond, 2007).

[100] W. Wordsworth, « Le prélude », *in Le Prélude et autres poèmes* (Gallimard, 2001).

[101] A. Chiesa, R. Calati et A. Serretti, « Does Mindfulness Training Improve Cognitive Abilities ? A Systematic Review of Neuropsychological Findings », *Clinical Psychology Review* 31, n° 3 (2010) : 449-464 ; T. Krisanaprakornkit, C. Ngamjarus, C. Witoonchart, *et al.*, « Meditation Therapies for Attention-Deficit/Hyperactivity Disorder (ADHD) », *Cochrane Database of Systematic Reviews* 6 (16 juin 2010) : CD006507 ; A. Chiesa et A. Serretti, « A Systematic Review of Neurobiological and Clinical Features of Mindfulness Meditations », *Psychological Medicine* 40, n° 8 (2010) : 1239-1252 ; A.

Zgierska, D. Rabago, N. Chawla, *et al.*, « Mindfulness Meditation for Substance Use Disorders : A Systematic Review », *Substance Abuse* 30, n° 4 (2009) : 266-294 ; D. S. Black, J. Milam, et S. Sussman, « Sitting-Meditation Interventions among Youth : A Review of Treatment Efficacy », *Pediatrics* 124, n° 3 (2009) : e532-541 ; K. Rubia, « The Neurobiology of Meditation and Its Clinical Effectiveness in Psychiatric Disorders », *Biological Psychology* 82, n° 1 (2009) : 1-11 ; A. Lutz, J. A. Brefczynski-Lewis, T. Johnstone, *et al.*, « Regulation of the Neural Circuitry of Emotion by Compassion Meditation : Effects of Expertise », *Public Library of Science One* 3, n° 3 (2008) : e1897 ; A. Lutz, H. A. Slagter, J. Dunne, *et al.*, « Attention Regulation and Monitoring in Meditation », *Trends in Cognitive Sciences* 12, n° 4 (2008) : 163-169 ; B. R. Cahn and J. Polich, « Meditation States and Traits : EEG, ERP, and Neuroimaging Studies », *Psychological Bulletin* 132, n° 2 (2006) : 180-211 ; et T. Krisanaprakornkit, W. Krisanaprakornkit, N. Piyavhatkul, *et al.*, « Meditation Therapy for Anxiety

Disorders », *Cochrane Database of Systematic Reviews* 1 (25 janvier 2006) : CD004998.

[102] H. A. Slagter, A. Lutz, L. L. Greischar, *et al.*, « Mental Training Affects Distribution of Limited Brain Resources », *Public Library of Science Biology* 5, n° 6 (2007) : e138.

[103] A. Lutz, H. Slagter, N. Rawling, *et al.*, « Mental Training Enhances Attentional Stability : Neural and Behavioral Evidence », *Journal of Neuroscience* 29, n° 42 (2009) : 13418-13427.

[104] K. A. MacLean, E. Ferrer, S. R. Aichele, *et al.*, « Intensive Meditation Training Improves Perceptual Discrimination and Sustained Attention », *Psychological Science* 21, n° 6 (2010) : 829-839.

[105] F. Zeidan, S. K. Johnson, B. J. Diamond, *et al.*, « Mindfulness Meditation Improves Cognition : Evidence of Brief Mental Training », *Consciousness and Cognition* 19, n° 2 (2010) : 597-605.

[106] A. Wallace, *The Attention Revolution : Unlocking the Power of the Focused Mind* (Boston : Wisdom Publications, 2006).

[107] M. Kozhevnikov, O. Louchakova, Z. Josipovic, *et al.*, « The Enhancement of Visuospatial Processing Efficiency through Buddhist Deity Meditation », *Psychological Science* 20, n° 5 (2009) : 645-653.

[108] J. A. Grant, J. Courtemanche, E. G. Duerden, *et al.*, « Cortical Thickness and Pain Sensitivity in Zen Meditators », *Emotion* 10, n° (2010) : 43-53.

[109] J. Kabat-Zinn, « An Outpatient Program in Behavioral Medicine for Chronic Pain Patients Based on the Practice of Mindfulness Meditation : Theoretical Considerations and Preliminary Results », *General Hospital Psychiatry* 4, n° 1 (1982) : 33-47.

[110] A. S. Farb, Z. V. Segal, H. Mayberg, *et al.*, « Attending to the Present : Mindfulness Meditation Reveals Distinct Neural Modes of Self-Reference », *Social Cognitive and Affective Neuroscience* 2, n° 4 (2007) : 313-322.

[111] M. E. Raichle, A. M. MacLeod, A. Z. Snyder, *et al.*, « A Default Mode of Brain Function », *Proceedings of the National Academy of Sciences* 98, n° 2 (2001) : 676-682.

[112] M. F. Mason, M. I. Norton, J. D. Van Horn, *et al.*,

« Wandering Minds : The Default Network and Stimulus-Independent Thought », *Science* 315, n° 5810 (2007) : 393-395.

[113] J. M. G. Williams, « Mindfulness, Depression, and Modes of Mind », *Cognitive Therapy and Research* 32, n° 6 (2008) : 721-733 ; J. Kabat-Zinn, *Au cœur de la tourmente, la pleine conscience* (J'ai lu, Paris, 2012), 96-97 ; et J. Kabat-Zinn, *Où tu vas, tu es – Apprendre à méditer pour se libérer du stress et des tensions profondes* (J'ai Lu, 2005).

[114] N. A. Farb, A. K. Anderson, H. Mayberg, *et al.*, « Minding One's Emotions : Mindfulness Training Alters the Neural Expression of Sadness », *Emotion* 10, n° 1 (2010) : 25-33.

[115] C. E. Kerr, S. R. Jones, Q. Wan, *et al.*, « Effects of Mindfulness Meditation Training on Anticipatory Alpha Modulation in Primary Somatosensory Cortex », *Brain Research Bulletin* 85, n° 3-4 (2011) : 96-103.

[116] B. K. Hölzel, J. Carmody, M. Vangel, *et al.*, « Mindfulness Practice Leads to Increases in Regional Brain Gray Matter Density », *Psychiatry Research* 191, n° 1 (2011) : 36-43.

[117] B. K. Hölzel, J. Carmody, K. C. Evans, *et al.*, « Stress Reduction Correlates with Structural Changes in the Amygdala », *Social Cognitive and Affective Neuroscience* 5, n° 1 (2010) : 11-17.

[118] B. Ditto, M. Eclache et N. Goldman, « Short-Term Autonomic and Cardiovascular Effects of Mindfulness Body Scan Meditation », *Annals of Behavioral Medicine* 32, n° 3 (2006) : 227-234.

[119] T. L. Jacobs, E. S. Epel, J. Lin, *et al.*, « Intensive Meditation Training, Immune Cell Telomerase Activity, and Psychological Mediators », *Psychoneuroendocrinology* 36, n° 5 (2010) : 664-681.

[120] E. S. Epel, E. H. Blackburn, J. Lin, *et al.*, « Accelerated Telomere Shortening in Response to Life Stress », *Proceedings of the National Academy of Sciences* 101, n° 49 (2004) : 17312-17315.

[121] H. D. Critchley, S. Wiens, P. Rotshtein, *et al.*, « Neural Systems Supporting Interoceptive Awareness », *Nature Neuroscience* 7, n° 2 (2004) : 189-195.

[122] S. S. Khalsa, D. Rudrauf, A. R. Damasio, *et al.*, « Interoceptive Awareness in Experienced Meditators », *Psychophysiology* 45, n° 4 (2008) : 671-677.

[123] Pour une description détaillée de cette pratique, voir

A. Lutz, H. A. Slagter, J. Dunne, *et al.*, « Attention Regulation and Monitoring in Meditation », *Trends in Cognitive Sciences* 12, n° 4 (2008) : 163-169.

[124] National Institute for Clinical Excellence, *Depression : Management of Depression in Primary and Secondary Care*, National Clinical Practice Guidelines, n° 23 (Londres : HMSO, 2004 ; actualisé en 2009).

[125] J. D. Teasdale, Z. V. Segal, J. M. G. Williams, *et al.*, « Prevention of Relapse/Recurrence in Major Depression by Mindfulness-Based Cognitive Therapy », *Journal of Consulting and Clinical Psychology* 68, n° 4 (2000) : 615-623 ; et Z. V. Segal, J. M. G. Williams et J. D. Teasdale, *La Thérapie cognitive basée sur la pleine conscience pour la dépression* (Éditions De Boeck, 2006).

[126] Z. V. Segal, P. Bieling, T. Young, *et al.*, « Antidepressant Monotherapy vs. Sequential Pharmacotherapy and Mindfulness-Based Cognitive Therapy, or Placebo, for Relapse Prophylaxis in Recurrent Depression », *Archives of General Psychiatry* 67, n° 12 (2010) : 1256-1264.

[127] P. R. Goldin et J. J. Gross, « Effects of Mindfulness-Based Stress Reduction (MBSR) on Emotion Regulation in Social Anxiety Disorder », *Emotion* 10, n° 1 (2010) : 83-91.

[128] S. Bowen, N. Chawla, S. E. Collins, *et al.*, « Mindfulness-Based Relapse Prevention for Substance Use Disorders : A Pilot Efficacy Trial », *Substance Abuse* 30, n° 4 (2009) : 295-305.

[129] K. Witkiewitz et S. Bowen, « Depression, Craving, and Substance Use Following a Randomized Trial of Mindfulness-Based Relapse Prevention », *Journal of Consulting and Clinical Psychology* 78, n° 3 (2010) : 362-374.

[130] J. A. Brewer, S. Mallik, T. A. Babuscio, *et al.*, « Mindfulness Training for Smoking Cessation : Results from a Randomized Controlled Trial », *Drug and Alcohol Dependence* (30 juin 2011).

[131] M. B. Ospina, T. K. Bond, M. Karkhaneh, *et al.*, *Meditation Practices for Health : State of the Research*, Evidence Report/Technology Assessment 155 (Rockville, MD : Agency for Healthcare Research and Quality, 2007).

[132] D. MacCoon, Z. Imel, M. Rosenkranz, *et al.*, « The Validation of a Bona Fide Control Intervention for Mindfulness-Based Stress Reduction (MBSR) ».

[133] Voir P. Grossman et N. T. Van Dam, « Mindfulness, by

Any Other Name... : Trials and Tribulations of *Satî* in Western Psychology and Science », *Contemporary Buddhism* 12, n° 1 (2011) : 219-240 ; et R. A. Baer, « Measuring Mindfulness », *Contemporary Buddhism* 12, n° 1 (2011) : 241-262.

[134] Voir, par exemple, M. A. Rosenkranz, W. W. Busse, T. Johnstone, *et al.*, « Neural Circuitry Underlying the Interaction between Emotion and Asthma Symptom Exacerbation », *Proceedings of the National Academy of Sciences* 102, n° 37 (2005) : 13319-13324.

[135] D. S. Black, J. Milam et S. Sussman, « Sitting-Meditation Interventions among Youth : A Review of Treatment Efficacy », *Pediatrics* 124, n° 3 (2009) : e532-541.

[136] L. Zylowska, D. L. Ackerman, M. H. Yang, *et al.*, « Mindfulness Meditation Training in Adults and Adolescents with ADHD : A Feasibility Study », *Attention Disorders* 11, n° 6 (2008) : 737-746.

[137] A. Miniño, « Mortality among Teenagers Aged 12-19 Years : United States, 1999-2006 », *National Center for Health Statistics Data Brief* 37 (mai 2010) : 1-8.

[138] T. Y. Zhang et M. J. Meaney, « Epigenetics and the Environmental Regulation of the Genome and Its Function », *Annual Review of Psychology* 6 (2010) : 439-466.

[139] J. A. Dusek, H. H. Out, A. L. Wohlhueter, *et al.*, « Genomic Counter-Stress Changes Induced by the Relaxation Response », *Public Library of Science One* 3, n° 7 (2008) : e2576.

[140] T. Y. Zhang et M. J. Meaney, « Epigenetics and the Environmental Regulation of the Genome and Its Function », *Annual Review of Psychology* 6 (2010) : 439-466.

[141] O. Sporns, G. Tononi et R. Kötter, « The Human Connectome : A Structural Description of the Human Brain », *Public Library of Science Computational Biology* 1, n° 4 (2005) : e42.

L'INSTITUT MIND AND LIFE

L'Institut Mind and Life a été fondé conjointement en 1987 par le Dalaï-Lama, l'entrepreneur Adam Engle et le chercheur en neurosciences Francisco Varela. Leur ambition : initier entre les sciences modernes, les traditions contemplatives vivantes, la philosophie, les humanités et les sciences sociales un dialogue rigoureux et une coopération créative en matière de recherche. Cette coopération intégrée et pluridisciplinaire est à nos yeux l'approche qui permet le mieux d'explorer l'esprit humain, de développer une compréhension plus complète de la nature de la réalité, de soulager la souffrance et d'agir en faveur du bien-être planétaire.

Au fil des vingt-cinq dernières années, l'Institut Mind and Life n'a cessé de jouer un rôle moteur, au niveau mondial, en termes d'investigation intégrée et dans le développement d'aires de recherche explorant les effets des pratiques contemplatives sur le cerveau, la biologie et le comportement humains.

À l'Institut Mind and Life, nous considérons que les problèmes planétaires les plus graves – guerres, dégradation environnementale, misère, inégalité, injustice sociale – sont le produit de l'esprit humain. De surcroît, la recherche démontre l'influence des attitudes et facteurs mentaux dans l'apparition de la maladie. Le monde tel que nous l'envisageons appréhenderait pleinement l'importance décisive de l'entraînement de l'esprit et du développement des ressources intérieures de chacun, par des méthodes qui soulagent la souffrance au lieu de la susciter. Chacun, dans un tel monde, se verrait donner accès à des moyens appropriés à son âge et à sa culture pour mener à bien ce développement intérieur.

La mission de l'Institut Mind and Life consiste à :

– développer le cadre stratégique et conceptuel d'une exploration de l'esprit rigoureuse, intégrée, pluridisciplinaire, associant l'expérience humaine directe en première et seconde personne à une investigation scientifique moderne en troisième personne ;

– développer une communauté globale composée de scientifiques et d'universitaires chargés de conduire cette investigation, et réunir en communautés non moins globales les partenaires financiers à même de pourvoir au nécessaire soutien matériel de ces recherches ;

– définir et initier des programmes de recherche spécifiques et validés, stratégiquement conçus pour aider ces domaines de recherche émergents à progresser ;

– communiquer les résultats de ces recherches afin de fournir une base scientifique au développement et à l'optimisation des pratiques et programmes destinés à améliorer les vies et les sociétés, pratiques cultivant les qualités humaines d'attention, d'équilibre émotionnel, de bonté, de compassion, de confiance, et le bonheur.

Afin de concrétiser notre vision et de mener à bien notre mission, nous avons mis en place une stratégie globale constituée d'initiatives intégrées :

– Les Dialogues Mind and Life avec Sa Sainteté le Dalaï-Lama (23 dialogues depuis 1987) ;

– Les publications Mind and Life consignant ces dialogues (11 livres, 5 coffrets DVD, 1 vidéo en ligne) ;

– L'Institut de Recherche d'été Mind and Life (*Summer Research Institute*), qui aide à former scientifiques et universitaires aux disciplines émergentes telles que la science contemplative et les études contemplatives (8 instituts qui ont accueilli plus de 1 000 personnes depuis 2004) ;

– La Bourse de recherche Mind and Life Francisco J. Varela (*Francisco J. Varela Research Award*), qui finance les études pilotes de chercheurs novateurs dans le domaine de la science contemplative et des études contemplatives (90 bourses totalisant 1 million de dollars depuis 2004) ;

– L'Initiative Mind and Life Humanités et Sciences sociales (*Humanities and Social Sciences Initiative*), qui veille à ce que les disciplines émergentes de la science contemplative et des études contemplatives soient bien pluridisciplinaires et adoptent des méthodes d'investigation en première, deuxième et troisième personne ;

– Le Réseau scientifique de développement Mind and Life (*Developmental Science Research Network*), qui étudie la manière dont les interventions de type contemplatif agissent sur le développement humain, avec une attention particulière portée aux troubles du déficit attentionnel ;

– L'Initiative de coordination collaborative Mind and Life (*Institute Collaborative Coordinator Initiative*), qui encourage la coopération des centres de recherche et laboratoires émergents dans le domaine de la science contemplative et des études contemplatives ;

– Le Symposium international d'études contemplatives (*International Symposia on Contemplative Studies*), une conférence annuelle dédiée aux disciplines émergentes au sein de la science contemplative et des études contemplatives ;

– La publication d'articles discutant des meilleures pratiques en recherche contemplative.

Pour plus d'informations sur l'Institut Mind and Life, consulter notre site www.mindandlife.org.

L'Institut Mind and Life est une association à but non lucratif.

7007 Winchester Circle, Suite 100
Boulder, Colorado 80301
États-Unis
1-303-530-1940

Note : autre adresse proposée sur le site de Mind & Life : Bay Road - Hadley, Massachusetts 01035 - (413) 387-0710

TABLE

INTRODUCTION – Lorsque les chemins se rejoignent et que les possibilités fleurissent 7

Quand la méditation et la science se rencontrent : rappel historique 13
Le contexte de la conférence de Mind and Life XIII 17
Les intervenants 22
L'état de la science : de 2005 à nos jours 27
Un cadre chaleureux 29
LA RENCONTRE COMMENCE 32

SESSION 1 – Les applications cliniques de la méditation : science, pratique et mise en œuvre 39

AJAHN AMARO : Comment les pratiques méditatives bouddhistes peuvent contribuer à notre compréhension de la douleur et de la souffrance – Le potentiel de guérison – Le soulagement de la souffrance – La nature profonde de l'esprit et du corps humain 50
JON KABAT-ZINN : Quelques applications cliniques de la méditation en pleine conscience, en médecine et en psychiatrie : le cas de la réduction du stress basée sur la pleine conscience (MBSR) 64
RICHARD DAVIDSON : L'interaction esprit-cerveau-corps et la méditation 83

DIALOGUE SUR LA SESSION 1 95

SESSION 2 – Les substrats biologiques possibles de la méditation 109

Wolf Singer : La synchronisation des rythmes cérébraux, un mécanisme possible pour unifier les processus mentaux décentralisés 111

Robert Sapolsky : Neurobiologie des propriétés adaptatives et délétères du stress 125

Dialogue sur la Session 2 134

SESSION 3 – Méditation et santé mentale : recherche clinique 1 161

Zindel Segal : La thérapie cognitive basée sur la pleine conscience et la prévention de la rechute dépressive 167

Helen Mayberg : Les chemins de la guérison : substrats neuronaux des interventions cognitives et basées sur la pleine conscience dans le traitement de la dépression 180

Discussion sur la Session 3 191

Intermède précédant la Session 4 222

Alan Wallace : La science bouddhiste de l'épanouissement 223

Intermède – Dialogue 238

SESSION 4 – Méditation et santé physique : Recherche clinique 2 249

David Sheps : La réduction du stress basée sur la pleine conscience et les maladies cardio-vasculaires 252

John Sheridan : Recherches sur l'interaction neuro-immunitaire 257

Dialogue sur la Session 4 265

SESSION 5 – Intégration et réflexions finales 285

RALPH SNYDERMAN : La méditation et l'avenir des soins de santé. Vers une médecine intégrative 296

WOLF SINGER : Réflexions sur l'évolution et la nature de l'esprit et du moi. Leurs répercussions pour l'humanité 307

DIALOGUE SUR LA SESSION 5 318

ÉPILOGUE 341

Recherche fondamentale 344
Recherche clinique 355
Défis méthodologiques 357
Perspectives d'avenir 361

Remerciements 367
Contributeurs 371
Notes 395
L'Institut Mind and Life 409

Bien être
11176

Composition
NORD COMPO

Achevé d'imprimer en Slovaquie
par NOVOPRINT
le 23 août 2015

Dépôt légal août 2015
EAN 9782290113929
OTP L21EPBN000349N001

ÉDITIONS J'AI LU
87, quai Panhard-et-Levassor, 75013 Paris
Diffusion France et étranger : Flammarion